U0314647

土家医毒气病学

彭芳胜　彭慧娟　著

中医古籍出版社

图书在版编目（CIP）数据

土家医毒气病学/彭芳胜，彭慧娟著．－北京：中医古籍出版社，2014.6
ISBN 978－7－5152－0603－5

Ⅰ.①土…　Ⅱ.①彭…②彭…　Ⅲ.①土家族－民族医学　Ⅳ.①R297.3

中国版本图书馆CIP数据核字（2014）第090837号

土家医毒气病学

彭芳胜　彭慧娟　著

责任编辑　伊广谦
封面设计　映象视觉
出版发行　中医古籍出版社
社　　址　北京东直门内南小街16号（100700）
印　　刷　北京义飞福利印刷厂
开　　本　787mm×1092mm　1/16
印　　张　25.75
字　　数　643千字
版　　次　2014年6月第1版　2014年6月第1次印刷
印　　数　0001～1500册
ISBN　978－7－5152－0603－5
定　　价　55.00元

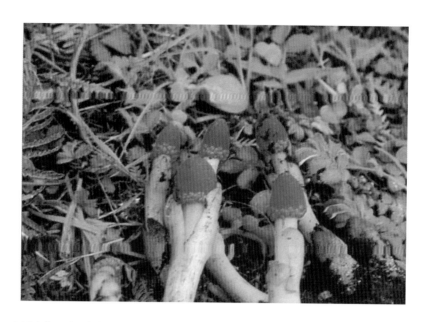

汉语名：红鬼笔；土家语名：兔姐阿叶笔（mianx jiex av yer bif）
国际音标：mian^{55} tçie^{55} a^{53} je^{21} pi^{35}

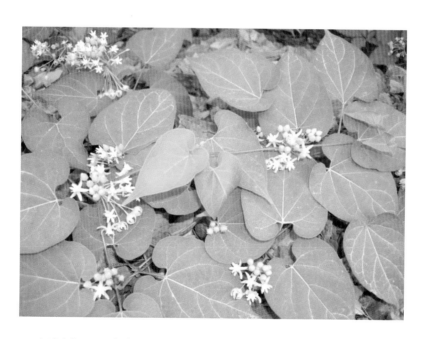

汉语名：一点白；土家语名：忙泽二拉（manr cer ef lax）
国际音标：man^{21} ts·e^{21} e^{35} la^{55}

内容提要

毒气学说是土家医重要学术内容之一，识症辨毒，量邪施治是土家医主要的学术思想，毒气病学是土家医医学主要学科。它是历代土家医经过几百年不断探索、创新发展所形成的集体智慧结晶。

《土家医毒气病学》中的学术思想和证治内容、方子和药物，都来源于土家族地区民间。作者通过大量的田野调研和文献调研，长期跟师学习及40余年的临床生涯，经过10年总结提练、完善和提高，在专业杂志上发表和在学术会议上交流相关学术论文10余篇，使毒气病学初步形成框架；经过2年多的系统整理研究，编辑成初稿，再经部分土家医名医及专家学者提出修改意见，通过3次较大修改而成此书，分上、中、下、附4篇。

上篇为概述部分。一是论述毒气病病因病机及致病特点，分别介绍毒气病天毒、生毒、蒿毒三大类，风毒、寒毒、湿毒、热毒、火毒、瘟（疫）毒、气毒、血毒、痰毒、脓毒、水毒、恶毒、尿毒、粪毒、胎毒、食毒、草毒、虫毒等十八种病因及病症，简述每种毒气的病机及致病特点和易导致的疾病。二是论述了毒气病的诊断治疗，突出识症辨毒、量毒施药、对抗降解、以毒攻毒的诊治原则；介绍基本诊法和特殊诊法、常用十二治法（攻毒法、败毒法、赶毒法、清毒法、排毒法、拔毒法、化毒法、散毒法、解毒法、放毒法、提毒法、调毒法）。三是治毒方子和药物。简述了"主""帮""客""信"配伍原则和主主、主帮、主客、主信配伍类型及作用，分别简述了祛风毒、散寒毒、赶湿毒、清热毒、退火毒、抗瘟毒、破气毒、败血毒、攻恶毒、化痰毒、赶水毒、排尿毒、赶粪毒、提脓毒、清胎毒、解食毒、祛草毒、镇兽毒、解蛊毒、杀虫毒等20类方子类型功效。在药物上简述了祛风毒等18类治毒药各不不同的具体功效、适应病症、常用药物名称。

中篇是常见病症。介绍常见毒气病3大疾，18种病，102个症的土家语名、汉语名、类似现代医学病名、病因、病位、病机、诊断、鉴别、预防、治则、治法、方药、服侍等方面内容。体现了土家医疾病命名、病因、诊治及服侍特色，充分应用了识症辨毒，量毒施药、对抗降解，以毒攻毒学术思想，共介绍了200余种治法和方药及每个症简要实用服侍技术方法，使理、法、方、药、技、护在每个症中得到合理应用，展示了土家医学的系统性和全面性。

下篇为治毒方子和药物。治毒方子按土家医治法，把常用治毒219方子按功效和主治分成15类，供临床应用参考，每类方子简述了基本原理和应用主要事项，标注了成人常用剂量及煎服法，每个方子按土家语名、汉语名、组成、用法、功效、主治编排；治毒药物按土家医分类法把常用400种药物分为祛风毒药物等18类，每种药物按名录方式编写，分别为：土家语名、汉语名、别名、来源、性味、功效、主治、用量、备注9个方面。

附篇是笔画索引、参考文献、后记。主要内容有症名、方名、药名土家语汉字和汉语汉字笔画索引，主要参考文献资料目录及后记等内容。

《土家医毒气病学》是一部病因治疗学著作，它以病因为主线，首先通过询问病史、审证求因的方法，来"识症辨毒"，以获得疾病的本质，便于针对性治疗。其次，是制定治疗大法，针对具体病因，强调判断毒在人体中的量多少，选择针对性方药和剂量，来"量毒施药"根据毒在人体部位深浅不同，制定对抗或降解方法。对于患者体质强壮、毒邪量大，用"以毒攻毒"药物，直捣毒邪，迅速清除体内病邪，达到安正目的，对于体弱邪不重的患者治法，强调"调毒法"；对于邪在下、在内的难于清除的，用"提毒法"促使毒邪的排除，达到正盛邪退目的。

作者简介

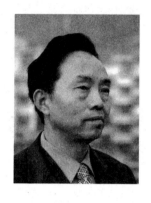

彭芳胜，男，土家族，1956年出生于湖南省永顺县八万坡土家山寨。大专文化，中共党员，现任中医内科副主任医师，湖南省湘西土家族苗族自治州民族医药研究所副所长。兼任中国民族医药学会理事、土家医药专家委员会委员，《中国民族医药杂志》编委，湖南省中医药学会民族医药专业委员会秘书，湖南省中医药管理局土家医重点研究室主任，湘西土家族苗族自治州科技进步奖评委，湘西土家族苗族自治州非物质文化遗产评审专家。

在民族地区学习、工作四十余年，主要从事土家医药临床与研究，在相关杂志上发表学术论文20余篇，主编出版《土家医方剂学》、《土家医雷火神针疗法小儿提风疗法技术规范应用研究》2部，承担完成国家级、省部级、地厅级科研课题5项，获省级科学进步三等奖1项，地厅级科学进步一等奖3项，二等奖1项、三等奖3项，其学术水平得到原国家中医药管理局副局长、中国民族医药学会会长诸国本先生的高度评价，视为"国内土家族医药优秀继承人"，先后获得中国中西医结合学会第二届特殊贡献奖和湘西土家族苗族自治州人民政府第四届科技兴州先进个人荣誉称号。研究方向：土家医药基础理论与临床应用研究。

序

彭芳胜先生新著《土家医毒气病学》付梓之际，嘱我为该书作序，深感不安！过去我对毒气说研究不深，不敢妄加评论。往时，在与彭先生探讨土家医发病观时，略知一点土家医毒气说的皮毛。

何谓"毒气"？现代汉语解释为"有毒的气体"。土家医所指"毒气"，是广义的，泛指能致病的外邪之毒气与内生之毒气。外邪之毒气，主要是指自然界的有形毒气与无形毒气。有形毒气，如草毒、本草之毒（有毒药物）、水毒、虫兽毒、动物粪尿毒等等。无形毒气有疫毒、瘴气、风毒、寒毒、热毒、气毒等等。内生之毒气，指人体三元脏器在代谢或病变中产生的异常之毒，如血毒、脓毒、病毒、胎毒、尿毒等毒气。不管是外邪之毒与内生之毒均为土家医致病因素。为此，彭芳胜先生认为："毒气为百病之首。"并依据毒气致病的原理，提出了"量毒施治"的新治法，为诊疗土家医毒气病创新了思路，拓宽了视野，是值得我们关注的。

关于土家医病因说与发病观的问题，我曾在《土家族医药学》、《土家族医学史》等书中提出，"风、寒、湿、火"四大疫气为土家医主要致病外邪。彭芳胜先生根据多年的临床实践，结合土家医药文献研究，整理出土家医毒气说，对土家医毒气说的概念、内容、种类、性质、诊治、治毒药物等在书中进行详论。特别是对土家医发病说提出了毒气为主要致病因素的新论点，丰富了土家医发病学内容，对土家医理论体系的构建具有重要意义。在对发病的认识上，土家医的发病观与祖国传统医学发病观有引伸之义。《内经》的发病观主要有邪气发病说。《素问·金匮真言论》云："八风发邪、以为经风，触五脏，邪气发病。"《灵枢·百病始生》曰："夫百病之始生也，皆生于风雨寒暑，清湿喜怒。"认为外来邪气侵入人体是疾病发生的重要条件。这里所指"喜、怒"，代表七情内伤致病因素，说明了邪气致病的多样性。

彭芳胜先生从跟师学习土家医药至今40余载，他勤奋好学，刻苦钻研，沉于临床，积累了丰富的医学经验，特别是对毒气病的诊治疗效颇佳，影响社会，被患者称之为土家医的"医中圣手"。多年来，他在繁忙的诊疗之余，潜心研究土家医药，在学术上颇有建树，先后出版了《土家医方剂学》、《土家医治毒药物集》、《土家医雷火神针疗法提风疗法技术规范与应用研究》等学术专著，成为我国土家医药学术带头人之一。10年前，国家中医药管理局原副局长，中国民族医药学会会长诸国本教授在评论我国土家医药时，讲过这么一段话："彭芳胜是其中比较有成就的一位土家族医药研究人员，彭芳胜同志所占有的民族医药知识，是有相当水平且难能可贵的。"

纵观我国土家医药研究现状，从研究人员层面上看，许多教授、博士高层人员在关注土家医药，也在研讨；在研究方式上，许多科研人员在实验室进行实验，在图书馆进行文献整理；从研究效果上看，文献整理、基础研究等原创性成果较多，临床成果少。鉴于土家医药研究现状，还需要更多像彭芳胜先生这样"难能可贵"的土家医药研究人员。从事土家医药研究的专家学者们，要静下心来深入土家山寨的田间地头做田野调查，发掘整理土家医药点点滴滴经验，收集治病方法与药物，多拣一些即将消失的土家医药文化遗产。只有这样，土家医药才不会消失在我们这一代，才能保住土家医药的根与魂。对土家医药文献的整理，要忠实于土家医药文化本质，突出土家医药特色。土家医药本身就是一种地域民族医药文化，即这个地域内生活的民族在长期的生活中积累的医药经验，它的生成，传播和发展与地域有着密切的关联。土家医药在发展进程中，受多元文化的影响，特别是中医药文化对土家医药有较深的影响，可能烙上某些中医文化的印记。在整理土家医药文献时，要防止将土家医药整理成为地方中医的"转基因"产品。否则，土家医药很可能成为历史符号而已！

《土家医毒气病学》读后，写一点粗浅体会。谨此为序。

田华咏

甲午·孟春

田华咏，中国民族医药学会副会长，中国民族医药学会土家医药分会会长。

序

2013 年 12 月 7 - 8 日，中国民族医药学会在北京京东宾馆召开二届 6 次理事会议，湖南土家医专家彭芳胜先生来京参会并约请我为其《土家医毒气病学》一书作序，这正给我学习土家医提供了机遇。

土家族是中国的土著民族，世居于武陵山区。土家医药体系博大精深，是中华民族传统医药宝藏中的奇葩。彭先生以毒气致病立说，认识层面视角独到，临床层面疗效独特，其理论联系实际继承创新的学风难能可贵。

本书所谓"毒气"，泛指有毒气体。所谓"毒"，泛指有害事物，既包括有形毒物和无形毒气，又包括不良事物本身矛盾反映出的特性，"以毒攻毒"之法便是对这一特性的诠释和应用。彭先生所谓"毒气为百病之首"的论断是其病因学说的核心观点，这与《内经》"百病生于气"的理论并行不悖。是故，彭先生在书中列有"理气毒药"等类目。总体而言，彭先生把毒气分为三类 18 种，产生 18 类、百余病证，常用 12 法、20 个种类、800 余种药加以治疗的学术体系构建，是对土家族医药发掘整理提升的创新性成果，可喜可贺。

中国共产党第十八次全国代表大会的政治报告中强调："扶持中医药和民族医药事业发展"，土家医药是民族医药事业的重要组成部分，扶持土家医药事业发展迫在眉睫。党的十八大还强调推动文化的大发展大繁荣。文化大发展首先要树立大文化观念，所谓大文化，就是包括土家医药文化在内的全国 56 个民族文化的总和。文化大繁荣首先要彰显文化的多样性，"百花齐放，百家争鸣"的文化格局就是文化的大繁荣。

值彭先生力作付梓之际，草写数语是为序！

梁峻

农历癸巳年大雪日

梁峻，研究员，中国民族学会副会长、秘书长。

自　序

毒者，生命所悠系也。凡毒，有毒物与毒气耳。毒物易见，人知惧之；毒气极微，人难察焉。以致体病，始方觉悟，晚矣！今著《土家医毒气病学》以彰诸毒之害，使众醒悟，医者重视，而防治之耳。

毒入人体之途，大致有三焉，一是口入，经肠胃，进血液，弥漫全身；二是鼻入，经气道、肺泡，与气血汇合，流布身躯；三是皮入，经皮肤、黏膜进入脉管，分布机体各部。

土家医认为毒物乃有形之毒气，显而易见，如腐烂食物，有毒药物、有毒植物、有毒动物，人们常知远离之，避开之。惟患病疾及误食误用，或不慎被毒虫咬伤而致病。毒气是无形之邪，在自然界中流布，肉眼不能视见，如风毒、寒毒、瘟毒、疫毒等，一般不易防范，其危害大矣！在古代传统医学著作如《肘后备急救卒方》、《诸病源候论》、《瘟疫论》有诸多记载。随着现代科技的快速发展，有些毒气，如化肥、农药，植物受之，藏于粮果蔬菜之内，无法视见；家禽家畜喂添加之剂，使禽畜猛长，体壮肉嫩，所含之毒常难辨识。此外，社会因素影响给防毒治毒带来了极大的挑战，如香烟有害无人不晓，而男女老少口叼之以为炫耀；酒水含有毒之物，宴席置之，朋党集会，放量饮之，常见醉倒；废气、废水、环境沾污，害人非浅，全球受害，威胁人类；还有人类破坏自然环境，生态失衡，气候反常，产生多种毒邪，致使人疾病丛生，如禽流感、非典等；再有人不自爱，乱交男女，以性传播，梅毒、艾滋病是也。真是毒气为患，无处不在。

今新世纪党中央号召建文明小康社会，人之体魄首当重视。由此，社会要抵挡毒气的产生及作用，个体要自觉防毒，医者要重视治毒。今辑斯书，目的在于传播识毒、防毒、治毒的基本知识，使人们认识毒害，防止毒入，治疗体内有害毒气，乃著者宿愿也。

彭芳胜

2012 年 2 月 12 日

凡　例

一、毒气一词在土家医学中包含病因和病机两个概念，在病因上，是指致病的毒邪；在病机上，是指疾病发生、发展和转归病理变化的过程。

二、本书中关于"疾"、"病"、"症"、"型"的表述，是土家医对疾病的传统梯级分类法。疾：是指系统病变，如天毒疾、生毒疾；病：是指毒邪所致的不同性质的病，如天毒疾中热毒病，湿毒病；症：是指病者体现在某部位的症候，如胆热症、肺热症；型：是指症候的不同类型和不同阶段。

三、疾、病、症名均用土家医名词，同时配对土家语名注音及国际音标和汉语名与现代医学名称相类似的另给予提示。

四、药物剂量统一以公制克（g）、毫升为标准。把古代土家医文献中旧市制的"握"、"抓"、"撮"、及"两"、"钱"、"分"等折成现代公制重量或容量。

五、药名均用土家语名，同时引有近代土家医常用名称和别名；用量中标明内服或未标明用法的为饮片成人量，老人及小儿酌减。标明外用的为鲜品量或干品散剂。

六、本书中的医用术语为近代土家医常用称谓。

七、本书共收集治毒常用方剂，有方名的219首，无方名170方；收录常用治毒药物400种，仅供医、教、研参考，临床应用必须在医生指导下使用；对有毒性的方药在使用上须慎重。

八、在编写体例上，常见病症按土家语名、土家语拼音、国际音标、汉语名、概述、病因、病机、病位、诊断、鉴别、预防、治则、治法、方药、服侍十三个方面编写；方剂按土家语名、土家语拼音、国际音标、汉语名、组成、主治、功效、备注六个方面编写；药物按土家语名、土家语拼音、国际音标、汉语名、别名、来源、性味、功效、主治、用量、应用经验、备注、备考十一个方面编写。

九、毒气病病症名，多数为现代土家医病症名，少数为土家医古代病症名和外来语名。

十、过去土家族只有语言没有文字，所以，土家医医学只有土家语口碑文献，没有文字记载，现采用汉字记音和土家语拼音字母注音。汉字记音只用其音，字义无意义，无汉字的音用日阿、格欻、克欻等读其切音。本书病名、症名、方名、药名土家语采用土家族母语存留区——湖南省龙山坡脚土家音准。

绪　言

土家族是居住在武陵山区的世居土著民族，多生活在崇山峻岭或溪边湿地。数千年来，土家族人民在与大自然和疾病作斗争中，逐步掌握了土家医药知识，经过反复实践和不断探索、总结，形成了比较完整的口头土家医药体系。土家医毒气学说是土家医学核心组成部分，土家医毒气病诊治是其重要的临床内容之一。

土家医对毒邪病因的认识和毒气病的诊治经验的获得，是与长期居住恶劣环境分不开的。为了生存，土著先民常以草为食为褥，与毒兽毒虫相伴，常年上山打猎，垦荒种粮，下溪摸鱼，采食野菜、野果，经常遇到毒气和毒物，常发生毒气类病和食物中毒。传说"药王菩萨上山采药，一日遇七十二毒"。这里地理环境特殊，地下藏有毒矿石，地上生有毒草、毒虫、毒兽；气候变化异常，时晴时雨，时冷时热，雾气大，时干时湿，为毒邪产生提供了自然条件。土家医认为"是病有七毒"，故从临床证治到病因病机、治法方药的运用上都以识毒治毒为核心，并形成了具有鲜明特色的毒气学说。

我在跟师学习的过程中，常遇到许多难治性疾病或诊断不明的疾病，师父们都以毒立论，进行诊治，并收到了理想的效果。记得1969年春，我跟随师父治一位几十年老胃病患者，师父经询诊、舌脉诊后，放弃过去常用的赶气止痛治法，用退火败毒药如百味连、水黄连等进行治疗。当时我不得其解，师父答曰："肚有伏火，灼肉伤膜，如同皮肤溃疡，不用泻火败毒之药难得其效，若用散寒赶气之方，等于火上加油。"此后，凡遇到火热之胃病，我都用此法进行治疗，且每每见效，名振一方。直到1989年看到幽门螺杆菌导致胃溃疡、慢性浅表性胃炎的报导，才明白土家医辨证识毒、量邪论治的道理。可见土家医某些方面治法比西方医学还早。经过数年的学习积累，并在实践中运用治毒方法和治毒药物治疗一些难治性疾病，常收到意想不到的效果。怎样才能把土家医毒气病诊治特色挖掘出来，服务人类健康事业？从文献调研开始，在民间向名老土家医拜师学习，广泛调研，收集素材，不断进行临床验证应用。

在文献调研中，发现不少古典著作都有毒气病的记载。如：《山海经·北山经》记有"耳鼠可以御百毒"。《山海经·中山经》中"焉酸，可以为毒"；"桂竹，甚毒，伤人必死"的记载。《周礼·天官》载有："凡疗疡，以五毒攻之，以五气养之，以五药疗之，以五味节之。"晋·葛洪著《肘后备急救卒方》中明确提出了"毒邪致病"的概念，并认为传染病、瘟病、疮疡以及动物咬伤、食物所伤、药物所害而引起的疾病，是感受"毒厉之气"，"卒中诸毒"所致，将毒气分为"阴毒"、"阳毒"、"伤寒毒气"、"丹火恶毒"、"药毒"、"饮食诸毒"、"狂犬咬毒"、"众蛇毒"、"沙虱毒"、"射干水弩毒"、"虎熊伤毒"十一类。隋·巢元方《诸病源候论》中比较详细记录了"风毒"、"寒毒"、"热毒"、"水毒"、"湿毒"、"痰毒"、"恶毒"、"蛊毒"、"草毒"、"药毒"、"酒毒"、"兽毒"、"蛇毒"、"虫毒"、"气毒"等30余个毒邪名称及相应的证候，涉及临床44个病名。

与此同时，深入名老土家医中进行学习和调研，广泛收集与毒气病有关的文字记载、口碑文献及有关资料，发现老土家医口碑文献对毒气的称谓达十八种之多，即"风毒"、"寒毒"、"湿毒"、"水毒"、"热毒"、"瘟毒"、"食毒"、"虫毒"、"草毒"、"气毒"、"血毒"、"疫毒"、"巴达毒"、"药毒"、"粪毒"、"脓毒"、"胎毒"；同时总结出了十二种治法，即"攻毒"、"败毒"、"赶毒"、"清毒"、"排毒"、"拔毒"、"化毒"、"散毒"、"解毒"、"放毒"、"提毒"、"调毒"十二法。治毒药物运用亦十分广泛，如：《土家族医药学》载药234种，治毒药物有113种，占47.67%；《恩施本草精选》载药320种，治毒药物有124种，占38.7%；《中草药资源报告集》载药1835种，治毒药物有534种，占32%；《土家医药研究》载药529种，治毒药物有210种，占39.6%。通过调研发现，土家医对毒气病的诊治是以理法方药为基础的，基本形成了体系框架。土家医毒气病证治，在现存的土家医医学著作中没有专门的论述，部分散在七十二症和一百单八症等病症中，部分在名老土家医口碑文献中。

土家医毒气理论的存在离不开临床这个根基，只有经得起临床实践的检验才是有用的理论，才能指导临床治疗。近十余年来，我运用师父们传下来的理法方药分别用于溃疡性结肠炎、易激性结肠炎、结肠息肉、胃十二指肠溃疡、慢性浅表性胃炎、再生障碍性贫血、过敏性紫癜等疾病和肿瘤康复治疗，取得较好的临床疗效，且优于其他疗法，显示出了土家医的特色。

经过文献调研，田野调查，临床应用，发现土家医毒气病学存在，毒气学说内容丰富。经过系统整理研究，发现有独特的基础理论、典型临床证候、特殊药物及方剂和传统特色居家服侍等特点。

一是毒气病概念。毒气病，土家语读音为"睹夺气病"。毒气包括病因病机两个概念，病因方面毒气一词有广义和狭义之分，本书采用的是广义，即指一切致病毒邪总称，包括有形的毒物和无形的物质、气状毒物及疫毒；狭义是指无形之毒邪，如疫毒、瘴气，及井、坟毒气等；病机方面是指毒邪侵入机体，在包气功能低下时引起疾病的发生，受伤的包气与毒邪同为一体，作用于组织器官，使之产生病变，出现毒随气窜、气积毒瘀、毒聚气结等病理变化。

二是毒邪致病主要病因。强调"毒气为百病之首，万恶之源"，认为毒邪是多种疾病的致病因子。土家医认为毒邪的产生是自然界超常气候变化，植物、动物、矿物中固有毒物，体内代谢异常产生的毒物侵犯和破坏正常组织而发生疾病。因气候异常，瘟气流行引起的病称"天毒疾"；因机体代谢异常产物代谢不能排出体外，而致病的称"生毒疾"；因接触、服用有毒动植物、矿物质致病的称"蔫毒疾"。共有天毒、生毒、蔫毒三大类，风毒、寒毒、湿毒、热毒、火毒、瘟毒、气毒、血毒、痰毒、脓毒、水毒、恶毒、尿毒、粪毒、胎毒、食毒、草毒、虫毒十八种病，以及若干种症。

三是毒邪致病的病机特点。毒邪致病发病急，变化快，病情重，损伤机体范围广，易致残甚至危及生命。常见十八种毒邪相同又有不同的致病病机特点，如风毒犯头面肌肤，部位不定；寒毒致滞气血，伤筋脉，阻阳气，功能下降等；湿毒散阳气，困肚气，缠筋膜；热毒动气血、伤津液；火毒烧筋肉、化脓、坏脏器；瘟毒有传播性、伤气血；气毒蒙神、聚结不通；血毒致血塞、脉管不固；痰毒有蒙脑、塞气、丸子肿大；脓毒致烂肉、烂骨、烂脉、坏血；恶毒致长假肉、消气血，刺痛经；尿毒有坏肾、阻水；粪毒阻肠、烂肠；食毒伤肚坏肠、动气血、伤神；虫毒破皮、坏血、伤麻筋、伤神；草毒伤皮、动气

7

血、坏内器；胎毒伤母体、伤胎儿等病机特点。致病特点因具体病因不同而表现各异。

四是诊治原则。辨证识毒、量毒施药、以毒攻毒为毒气病诊治原则。看诊、摸诊、问诊、听诊为常用诊法，遍身脉诊法是特殊诊法。具体治法有攻毒法、败毒法、赶毒法、清毒法、排毒法、拔毒法、化毒法、散毒法、解毒法、放毒法、提毒法、调毒法十二法，对抗降解法是总治法。

五是临床证治。根据土家医疾病三级分类法，将毒气病分"疾"、"病"、"症"三个梯级部分。根据毒邪来源不同，分成天毒疾、生毒疾、蔫毒疾三大疾，按土家医三元学说分成十八种病，按临床特点分成100余个症。分别阐述每种病的致病特点、常见症、治疗原则及每个症的具体病因病机、诊断、预防、治法、方药和服侍。

六是治毒方子。土家医配方原则为主药、帮药、客药、信药四类药组成。配伍类型及作用是：主主相伍，功效相加；主帮相辅，增加功力；主客相敬，减少反应；主迎信达，畅通经脉。由于组方不同，功效也不相同，大致可分成祛风毒类、散寒毒类、赶湿毒类、清热毒类、泻火毒类、抗瘟毒类20类。本书重点收载十五类。

七是治毒药物。根据治毒药物性味、功效、主治不同，大致分为祛风毒药、散寒毒药、赶湿毒药、泻火毒药等十八类。一种药物是治病物质大载体，除了起主要作用外还兼有二种以上功效作用，同时在配方不同时也发生改变，次要作用变为主要作用，所以分类只是一个基本原则。根据现存文献调研及土家医口碑资料统计，治毒药物达八百余种，常用者有五百余种，应用频率较高的有四百种左右，本书选用四百种作为名录，便于临床加减应用。在每类药物中，根据土家医药学理论给予归纳说明，使分类更加清晰，是土家医药史上一次较全面的总结。

八是居家服侍。自古以来土家医没有专门的医疗机构，更没有专业护理队伍，土家医药匠是具医、药、护、技一体的全科人员，在给病人治疗的同时，给予服侍指导和应用。土家医认为是病要"七分治疗，三分服侍"，对于毒气病显得非常重要，特别是危重患者是救治成功的关键，所以，在中篇一百余个常见毒气病症中写了土家医居家护理的具体方法和原则措施。

土家医毒气病学的形成，源于土家族民间，是历代土家医集体智慧的结晶，它像一颗璀璨的明珠在武陵山中闪耀，现在把它挖掘出来服务于人类的健康事业，让它在有志于土家医毒气病学研究的专家学者、临床医务工作者的努力下不断丰富和完善，形成土家医的特色学科，这是作者的心愿。

目　录

上篇 土家医毒气病概述

导读 本篇是《土家医毒气病学》基础部分，是书中重点内容。共分四章。第一章讲述土家医毒气病的病因病机；第二章介绍毒气病古代和现代分类；第三章论述毒气病诊法和治法；第四章简述治毒方剂、药物学基础内容。

土家医毒气病学是土家医医学核心内容之一，它以"毒邪致病"立论，突出"识症量毒"辨证思想，把握"对抗降解"治法特点，遵循"居家服侍"传统护理模式，从理、法、方、药、护等方面对土家医毒气病诊治是一次历史上阶段性的全面归纳总结。

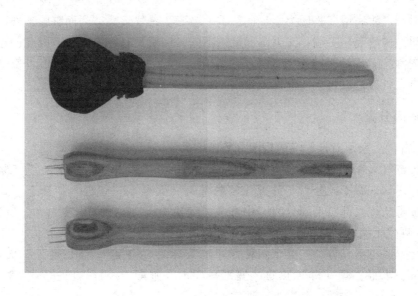

土家医雷火神针

第一章　毒气病病因病机

"毒气为百病之首，万恶之源"。土家医认为：毒气是疾病的主要原因之一，是多种疾病的致病因子。

第一节　病因特点及分类

一、病因特点

毒气病是因自然界超常气候变化，植物、动物、矿物中其固有毒物进入人体，或体内代谢异常生毒损害人体所致。因气温过冷、过热、久雨、久旱、恶风等气候失常，促使毒气生成，瘟气流行，侵犯机体引起病变称"天毒疾"；因机体代谢产物不能正常排出，留存体内，伤及正常组织而致病者称垍（gǔ）毒疾；因接触某些沾有毒邪的植物、用具，服用毒污染食品，或被有毒动物咬伤而致病者称蔫（niān）毒疾。土家医将"天毒疾"、"垍毒疾"、"蔫毒疾"统称为"毒气病"。由于毒气病多发病急、变化快，易对组织器官造成严重损伤，故病情多表现为急、危、重、多变。毒气致病，内而脏腑，外而肌肤，证候表现不同，病情变化多端；又因毒邪量的不同，病情又有轻重之别。因此，在治疗上主张"治病先除毒，诊治必神速"，尽快驱除体内毒邪，减轻对机体的损伤。若治疗不及时或治疗不当，将会造成永久性损伤、致残，甚至危及生命。

二、病因分类

（一）古代土家医对毒气病的病因分类。
一是按毒气形态不同分为"有形毒"、"无形毒"；"天毒"、"物毒"、"气毒"。
二是按毒气来源不同分为"外毒"、"内毒"；"天毒"、"垍毒"、"蔫毒"。
三是按毒气侵入部位不同分为"中毒"、"染毒"。
（二）现代土家医公认的分类。
现代土家医将毒气分为三类十八种，即"天毒"、"垍毒"、"蔫毒"三大类；风毒、寒毒、火毒、水毒、潮（湿）热毒、瘟毒、气毒、血毒、痰毒、巴达毒、食毒、虫毒、草毒、尿毒、粪毒、脓毒、胎毒十八种。

第二节　病机的形成特点

一、机体气的生理病理基础

气在土家医学中相当重要，认为"气旺则人旺，气乱则体病，气衰则体衰，气绝则人亡"。气，包含生理之气和病理之气；生理之气又分动气、精气、包气和运气等，正常的在机体内处于相对平衡状态。动气，推动机体各项功能活动，促进身体生长发育和各项新陈代谢；精气为机体必需的营养物质；包气具有包裹作用，既包裹精微物质通过经脉到达机体各部，供应脏器组织的营养，使动气更加充足，各项功能活动正常运转，维持机体健康状态，又可包裹病气，把病邪输送到全身，一处有病可影响整体。一旦病邪入侵使气的平衡被打破，如动气减少，功能低下，便生理活动减退；如精气不足使脏器组织得不到足够的营养；如病时包气大部分去包裹病邪，使运精血的气减少，正常运力下降，出现邪盛正衰现象。

二、病机形成特点

土家医认为动气乱则体内功能活动紊乱，精气乱则阻则亏，包气乱则病邪乱窜，使机体发生疾病，运气不足则气虚血瘀等。毒，是致病邪气，有外毒和内毒之分；外毒来源于自然界，内毒产生于体内，同为致病因子作用于正常组织而致病。

毒气病，是毒邪首先作用于气，包裹之气立即附着，气和毒同为一体，成为新的病邪体，即毒气病邪，所产生的病称毒气病。

毒气病的病机特点：一是必具备毒邪，二是包气附着，三是有毒邪和气的临床特点，四是临床症状较普通病邪致病症状重变化快。如风气病，病机是风毒邪作用于体表，被体护气包裹，使卫外功能低下，皮腠过疏，出现显汗出；寒毒气病，病机是寒毒病邪作用于肌腠，被包气裹着，影响经气，使肌腠过密，出现无汗和疼痛，等等。不同的毒邪伤不同部位，病机有所不同，一般是：风毒犯表气，寒毒犯经气，湿毒犯肚气，热、火毒犯血气，瘟疫毒犯大气，气毒犯脑气，血毒犯血水气、脓毒犯脉气和骨气，痰毒犯肺气和丸子气，水毒、尿毒犯肾气，恶毒犯精气，粪毒犯肠气，胎毒犯胎气和母气，食毒犯胃气，草毒犯皮气，虫毒犯皮气和内气等。但在体内不是绝对的，也可相互影响相互转变。

第三节　毒气病邪致病特点

一、天毒类

风毒　自然界中有一种具有较强致病作用的"嗖风"，侵犯人体头及四肢体表部位而发病。因侵犯部位不同而表现出不同的病象。致病特点：发病急，变化无常，部位不定。常见病症有：中风病、风瘆病、闷头病、乌鸦惊等。

寒毒　自然界中有一种具有较强刺激性的"冷气"侵犯人体而致病，多侵犯四肢关节、肌肉，也可直接入内，影响内脏功能活动，凝滞气血。致病特点：以怕冷、剧痛、寒慄为主要表现。常见病症有：缩筋症、冷骨病、铁蛇钻心病等。

潮毒（湿毒）　　自然界的一种湿性雾状毒气侵犯人体头、肚肠、下肢而致病。潮毒易与组织器官黏附，影响功能活动。致病特点：身体沉重如布缠绕，脑不清，或腹胀、呕吐等表现。常见病症有：箍头痛症、鹤乱症等。

热毒　自然界中的一种"青热"之毒气侵犯人体致病，易动气血、灼精水。致病特点：急、重、热、爆、枯为主要症象。常见病症有：肺热症、胆热症、鸡窝症等。

火毒　自然界中的一种"熛火"毒气侵犯人体致病，内外皆易受伤。火毒性烈，易烧坏肌肉、组织器官，病情表现急、重，甚至危及生命；若明火直接灼伤体表，皮肤肌肉受损，重伤部位将失去功能运转。致病特点：在外见灼热、红肿，口干渴，口唇干裂；内见灼痛、炸痛，大便干，小便深黄、少等为主要病象。常见病症有：火毒攻心症、胃火症、脑火症、烧伤病等。

水毒　自然界中被毒气"污水"侵犯人体致病。如饮用有毒之水，入腹内影响肚肠气转功能；大量毒水误入肚中，窜入血脉致稀血；接触有毒之水，可伤及皮肤。致病特点：有误入史、接触史；内以腹痛、胀、呕、泻为主；在皮外则流水；入血则无力，甚至昏迷。常见病症有：湿鹤乱症、水毒症、清水疮、水锈病等。

瘟毒　一种有强烈传染性的"天疫"毒气侵犯人体致病。致病特点：发病急，症象相同，全家全寨同病。常见病证有：油麻症、水痘症、麻子症、毒痢症等。

二、乍毒类

气毒　人体内脏功能紊乱自身产生毒气而致病，肝、肚、肠极易受损。致病特点：除有走窜性、肿胀、闷痛外，挟冷气毒者有畏寒怕冷、腹痛倦卧、四肢内收、喜静；挟火气毒者有口干欲水、面红如妆、五心热、身体消瘦等；挟风气毒者有手足麻胀、皮肤痒如虫行、或自觉有风在体内走动等。常见病证有：怄气伤神症、冷气症、虚劳症等。

血毒　体内血液异常或流动异常而致病。致病特点：血液运动异常或生血功能发生障碍，表现为血淡、血白、紫点、血热等。常见病证有：乳腐症、鬼打青症、血热症等。

脓毒　人体组织因火热灼腐成脓而发病。致病特点：有生疱疮病史，症见脉烂、高热、抽搐、神志昏迷等。常见病证有：脓毒攻心症、脓毒伤脉症等。

痰毒　体内水份被阴火煎熬变稠而致病。致病特点：因病变部位不同而出现不同症象。在脑引起脑血流通障碍；在肺引起呼吸不畅，阻塞气道；在关节引起关节肿胀；在腹引起腹胀，大如棉团状。常见病证有：箍胸症、棉花肚症、冷流痰症、闷头症等。

胎毒　妇女孕期过食肥甘辣味，伤及胞胎而致病。致病特点：孕妇在妊娠后期出现水肿，重者抽搐昏迷，常见病症孕妇有：胎肿症、血昏症；新生儿有：胎黄症、赤红症、马牙症等。

三、薦毒类

草毒　某些有毒植物或被毒气污染的植物与人体接触后而发病。致病特点：轻症仅损坏体表；重者可伤及内脏，出现系列中毒反应，以气促、心烦、呕吐、神志不清等为主要表现。常见病证有：漆疮症、花枯症等。

虫毒　有毒兽虫（如虎、狼、癫狗、毒蛇等）咬伤而致病。致病特点：有被咬伤病史，发病急，症状重。虫毒通过血脉到达全身，出现全身中毒症状，昏迷、皮肤紫斑、鼻出血等。常见病证有：蜂毒症、蜈蚣症、疯狗症、蛇伤症等。

食毒　有毒物品或被毒污染的食物误入体内而致病。致病特点有：有误食毒物史，轻者恶心呕吐，重者神昏、甚至死亡。常见病证有：蕈毒症、乌头症、桐油毒症等。

巴达毒（恶毒）　机体正常组织出现增生或异变而致病。致病特点：多发生在肝、胆、肚、肠、肺、肾脏及皮肤、鼻等器官。恶肉逐渐增大，身体消瘦，晚期出现剧痛。常见病证：奶花症、翻花疮症、巴肺症、肚瘤症、肠漏症等。

尿毒 尿液滞留回渗于体内组织而致病。致病特点：排尿不畅、水肿、腰痛、口气带尿味、重者危及生命。常见病证有：尿毒伤神症，奓肿症等。

粪毒 大便久存肠内产毒，或人体接触有毒粪便而致病。致病特点：粪毒积存于肠内可见腹痛、腹胀、肠绞痛或便下脓血；手足接触粪毒可出现表皮奇痒、生小水泡，日久经表入内可出现黄肿、乏力、头晕眼花。常见病证有：黄肿症、粪毒症、肠结症、屙痢症等。

第二章　毒气病分类

第一节　古代土家医对毒气病的分类

古代土家医对毒气病无明确的分类，而是按疾病症候或病因属性，分散到不同的病症类别中。

一、按疾病症候进行归属

古代土家医将毒气病按症候分散归属在不同的病症类中。如：七十二症侯中有乌鸦症、雷火症、阴蛇症、鸡窝症、马杀症；七十二风类有鲤鱼风症；七十二痧类中有急痧症、慢痧症；七十二劳类中有色劳症、肺劳症、酒色劳症；七十二惊类中有泥鳅惊症、迷惊症、蛇惊症；七十二窍病类中有小儿白口疮、锁喉风症、喉蚁症、蛾子症、火眼症、翳子症、灌蚕耳症；七十二流类中有火流症、巴骨流痰症；七十二疱疮类中有疔症、水疔症、疮症、疱症、衬症、花症、罗卜花症、奶花症；七十二痒类中有腰带疮症、牛皮癣症、铜钱癣症、风坨症、干格闹症、沙虫脚症；二十四气病类中有砂鼎罐症、气囊脬症；二十四痢类中有火痢症、冷痢症、久痢症；二十伤症类中有枪伤症、火水伤症、刀伤症、癫狗咬伤症、雷蜂蜇伤症、蛇伤症；三十六妇女病类中有摆白症、吊茄子症；二十四霉类中有落地霉症、阴霉症；二十四丸类中有九子丸症、寸夹丸症、绊丸症、铁板丸症；一百单八杂症类中有重伤风症、热霍乱症、干霍乱症、霍乱转筋症、膏尿积症、火毒症、痘症、油麻症、三分症、懒蛇症等等。

二、按病因属性进行归属

如：风毒病邪所致病症有中风症、疯癫病等；寒毒病邪所致病症有缩筋症、冷骨症、铁蛇钻心症等；水毒病邪所致病症有湿霍乱症、水毒症、闷头症、乌鸦惊症、清水症、水锈症等；火毒病邪所致病症有火毒攻心症、胃火症、脑火症、烧伤症等；热毒病邪所致病症有肺热症、胆热症、鸡窝症等；痰毒病邪所致病症有棉花肚症、冷流症、晕头症等；气毒病邪所致病症有冷气症、怄气症等；瘟毒病邪所致病症有油麻症、水痘症、麻子症等；恶毒病邪所致病症有奶花症、肚瘤症、巴肺症、翻花疮症等；死血毒邪所致病症有鬼打青症。

第二节　现代土家医对毒气病的分类

现代土家医根据病因来源，把毒气病分为三大疾、十八大病、一百余症。其中：三大疾为天毒疾、生毒疾、蔫毒疾。十八大病为风毒病、寒毒病、湿毒病、热毒病、火毒病、瘟疫毒气病、气毒病、血毒病、痰毒病、水毒病、恶毒病、尿毒病、脓毒病、胎毒病、食毒病、草毒病、兽毒病、虫毒病、蛊毒病。一百余症分别为：

一、天毒疾

有重伤风症、风坨症、鲤鱼风症、小伤寒症、白虎症、急痧症、锁喉风症、膏尿积症、亮肿症、湿毒霉症等；火毒病中有雷火症、马杀症、三分症、跳山症、蛾子症、腰带疮症、火眼症、火流症、疮症、衬症、癀症、疔疮等；寒毒病中有阴蛇症、冷骨风症、缩阴症等；瘟疫病中有大伤寒症、红杀症、鸡窝症、瘟黄症、毒痢症、鸡叫咳症、白喉症、麸子症、油麻症、水痘症、猴耳疱症、癫瘟鸡头症等。

二、歪毒疾

气毒病中有格玛症、气阙症、气瘤症等；血毒病中有恶血症、大血劳症、鬼打青症、肿痛风症等；恶毒病中有肉瘤症、铁板丸症、巴肺瘤症、恶蛇缠肚症、黄板症等；水毒病中有水中毒症、箍胸症、中满症等；痰毒病中有痰阙风症、痰瘤症、九子丸症等；尿毒病中有奓肿症、尿闭症等；粪毒病中有肠结症、嘎拉症、嘎痛症、水锈症等；脓毒病中有脓毒伤骨症（巴骨瘤痰）、脓毒伤血症、脓毒伤脉症等；胎毒病中有奶核症、小儿胎黄症、小儿赤风症、小儿红皮症等。

三、蔫毒疾

食毒病中有乌鸦症、泥鳅翻肚症、懒蛇症、蛇惊症、泥鳅惊症、鸦烟中毒症、毒蕈中毒症、桐油中毒症、腌菜中毒症、乌肚中毒症、毒人参中毒症、断肠草中毒症、酒醉症、砒霜中毒症等；草毒病中有漆姑症、青叶菜中毒症等；虫毒病中有长蛇症、蟫虫拱胆症、蛇伤风毒症、蛇伤火毒症、蜈蚣咬伤症、喉蚁症等；兽毒病中有癫狗咬伤症、猫鼠咬伤症等；蛊毒病中有金蚕蛊症、泥鳅蛊症、花草蛊症等。

土家医毒气病是一组疾病种群，称谓异流，无明确分科，含盖面广，既包含有急性病和慢性病，外感病和内伤病，体内病和体外病，也包含有妇人病和男人病，老人病和小儿病，同时还包含若干种病的类症。

第三章　毒气病诊治

第一节　诊治原则

土家医诊治毒气病强调辨证识毒、分清毒邪种类，根据临床证候衡量邪气的轻、重程度，然后量毒施药。

一、识症辨毒

土家医将气候异常变化所产生的毒气及疫毒、瘴气毒等具有一定传播性的无形毒气称为"天毒"；将看得见，感受得到的米面之毒、果菜之毒、草木之毒、虫蛇之毒、水浆之毒等称为"蔫毒"；将毒邪内生无法看见的血毒、便毒、痰毒、巴达毒等称为"生毒"；将毒气由外侵入体内留聚不散、极度消耗人体的真元之气，肌体缺少抵抗能力，病情难以控制，直至发展到恶病质状态的毒气，称为"恶毒"或"岩毒"。临症时强调要以病史、临床症状特点进行综合分析，准确辨识毒气的种类、性质。如夏季突然证见小儿持续高热不退、头痛呕吐、或昏迷抽搐、全身皮肤灼热、面红，舌红干，天、地、人部位脉躁动者，土家医认为是瘴气疫毒所致的"脑瘟毒病"。又如盛夏因食不洁之物，患者出现腹痛、呕吐、高热不退、泻下脓血，或见昏迷抽搐、四肢发凉、皮肤出现花斑，舌红、苔黄厚，脉滑数或细数者，土家医认为是疫痢毒邪所致的"毒痢病"。上述两病有高热、昏迷等相似症状，但毒气性质和病变部位各异。由此可见辨证识毒对诊断毒气病有着十分重要的意义。

二、量毒施药

土家医认为，人体在禀赋上有一定的差异，同类量的毒气侵犯不同的人，会表现出轻、重程度不同的病情；同时认为，体质无明显差异的人同时被某种毒气侵犯，但因接触毒气时间长短不同，或侵入量的大小不同，也会出现轻、重不同的表现。此外，同一毒气在不同的地域、不同的时间，其毒性有强弱之别，中毒者的病情表现也不一样。所以，土家医在治疗毒气病时强调量毒施药，依据不同的毒气、不同的毒量、不同的时间、空间及不同表现，采用不同的方药、剂量和不同的疗程进行治疗。因时、因地、因人、因量来选用"解毒"、"清毒"、"排毒"、"散毒"、"攻毒"、"拔毒"、"败毒"等治疗方法。

三、对抗降解

对抗降解法是毒气病总治法。毒气病发病快、急，对机体脏器、气血损伤大，功能活动影响明显，表现症状重，急需快速有效治疗，以降低病邪对机体的伤害。所以，针对毒气病的病因、病机、病势及症状表现，制定了与病邪对抗争斗，降低毒性，排除体内毒邪，解除病邪对机体的伤害和解除临床症状的一种方法。

四、以毒攻毒

土家医认为，对于毒邪强盛者，须以毒攻毒，方能生效。恶毒侵犯机体后，在体内弥漫扩张，对组织器官产生极大的侵袭和毒害作用，仅用解毒、散毒药物难以收效，须用有毒之品直捣毒巢，才能达到治疗恶毒病变，消除、抑制毒邪，保护正常组织的目的。恶毒致病，来势凶猛，对机体伤害大，易导致体虚。治疗上应将以毒攻毒贯彻始终，并适当予以补虚，以增强机体对恶毒的抵抗能力。

以毒攻毒不能偏离"量毒施药"的原则，应依据不同的病情阶段、不同的时期，适时调整方药剂量，以防药物积蓄中毒。识症辨毒，是明确诊断、确立治则的前提。量毒施药，是在识症辨毒基础上的具体治疗措施。

第二节 常用诊法

土家医毒气病常用诊法，分基本诊法和特殊诊法两大类。基本诊法包括看诊、摸诊、听诊等方法；特殊诊法有脉诊、尿诊、腹诊、耳诊法、验证法等方法。

一、基本诊法

1. 看诊：查看皮肤颜色、斑点，舌质、舌苔，眼、耳壳等体表部位的异常变化，找出毒气病症的特定表现。如：发热伴皮肤有糠皮脱屑，是大伤寒症的表现；发热伴见皮肤有粟样大小疹子、口角内有白色斑，是油麻（麸子）症的表现；无明确原因出现皮肤紫斑、压不褪色，是鬼打青症的表现；舌质红绛是热毒伤血症的表现；舌苔腐厚是湿毒症的表现；白眼珠布血丝、眼角有眼屎，是大肠火毒症的表现等。看诊也包括看排泄物，如大便、小便、痰、呕吐物等。

2. 摸诊：摸诊就是用手触摸，感知皮肤及皮下温度、湿度，以及皮下结节、肿物等。如皮肤灼手是火毒症的表现；皮肤冷是寒毒症的表现；皮肤湿润是湿毒症的表现；全身隐窝处生多个丸子是血毒症的表现；全身皮肤下生多个"内疖"，不痛、不红，是脂毒症的表现等。

3. 听诊：即医生直接用耳听病人脏器、器官发出的声音。主要听呼吸音、语音、咳音、屁声、肚叫声、肠叫声等声音的变异。如呼吸音急促是热毒症的表现；声音宏亮是阳毒症的表现；语音低沉是阴毒症的表现；屁声响亮为热毒症的表现，屁声低沉是湿毒症的表现；肚中有振水声是水毒症的表现；肠鸣音高亢是毒热绞肠症的表现，肠鸣音低沉是寒毒伤肠症的表现等。

二、特殊诊法

脉诊（遍身诊脉法）：遍身脉诊法适用于毒气病急症、重症、危症患者。常用诊脉部位有：太阳脉、耳前脉、耳后脉、颈前脉、寸口脉、劳宫脉、中指脉、腿捺脉、鞋带脉、昆仑脉、踏地脉等。如太阳脉急躁为夏脑瘟、炸头瘟症反应；耳前脉动盛为火毒症反应；耳后脉盛为寒毒症反应；颈前脉动急为毒热症反应；内劳宫脉纳为阳气伤，脉盛为阳毒盛；外劳脉诊为小伤寒；中指脉数为热毒伤内，病情危重；腿捺脉细微为血毒症反应等。

鞋带脉动滑为热毒内盛，迟弱为寒毒内侵；昆仑脉主动脉为毒邪伤肝肾，是病危之象；踏地脉（勇泉脉）主心，脉数有力为邪毒犯心，属重症；等等。遍身诊脉法须结合问、看诊进行综合分析来判断病情、明确诊断。

第三节　常用治法

毒气病总治法是：对抗降解法。具体治法是：

一、攻毒法

对于毒气重，病情急、危的毒气病，需用猛药攻其邪，故组方用药应选性烈之品，直捣毒穴，达到除毒保体目的。临床主要用于对烈毒症、瘟毒症、脓毒症的治疗。代表方有：牛角败瘟汤、银花败毒汤、千年老鼠屎汤等。

二、败毒法

适用于毒气亢盛，但平素身体壮实的患者。如火毒症，治疗上多选用大寒性药品，以迅速消除毒邪，达到祛毒保体目的。代表方有：功劳败火汤、黄连石膏汤等。

三、赶毒法

适用于毒邪蓄积于体内者，毒气内存，扰乱机体，致受损器官功能减退。用赶毒药物驱赶体内毒邪，使毒邪排出体外，达到祛邪目的。临床上常用于对水毒症、食毒症、气毒症、血毒症的治疗。代表方有：搜山虎汤、通条散，赶血三七丸。

四、清毒法

适用于中毒程度不重，呈弥漫状态的毒气病患者。毒气未完全入里，介于体表内脏之间，呈弥漫状态，攻法太重，散法不及，用清毒法来解除毒气为宜。代表方有：双解汤、升麻汤等。

五、排毒法

适用于毒气停滞体内，不能自行排出的患者。如水毒症、中满症、尿急症等。对于水毒内侵，停留在皮下、腹内而不能排出的患者多用此法。代表方有：木通灼心汤、柿把瓜蒂散、猪头排水丸等。

六、拔毒法

适用于治疗因毒气附于器官组织、粘连不开而致的毒气病。毒气入侵人体，黏附于相应的器官、组织，引起病变，散、赶不能动，在外可用刀割剔出，在内选用性烈有毒药物，消除毒气。如巴达毒邪引起的瘤子、肿块等症。代表方有：虎掌拔毒膏、猫爪拔毒散等。

七、化毒法

适用于毒气侵体日久，缠绕成结不化的患者，如结石病、停血症、干血症等。通过化解，使毒气成微粒状后经代谢排出体外。代表方有：化金石散、连钱化毒汤、化毒散血方等。

八、散毒法

适用于毒气滞于肌肤、骨节缝隙之间的患者。对毒气侵入人体，滞于肌肤、骨缝、肚肠之间的患者。通过用发散之品进行蒸发，使毒从孔穴排出。如寒结症、气结症、冷气症、湿气症等。代表方有：黄花解毒汤、透身汗散、怄气伤肝汤。

九、解毒法

适用于毒邪直中，尚未完全进入气血的患者。对毒邪从口鼻入肚、肺，尚未完全吸收者，或毒邪从皮肤而入，大部分毒邪尚在皮下肌肉者。用此法驱除毒邪可获较好疗效。如食物、药物中毒，酒中毒、煤气中毒、毒箭中毒等。代表方有：桐油催吐方、绿豆解毒汤、箭毒散、清肺解毒散等。

十、放毒法

适用于毒邪滞于体表或侵犯四肢远端而未入内的患者。如痧毒在表不能出，或虫毒咬伤，毒液刚入皮内、还在肢体远端。用此法迅速追毒出外，防止入里。常用方法有小刀放毒法、刺血放毒法、外敷药物吸毒法等。

十一、提毒法

是针对毒邪留滞不散的患者，通过皮肤或穴口吸附毒邪提毒外出，对寒毒在骨节或脓毒不出，或恶毒在脏腑多选此法治疗。代表法方有：提毒膏、寒毒膏、消肿散结膏、提毒散等。

十二、调毒法

适用于毒邪不重，身体虚弱的患者。对体虚者感染毒邪，或毒气滞留日久导致体虚者，因虚实挟杂，单纯除毒易伤体，补虚易助毒。采用调毒法，除毒与补虚并用，可达"补虚不留邪"，"除毒不伤体"之目的。两者孰多孰少应根据毒邪的轻重和身体虚弱程度灵活应用。代表方有：土参调毒汤、羊雀补体汤等。

第四章　土家医常用治毒方子及药物基础

第一节　治毒方子概述

土家医习惯于把药物方剂称为"方子"，包括独方子、小方子和大方子。凡由一种药物组成的方剂称"独方子"。由二种或二种以上药物组成的方剂，品种少或量轻的称"小方子"；品种多或量重的称"大方子"。

一、大、小方子的配伍要素

主药。对疾病起主要治疗作用、方子中不可缺少的药物称为主药。

帮药。帮助主药治疗主病，起辅助作用或治疗兼病的药物称为帮药。

客药。把克制主药"过火"、或辅助治疗兼病的药称为客药。

信药。把能引导药物直达病灶的药称为信药。

二、大、小方子的配伍类型及作用

主主相伍，功效相加。一方中配二种或二种以上主药。根据病情，凡一味主药达不到应有疗效，或二种疾病需要同时治疗的患者，采用此配伍方法。

主帮相辅，增加功力。针对主病选用一味主药，同时配上一味或者二味帮药，以协同主药发挥更大作用。

主客相敬，减少反应。针对主药副反应大或有轻度兼病需及时治疗的，选用一、二味有针对性的药。

主迎信达，畅通经脉。土家医认为信药是方中不可缺少的重要组成部分。强调，使用信药必须根据患病部位和病情进行选用。如：凡病在胸以上的选上信药，如生姜、桑树皮、叶、枝等；病在腹部选中信药，如穿地龙、杉针等；病在生殖器以下的用下信药，如水灯草、克马草、红牛克膝等。同时按疾病属性选用信药，如：虚证用枣，寒症用姜，热症用膏（石膏）等。

三、方子分类及功效

祛风毒类方子。由祛风除毒药物组成主帮药，根据次要兼病或药物偏性或患病部位不同，与客、信药（如生姜、桑枝叶）共同配伍。该类方子具有驱除风毒病邪的功效，常用于治疗风毒病中的重伤风症、风坨症等。

清热毒类方子。由清热、解毒药组成主帮药，根据次要兼症或药物偏性或病位的不同，以和药（如甘草）、药引子（如石膏）组成信药与主帮药共同配伍。该类方子具有清解热毒、消肿止痛的功效，常用于治疗鲤鱼风症、小伤寒症、白虎症、急痧症、锁喉风症等。

赶湿毒类方子。由赶湿、化毒药组成主帮药，根据次要兼症或药物偏性及病变部位不同，以和药（如莎草）、药引子（如水灯草）组成客信药与主帮药共同配伍。该类方子具有赶湿化毒功效，常用于治疗湿毒类病症，如膏尿积症、亮肿症等。

泻火毒类方子。由泻火、败毒药组成主帮药，根据次要兼症或药物偏性或患病部位不同，以和药（如甘草）、药引子（如石膏）组成客信药与主帮药共同相配。该类方子具有泻火解毒的功效，常用于治疗火毒类病症，如雷火症、马杀症、三分症、跳山症、蛾子症、腰带疮、火眼症等。

抗瘟毒类方子。由泻热、败瘟药组成主帮药，依据次要兼症或药物偏性或患病部位不同，以生甘草、生石膏、白茅根为客信药与主帮药共同配伍。该类方子具有抗瘟降毒的功效，常用于治疗瘟疫类病症，如大伤寒症、红痧症、鸡窝症、瘟黄症、毒痢症、鸡叫咳症、白喉症、麸子症、油麻症、水痘症、猴耳疱症等。

散寒毒类方子。由散寒毒、除寒毒药组成主帮药，依据次要兼症或药物偏性或患病部位不同，以生姜、苏叶等组成客信药与主帮药共同配伍。该类方子具有散寒除毒功效，常用于治疗寒毒类病症，如阴蛇症、缩阴症等。

破气毒类方子。由破气、调毒药组成主帮药，根据次要兼症或药物偏性或患病部位不同，以南木香、甘草、茅根为客信药与主帮药共同配伍。该类方子具有破气调毒、醒神开窍功效，常用于治疗格玛症、气厥症、气瘤症等。

败血毒类方子。由泻热凉血、败毒药组成主帮药，依据次要兼症或药物偏性或患病部位不同，以穿地龙、红牛克膝等为客信药与主帮药共同配伍。该类方子具有泻血热、败血毒、止出血功效，常用于治疗血毒类病症，如恶血症、大血劳症、鬼打青症等。

攻恶毒类方子。由攻毒散结、化痰散瘀药组成主帮药，根据次要兼症或药物偏性或患病部位不同，以水灯草、杉尖、茅根等组成客信药与主帮药共同配伍。该类方子具有攻毒消肿、化痰散瘀功效，常用于治疗恶毒类病症，如肉瘤症、铁板丸症、巴肺瘤症、恶蛇缠肚症、黄板症等。

化痰毒类方子。由化痰、散毒药组成主帮药，根据次要兼症或药物偏性或患病部位不同，以陈皮、杉针等组成客信药与主帮药共同配伍。该类方子具有涤痰豁痰、化毒散瘀功效，常用于治疗痰毒类病症，如痰瘤症、绊丸症、九子丸症等。

赶水毒类方子。由赶水利尿、攻毒消满药组成主帮药，根据次要兼症或药物偏性或患病部位不同，以克马草、茅根等组成客信药与主帮药共同配伍。该类方子具有赶水攻毒、消胀除满功效，常用于治疗水毒类病症，如水中毒症、箍胸症、中满症等。

排尿毒类方子。由利尿消肿、排毒护肾药组成主帮药，根据次要兼症或药物偏性或患病部位不同，以克马草、红牛克膝等组成客信药与主帮药共同配伍。该类方子具有排毒护肾、利尿消肿功效，常用于治疗尿毒类病症，如奇肿症、尿闭症等。

赶粪毒类方子。由通便、攻毒药组成主帮药，根据次要兼症或药物偏性或患病部位不同，以赶山鞭、克马草等组成客信药与主帮药共同配伍。该类方子具有通便攻毒、行气止痛功效，常用于治疗粪毒类病症，如肠结症、嘎拉症、嘎痛症、水锈症等。

提脓毒类方子。由通便、攻毒药组成主帮药，根据次要兼症或药物偏性或患病部位不同，以杉针、茅根等组成客信药与主帮药共同配伍。该类方子具有提脓毒、清血火，祛腐生肌功效，常用于治疗脓毒类病症，如脓毒伤骨症（巴骨流痰）、脓毒坏血症、脓毒伤脉症等。

清胎毒类方子。由清毒散结或祛毒退黄或败毒泻火药组成主帮药，根据次要兼症或药物偏性或患病部位不同，以土柴胡、丝瓜络、水灯草、克马草等组成客信药与主帮药共同配伍。该类方子具有消肿散结、退黄、敛疮功效，常用于治疗胎毒类病症，如奶核症、小儿胎黄症、小儿赤风症、小儿红皮症等。

排解食毒类方子。由排毒、解毒药组成主帮药，根据次要兼症或药物偏性或患病部位不同，以麦芽、白茅根等组成客信药与主帮药共同配伍。该类方子具有排毒解毒、止痛止泻、止惊、醒神、开窍等功效，常用于治疗食毒类病症，如乌鸦症、泥鳅翻肚症、懒蛇症、蛇惊症，以及各类食物、药物中毒症等。

祛草毒类方子。由理血解毒、祛湿止痒药组成主帮药，根据次要兼症或药物偏性或患病部位不同，以红浮萍、土荆皮、甘草等为客信药与主帮药共同配伍。该类方子具有理血解毒、祛湿止痒、消肿止痛功效，常用于治疗草毒类病症，如漆姑症、青叶菜中毒症等。

杀虫毒类方子。由杀虫排毒、消肿止痛药组成主帮药，根据次要兼症或药物偏性，以黄柏、青鱼胆草、野菊花、青木香等为客信药与主帮药共同配伍。该类方子具有杀虫、解毒、消肿、止痛功效，常用于治疗虫毒类病症，如长蛇症、蟆虫拱胆症、蛇伤症、雷锋螯伤症、蜈蚣咬伤症、喉蚁症等。

镇兽毒类方子。以攻镇兽毒病邪药为主药，以醒神开窍、退黄护肝药为帮药，以清热、凉血药为客药共同配伍组成。该类方子具有败瘟赶毒、醒神开窍、化腐生肌、消肿止痛的功效，常用于治疗兽毒类病症，如癞狗咬伤症、猫鼠咬伤症等。

解杀蛊毒类方子。由解蛊、杀虫药为主药，以清热凉血或补阴、疏肝、利水药为帮药，根据次要兼症或药物偏性或病位不同配伍相关客信药共同组成。该类方子具有解蛊毒、杀虫功效，常用于治蛊毒类病症，如金蚕蛊症、花草蛊症、水蛊症、泥鳅蛊症等。

第二节 治毒药物概述

土家医治毒药物品种较多，据文献记载的2921种土家药物中，治毒药物有900余种，常用治毒药物有500余种。本书收载400种分治天毒疾、治生毒类、治蔫毒类。

一、治天毒类药物

祛风毒药物。凡具有发散体表风邪、驱赶体内毒邪的功效，用于治疗风毒病的药物，称为祛风毒药。

土家医认为，风毒邪气是自然界中的一种含有毒邪的风，经皮入内而发病；另一种是体内烈热之邪伤筋灼液而生风毒之邪，而致发病，两者统称风毒邪气。其病理变化为皮腠空虚，汗孔失灵，风扇动筋，筋失所养。临床症状和体征因毒邪种类和部位不同而表现各异，一般有怕风，易出汗，疼痛行走不定，病情变化多端，抽搐、舞动，舌苔白，脉浮。

治风毒药物具有散风邪和驱毒出的双重功效，主要治疗风毒病症。但某些药物还兼有除湿气止痛，解蛇毒的功效，经配方，用于治疗风湿病、胃脘痛，毒蛇毒虫咬伤症。

常用治风毒药物有：三加皮、山芝麻、水蜈蚣、白梓树、爬山虎、臭梧桐、鸡矢藤、接骨藤、野升麻、喉咙草、糖米根、小凤尾、马桑叶、大力子、叶下红、药王刺、蜈蚣草、穷树叶、四匹箭、节节蚂蝗、柽树、破子草、泡桐、草灵仙、九龙盘、扇子七、银线草、化香树、女谷、珍珠连、线盖、山雷子、雷公藤、扣子果、王辣炸、乌梢蛇、土公蛇、蜈蚣等。

散寒毒药物。凡具有发散体中寒邪，驱除体内毒邪功效，用于治疗寒毒疾病的药物，称为散寒毒药物。

土家医认为，寒毒邪气是自然界中含有寒毒的气作用于人体而发病，或体内在火气低下时，自身产生的一种内寒毒邪气，作用于脏腑器官而发病。其病理变化为收紧经脉，阳气不通，气血凝滞，肌腠失养。临床症状和体征因部位不同而表现有异，共同的症状体征有：畏寒怕冷、痛处不移，得温则减，肌肉脏器收引，四肢不温，面色不华，舌淡胖，苔白，脉浮紧或沉紧。

散寒毒药物都具有发散体内寒气和驱赶体内毒邪的双重功效，主要用于治疗寒毒病症，但某些药物还兼有除湿、止痛、止呕、抗癌的功效，通过组方，用于治疗风湿痛麻痹症，胃寒呕吐症，肺癌症等。

常用散寒毒药物有：大蓼辣子、火葱头、蚂蝗莲、小叶蜂窝草、血升麻、马蹄香、香椒子、米辣子、金鱼花、蜘蛛香、半截烂等。

赶湿毒药物。凡具有化散体中湿气、驱赶体内毒邪功效，用于治疗湿毒病的药物，称散寒毒药物，又称赶雾毒药物。

土家医认为，湿毒（雾毒）邪气是自然界中湿气被雾毒感染成为湿雾毒气，作用于人体皮肤肚肠而发病。其病理变化为粘着缠绕，正邪互裹，邪拖正下，使病反复，趋下。临床表现和体征因部位不同表现有异，湿雾毒气致病的共有症状和体征有身体沉重，如物缠裹，头闷胸闷，水肿，恶心呕吐，腹痛腹泻，病情缠绵难愈。舌苔白厚或白腻，脉濡。

赶湿（雾）毒药物具有化散体中湿气和驱赶体内雾毒的双重功效，主用于治疗湿毒类病症，某些药还兼有祛风湿、化痰、理气、消食、利小便、止痢、止泻功效，用于治疗风湿病、痰咳症、腹胀症、食积症、尿积症、尿结石症、久痢症等。

常用治湿毒药物有：土茯苓、白毛桑、鸡肝黄草、鸭儿嘴、梨罗根、路边黄、鱼蓼七、钓鱼杆、金丝发、小古屯、风花菜、小通草、冬葵草、草芙蓉、全毛白草、尿珠子等。

清热毒药物。具有清除体中热气、驱赶体内毒邪功效，用于治疗热毒病的药物，称清热毒药物。

土家医认为，热毒邪气是自然界一种热气兼挟有毒邪的致病邪气，作用于机体皮肉之间而发病。其病理变化是正盛邪旺，相互争斗，使气血亢奋，驱邪于外；邪盛伤正，气血受伤，病情急重。因正邪量不同，病位不同，症状和体征各异。热毒病邪致病的共有症状和体征有：发热、肌肉关节酸痛、口干渴、大便干、小便黄赤短少，重者高热烦躁、神昏谵语，舌质红，苔黄干，脉数。

清热毒药物具有清除体中热气，驱赶体内毒邪的双重功效，主要用于治疗热毒病症，某些药物还兼有消毒肿、止咳化痰、散结排脓、凉血、止血、止痢、止泻、退黄、利尿、通大便、解兽毒、攻癌毒、解食毒的功效，通过配方，用于治疗咽喉肿痛、无名肿痛、肺脓肿、血热症、火痢症、热泻症、烧心症、热黄症、尿急症、毒蛇毒虫咬伤症、食毒症等。

常用清热毒药物有：山黄连、二郎箭、八爪金龙、马尾莲、飞蛾七、五匹风、木芙蓉花、白毛冲天炮、龙胆地丁、地锦草、麦芽七、乱鸡窝、泥鳅串、鸳鸯花、降龙草、荞麦七、海蚌含珠、挂金灯、铁血子、黄疸树、锦灯龙、马尾七、地胆七、耗子七、蜂子七、七孔莲、半边莲、半枝莲、败毒莲、胡豆莲、惊风草、钻地风、土连翘、鱼腥草、百蕊草、蕨菜、蛇泡草、百脉根、梁旺茶、培培卡姆、婆婆针、一把伞、蛇盘花等。

退火毒药物。凡具有清除体中火气、驱赶体内毒邪功效，用于治疗火毒病的药物，称泻火毒药物。

土家医认为火毒邪气一是自然界中熛火毒邪作用于人体内脏，二是热毒入里变生火毒邪气伤及内在脏器；三是其他病邪在体内日久，产生火毒邪气而发病。其病理变化是烧肉灼筋（经），烘血干精（津），烤脑伤神，出现气、血、精（津）、神（经）病变。因火毒轻重和部位不同，临床表现各异，火毒病邪致病共有症状和体征有：高热、烘热、面红耳赤，神志不清，局部烧灼感，皮肉红肿疼痛、口干舌燥、舌质老红，苔黄干，脉洪大。

退火毒药物具有清除体中火气，驱赶体内毒邪的双重功效，主要用于治疗火毒类病症。某些药物还兼有消肿散结、清热燥湿、凉血活血、生津止渴、止痢、止咳、止血、除瘟等功效，通过配方，用于治疗疮疡痈疖、湿热症、热瘀症、伤津症、瘟病等。

常用药物有：三棵针、黄柏、马尿泡、剪刀草、猫猫草、四方麻、岩火炮、刺黄连、十大功劳、黄连木、三花龙胆、水黄连、百金花、黑参、山栀子、黄三七、鸡爪连等。

抗瘟毒药物。凡具有清除体中瘟气、驱赶体内瘟疫毒邪气的功效，用于治疗瘟毒疫毒的药物，称抗瘟毒药物。

土家医认为，瘟毒邪气是一种具有较强传播性毒邪，存在于自然界中，在气候反常的情况下数量骤增，毒力增大，使大多数人体不能抵抗而发病。所以，全村同寨老少同患，症状相似，病情重，因致病毒邪不同，各种瘟病症状、体征表现不同，共有特点是：发病快、病情重、传播大、症状同。

抗瘟毒药物具有控制病势、杀灭疫毒、防止传播的功效，主要用于治疗瘟毒疫毒病症。某些药物还兼有清热毒、赶湿毒、凉血毒、化痰毒、解蛇虫毒、抑岩毒等功效，经配方，用于治疗热毒病、湿毒病、血毒病、痰毒病、毒蛇毒虫咬伤症、某些肿瘤等病症。

常用抗瘟毒药物有：三叶青、猫儿头、白马骨、山牛膝等。

二、治生毒类药物

败血毒药物。凡具有凉血活血、驱赶血中毒邪功效，用于治疗血毒病的药物称败血毒药物。

土家医认为，血毒病邪一是外邪热毒、火毒、瘟毒等入血分，形成急性血毒病症；二是内生毒邪入血，形成慢性血毒病症。病理变化为血热、血寒、血虚、血瘀、血毒病因性质不同，病位不同各有其特殊的临床症状及体征，共有表现有：伏热、出血、头晕、乏力症状和舌红、舌白、舌暗，脉数、涩。

败血毒药物除有凉血、活血和驱赶血毒功效外，某些药物还兼有清热、泻火、除瘟毒、止血、补血、生血、解食毒、解蛇毒的功效，经配方，用于治疗外热症、脏器火旺症、瘟毒病、血瘀病、出血病、血虚病、食物中毒症、毒蛇、毒虫咬伤症等。

常用治血毒药物包括凉血毒和活血毒两大类。凉血毒类有：大寒药、火炭母、鸡脚黄、刺茄菜、香叶、岩田七、猫舌草、土三七、路边青、山皮条、黄鳝藤、白插泥花、黄海棠、金丝梅、贯叶蓼、元宝草、芫花根、紫血根、紫珠草、血盆草、大仙桃草、夜香牛、毛马兰、盘龙参、水八角莲、七角风、马齿苋、九月花、十姊妹、地石榴、老汉背娃、灯笼花、花边草、铁仔、铁破罗、秋胡豆。活血毒类有：胭脂花、野扁韭、棉花七、霸王七、柴木通、肥猪苗、岩五爪。

理气毒药物。凡具有疏通机体气机、·驱赶体内气分毒邪功效，用于治疗气毒病的药物，称理气毒药。

土家医认为，气毒病是气在机体运动中受到外邪、情感等不断刺激，导致气滞、气逆、气结等病理变化。气结日久，形成气毒病。气毒病因种类不同，程度不同，临床症状和体征各异，一般有：胀、痛、昏厥等症状及舌胖大、脉弦或紧等体征。

治气毒药物具有疏通气机，防止毒邪再生，驱赶气中毒邪，修复失调气机的功效，主要用于治疗气毒病。某些药物还兼有调肝、运肚、理肠、止痛、开窍、醒神的功效，经配方用于治疗怄气伤肝症、肚肠气胀症、嘎痛症、臌胀症等。

常用治气毒药有：乌棒七、豌豆七、螃蟹七、鸡血连、雷公莲等。

利水毒药物。凡具有疏通体内水道、驱赶体内毒邪功效，用于治疗水肿毒气病的药物，称利水毒药物。

土家医认为，水毒邪气一是存在于自然界的水中，为毒邪污染清净水后，成为一种水毒病邪；二是人体在功能活动中产生的带毒邪水不能正常排出，成为一种致病邪气，两者作用机体组织脏器而发病。其病理变化是水溢皮下膜外，局部肿胀，影响气化，使脏器功能失调。水毒病邪致病共有症状体征有：胀满、浮肿、头重、小便不利，舌胖大、有齿痕、脉沉实等。

利水毒药物具有疏通人体水道，清除多余水分，驱赶毒邪等多种功效，主要用于治疗水毒病。某些药物还兼有破积、通乳、消肿毒、解蛇毒、止咳、杀虫、排脓、散结、补益的功效，经配方后，可用于治疗积聚、小便不通、乳汁不通、痈疖、毒蛇毒虫咬伤、咳嗽、虫积、体虚等病症。

常用利水毒药物有：肥猪头、九牛造、水斤子、猫眼草、鬼打伞、千根草、泡花树、钓鱼杆、羊耳草、搜山虎、铁扁担、水莲、水车前、木子树、红豆、岩荞麦、秋胡豆、黄瓜藤、双肾参、地黄连、通泉草。

排肠毒药物。凡具有排除肠内粪便、驱赶肠内毒邪的功效，用于治疗肠毒邪病的药物，称排肠毒药，又称排粪毒药。

土家医认为，大肠是排除食物残渣和毒物的管道，一旦排废功能下降，废物过久停于肠道，易产生毒邪，或毒物、毒气侵犯大肠，形成肠毒气致病。其病理变化是肠道气机失调，肠道内肿胀，功能紊乱，运输食物功能下降，重者影响到全身。肠毒气病共有症状和体征有：腹痛、腹胀、腹泻、便血、黏液便、大便干结、里急后重，可伴有发热、四节痛、消瘦，舌胖、苔黄或黄腻，脉弦滑或滑数。

排肠毒药物主要有清除肠内粪便，驱赶肠内毒物、毒气、修复肠膜，改善肠功能、缓解胀痛症状的功效，主要用于治疗肠毒气病。某些药物还兼有杀虫、散结、活血、消肿、通经的功效，经配方，用于治疗虫毒病、痈疖、跌打损伤、闭经等。

常用治肠毒的药物有：土大黄、地花椒、羊角豆、血丝大黄、朱砂莲、酸筒根、下搜山、通条根等。

攻恶毒药物。凡具有消除体内恶气，驱赶体内恶毒的功效，用于治疗恶疮、恶肿、恶血等的药物，称攻恶毒药。

土家医认为，恶毒病邪是体内肌肉脏器受到损伤，发生病变，长期不愈，变生生毒，恶气滋生，形成恶肿，影响气、血、精、神的正常活动，开始出现气滞、血瘀、痰瘀、水积，后期出现气虚、血虚、津亏、神伤等病理变化。恶毒病，因病邪种类不同，病位不同、程度不同、体质不同，临床症状及体征也不同，共有症状有：肿、胀、痛、身体消瘦；体症有：舌红绛、苔黄浊或舌质淡、苔白，脉滑涩，或细弱。

攻治恶毒药物具有消除体内恶气，驱赶体内恶毒功效，用于治疗各种岩肿病症。某些治恶毒药还兼有清热、泻火、消肿、利水、活血、散痰、解蛇毒的功效，经配方用于治疗热病、火症、水肿症、血瘀病、痰症、毒蛇咬伤症等。某些药物具有一定的毒性，过量易中毒。

常用治恶毒药物有：红鬼笔、粗榧叶、九节茶、漆姑草、石龙芮、八角连、苦痧药、烙铁头、白毛藤、白花蛇舌草、半边莲、铁灯台、黄药子、独角莲、癞蛤蟆、牛屎虫、天龙、石龙子、一口印、红桐、白屈菜、金刚藤、野辣椒、碎米亚、藤贝母、三匹风等。

消肿毒药物。凡具有消除肿结、驱赶毒邪的功效，用于治疗痈疖、疔、疮疡、痔疮的药物称消肿毒药。

土家医认为，肿毒邪气一是存在于自然界中，在机体抵抗力下降或皮肤受损后，肿毒邪气侵犯皮肤肌肉而发病；二是体内火毒炽盛灼伤筋肉形成肿毒而发病。病理特点是皮下肉上，火热灼肉伤脉，经脉不通，局部肿胀，肉腐成脓。肿毒病因程度和部位不同，各症又有各自特有的症状和体征。共同症状和体征有：皮肤或皮下、黏膜、咽喉、肛门红肿、热痛、化脓、皮肤溃烂，舌红、苔黄、脉数。

治肿毒药物具有消除硬肿、驱赶毒邪、散脓平疮等多种功效，主要用于治疗肿毒病症。部分清热毒、泻火毒的药物也有同样功效，主要用于因体内热毒、火毒炽盛引起的肿毒病症。某些消肿毒药物还兼有清热毒、泻火毒、化脓毒、活血祛瘀、利尿、止血、调经、解蛇毒、止咳平喘、祛风湿、抗瘟毒功效，经配方可用于治疗热毒病、火毒病、脓毒病、跌打损伤、水肿、出血、月经不调、毒蛇咬伤、热咳喘、热风湿、丹毒症、猴耳疱等。

常用消肿毒药物有：铁扣子、母猪藤、小对叶草、土甘遂、天韭、木鳖子、石蒜、地葫芦、羊马菊、条叶蓟、苦苣菜、狗爪半夏、兔耳伞、罗钱树皮、秋葵花、耗儿七、野芋头、雾水葛、蝇子草、百疮七、一颗血、黑虎七、朴树叶、米口袋、黄瓜香、梨头草、五星草、盾形草、小蜡、锅烟草、烟管头、千里光、玉簪花等。

拔脓毒药物。凡具有消肿散结平疮、清除脓毒邪气功效，用于治疗脓毒病的药物称拔脓毒药。

土家医认为，脓毒邪气是火邪、肿毒合并侵犯机体，破骨坏肉后所产生，在局部形成脓包，产生脓液而成。病理变化是脓毒邪气经经脉流到全身，破坏血液、脑髓等。脓毒病共有症状及体征有：1. 有火毒病、肿毒病史；2. 高热不退，口唇干焦，大便干，小便赤；3. 精神萎靡、神识不清、烦躁谵语，甚至昏迷、不省人事，面色暗灰、目无神色；4. 舌红绛、苔黄干，脉洪数。

治脓毒病的药物具有清热、泻火、消肿毒、拔脓毒多种功效，主要用于治疗脓毒病症。某些药物还兼有生发、通便、止痒、利尿、退黄、行气、止痛功效，经配方用于治脱发、大便干结、皮肤痒、水肿、黄疸、胃病等。

常用治脓毒药物有：裸朔、九节风、蓖麻、黄花龙牙、奶参、漏芦、红走马胎、神豆腐叶、南瓜木香、红豆等。

化痰毒药物。凡具有化散体内痰邪、驱赶体内毒邪功效，用于治疗痰毒病的药物，称化痰毒药物。

土家医认为，痰毒邪气，一是体内功能活动所产生的废水不能正常排出而化生；二是外邪作用于肺，化生痰液与肺内毒邪相博而成。其病理变化是痰毒通过经脉渗入骨节缝、胸间隙、腹间隙、丸子内、脑内。痰毒病，因部位不同、症也不同，表现症状体征各异，共有特点为：局部闷、胀、隐痛、精神状态差、消瘦，病程长；舌胖大、苔白腻，脉滑。

治痰毒药物具有化散体内痰液、抑制痰邪生产、降低毒性、驱赶毒邪，达到消肿散结多种功效，治疗各部痰毒病症。某些化痰毒药物还兼有杀虫、止咳平喘、醒神、安神、解痉、消食功效，经配方用于治疗癣癫、咳嗽、痈疖、失眠、食积等病症。

常用治痰毒的药物有：癫疠草、狗卵子、白粉滕、蛇盘花、水菖蒲、动蕊花、泥胡菜、小远志、樱桃、南竹笋、猪牙皂。

三、治蒿毒类药物

驱兽毒药物。凡具有驱赶机体中动物毒邪、消肿止痛，用于治疗被有毒动物咬伤，或误食有毒动物毒邪污染之物而致人体中毒，局部红肿溃烂的药物，称驱兽毒药。

土家医认为某些动物体内含有对人体致病毒邪，或动物本身无毒邪，患病后体内含毒，人通过食用或被有毒动物咬伤后使人患病。其病理变化是首先伤及皮肤或口腔、肚肠，后到气血、精神，出现气血逆乱，精神失控等病理变化。因兽毒侵入部位不同，种类不同，就出现不同的临床症状和体征。常见的主要表现有：伤口红、肿、痛，以及上腹痛，恶心呕吐或腹泻，重者出现神识不清、惊厥抽搐，甚至危及生命。

驱兽毒药物具有驱赶、化散、解除体内毒邪、消肿止痛、保护受伤部位的作用，主要用于治疗兽毒病。某些药物还兼有杀虫、活血、清热、止血、止痛、利尿、止疟、祛风、散结等功效，经配方用于治疗虫症、血瘀症、热病、出血症、痛症、水肿症、疟疾、风痛症、丸子症等。

常用驱兽毒药物有：小凤尾草、金鸡尾、烟叶、斑叶兰、一支箭、一点白、铁灯台、山蚂蝗、大汗、小仙桃草、小岩青菜、千年矮、孔雀尾、灯盏七、花蛇一支箭、杯子七、细梗胡枝子、急解索、海金子、黄豆七、万年青、长蕊杜鹃、土常山、紫竹根、羊豆角、红娘子、相思虫、网蜘蛛、大芫菁。

解食毒药物。凡具有消除肚肠毒物、化解体内毒邪的功效，用于治疗食毒病的药物，称解食毒药物。

土家医认为，食毒病邪包括毒物和毒气两类毒邪，通过食用进入体内而发病。毒物包括，有毒食品、有毒药物，有毒动植物，气毒为变质食物。食毒入体内，肚肠先受之，后经血到全身，对人体造成严重的伤害，引起胃膜受损和功能紊乱，气血失调、神识模糊等病理变化。食毒病因种类不同，毒邪量不同，故临床症状和体征各异，一般有：恶心呕吐、肚痛、腹痛、腹泻、心烦心慌，甚至不省人事等症状，舌红，苔白或黄，脉数或紧等体征。

解食毒药物具有消除肚肠毒物，化解体内毒邪，缓解临床症状，恢复气血功能的功效，主要用于治疗食毒病。某些药物还兼有行气、止呕、消食、化积、止痛、解蛇毒、杀虫功效，经配方用于治疗气滞症、呕吐症、食积症、胃脘痛症、腹痛症、毒蛇咬伤症、虫症等。

解食毒药物分为：解药物毒、解食物毒和解酒毒三大类。

一是解药物毒的药物分别有：解砒毒：白芷，防风，土茯苓，小野鸡尾，岗梅，金粉蕨，积雪草；解汞毒：土茯苓，赤石脂，小野鸡尾，金钱草；解铅毒：党参，大青叶，鸡血藤，菊花，甘草，木贼，金钱草；解苯毒：升麻，女真子，旱莲草，岗念根。解天南星毒：生姜，乌头，半夏；解钩吻毒：三叉苦，松树精；解草乌毒：千金坠，刮金板；解雷公藤毒：萆薢，连钱草，疲风软乌韭。解农药（有机磷）毒：生甘草，滑石粉，曼陀罗花，天仙子，凤尾草，金花草，乌蕨，鸡矢藤。

二是解食物毒的药物分别有：解鱼蟹毒：苏叶，生姜，芦根；解木薯类：厚皮树，乌韭，金粉蕨；解菠萝毒：葫芦茶。

三是解酒毒的药有葛（花、根），松花粉，枴枣，虎耳还阳。

破蛊毒药物。凡具有破解体内顽结、驱赶蛊毒邪气的功效，用于治疗蛊毒病的药物，称破蛊毒药物。

蛊毒是古代土家医对一些病因不明的难治性疾病总括，多属于现代心理性、精神性、地方性疾病和某些药物慢性中毒、慢性矿物中毒性疾病等。作为土家医古医药文化，其医药价值有待今后深入研究。

常用破蛊毒药物有：刺猪毛、石榴皮、茶枯、干幼桃、斑蝥、大戟、荸荠、肥猪头、藤藤菜根、红苏叶、山薄荷、蚊蒿、雄黄、独蒜、石菖蒲、茨菰菜等。

杀虫毒药。凡具有杀灭体内虫体，消除虫毒邪的功效，用于治疗虫毒病的药物，称杀虫毒药。

土家医认为虫在人体内，是有生命力的，对人体是有伤害作用的。但虫在人体内生长过程中，会产生和排出一定的有毒物质，或虫死后肉体腐烂成为毒邪，而作用于人体组织器官产生病变。因部位和虫种类不同，临床症状和体征各异，共同有症征：疼痛、肿胀、红肿、皮肤痒、脱屑等症状，舌红、苔黄，脉弦滑或弦紧等体征。

治虫毒药具有杀灭和排出体内虫体、消除体内毒邪、促进损伤愈合、减轻疼痛和皮痒的功效，主要用于治疗虫毒病，某些药物还兼有活血、凉血、祛风、赶湿功效，经配方用于治疗血热病、风湿病、水肿病等病症。

常用治虫毒药物有：一窝蛆、山兰、山梨子、山黄豆、大蒜、大枸叶、大红袍、大狗尾巴草、土荆皮、牛肋巴、火草、石板花、号筒杆、红榲子、竹苓、灰灰菜、油桐叶、苦参、苦楝皮、茶饼、狗花椒、鱼尾草、南瓜子、粗榲子、粗糠毛、野棉花、猫耳朵、蛇疙瘩、黄花五味草、臭椿根皮、小蓼子草、硫磺、雄黄、岩芹菜、木油子、癫子果、水银、铅矿石。

中篇　土家医毒气疾病症

　　导读　本篇是《土家医毒气病学》核心内容。土家医把由毒邪所致的病疾和具有毒邪证候表现的疾病统称为毒气疾病。其分类，按土家医三级分类法分成"疾"、"病"、"症"三个梯级部分。根据毒邪来源不同分成天毒疾、壬毒疾、蔫毒疾三大类疾；按土家医"三元学说"分成十八个病；按临床特点分成一百零三个症。每个症包含土家语病症名、常用名、概述、病因、病位、病机、诊断、鉴别、预防、治则、治法、方药、服侍十三个内容。

　　土家医毒气症，千百年来，散于民间，经过不断总结提高，形成了自己的独特病因理论和诊疗技术，毒气病证治学是其中的一部分。在土家医医学中，毒邪致病疾颇多，遍及现代医学科属分类中的内、儿、妇、外科，包括部分传染病、中毒病和疑难病等。

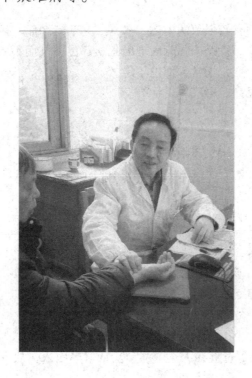

第一章　墨毒疾（天毒疾）

mef dufjir

国际音标：me^{35} tu^{21} pin^{35}

【汉语名】天毒疾

土家医认为天毒疾是四时气候过冷，过热，久雨，久旱等气候异常产生的致病邪气瘟疫之气流行传播所致的病症称时袭毒气病。每种毒气病中又包含若干症。

四时毒气病致病特点因气候异常，致使自然界中产生一种致病毒气，此种毒气侵犯人体而引起类似风、寒、湿、热、火征象过急的"嗖风"、"清热"、"冷气"、"雾气"、"熛火"致病邪气，影响气血功能，出现较重的症状。常见的病症有风毒病症、热毒病症、湿毒病症、火毒病症、寒毒病症等。时袭毒气病为瘟疫邪气从口鼻、皮孔侵入，破坏气、血、精，引起气血逆乱精液干枯，出现神志昏糊，甚至抽搐等特点。

第一节　热书毒病（风毒病症）

ref sux buf binf

国际音标：ze^{35} su^{55} tu^{35} pin^{35}

【汉语名】风毒病症

风毒为自然界中一种有较强致病力的"嗖风"，四季皆有，春季最烈。风毒侵犯人体头部、四肢、体表及经络而发病。临床表现因犯病部位不同而不同。

致病特点：发病急，变化无常，部位不定。

常见病症：毒邪伤风症、毒邪风坨症等。

治疗法则：祛风祛毒。

热书睹夺症（重伤风症）

ref suv duv dor zenf

国际音标：ze^{35} su^{55} tu^{53} to^{21} tsern^{35}

【汉语名】重伤风症

因风毒毒气侵犯人体上元清窍、皮肤，使气门闭塞，郁而化火，出现以头身痛，高热，鼻干，眼、咽发红，咳嗽等为主要表现的一组症状，称重伤风症。

现代医学中的重感冒、上呼吸道感染可参照本症治疗。

【病因】风毒邪气。

【病位】人体上元。

【病机】重伤风为风邪毒气在大气中漂动，从口鼻而入，故人群中患病较多，病邪侵入上元，致使窍道不利，气机郁闭，入里化热，变生火毒，走窜全身，故见头、腰、全身关节疼痛、发烧、眼咽发红、咳嗽。

【诊断】

1. 病史：有感受风毒邪或接触病人史。

2. 主症：起病急，发烧，头痛，腰痛，全身关节痛，咽喉和眼睛发红，鼻干塞流黄涕，咯，全身无力。

3. 体诊：舌边红，苔黄，脉浮数。

【鉴别】

1. 伤寒着凉症（普通感冒）：是感受风邪所致，见微恶风寒，鼻寒流清涕，喷嚏多，咳嗽无痰，咽痒，无热或低热，身痛不明显。舌边红，苔薄白，脉浮紧。

2. 寒疫症：是一种传染性强，传播快的一种流行性疾病，如甲流感。

【治则】祛风毒，清热气。

【治法】重伤风症宜早治，防毒邪内传。发热咳嗽明显时为风毒犯肺，用祛风毒，清热气，通肺络，止咳嗽之法治之。

药物疗法：

方1：荆荷汤：土荆芥10g，岩防风10g，水薄荷6g，水灯草1g，水竹叶10g。水煎，每日一剂，分二次服。

方2：野菊花30g，一柱香10g，毛耳朵15g。水煎，分两次服，每日一剂，连服至愈。

方3：鸭跖草50g，鸳鸯花藤20g，穿鱼草20g，鲜茅根20g，光棍草10g。水煎，每日一剂，分两次服。

【服侍】

1. 注意休息，保持室内通风，衣被适当，避风寒。

2. 多饮温热的开水，忌食油腻及生冷食物。

3. 按时服药，温服，取微汗，每日一剂，水煎二次。一日不解，体质强，可一日两剂。

【预防】未病先防，在人群中发现患此病较多时，用毛耳朵30g，枞毛10g，鲜白茅根30g，一柱香、千里明各20g。水煎加红糖当茶服。

热书体坷症（风坨症）

ref suv tix kex zenf

国际音标： ze³⁵ su⁵⁵ t'i⁵⁵ k°e⁵⁵ tsen³⁵

【汉语名】风坨症

因风坨毒邪侵犯人体，导致皮肤瘙痒、起风团的一种病症称为风坨症，又称风团症。现代医学中的急慢性荨麻疹病可参照本症治疗。

【病因】风坨毒邪。

【病位】皮肤膜理。

【病机】当肌肤膜理亏虚时，外界风坨毒邪侵犯人体致肚肠之毒气外发，出现皮肤瘙痒、起风坨，重者出现心慌，胸闷，头昏等症状。

【诊断】

1. 病史：有接触风毒物品、食品史。

2. 主症：皮肤瘙痒，起风坨，重者伴心慌，胸闷，头昏。

3. 体诊：舌苔白，脉浮。

【鉴别】

1. 药疹：服某种药物引起全身皮肤奇痒，起小风团或小疹子，色红、多连成片。

2. 水痘症：全身发热，全身皮肤生晶亮水泡，破溃后流清水。

【治则】祛风败毒，止痒退坨。

【治法】此病治疗多采取内服，和外洗（擦）药同用，内外兼治。

药物疗法：

方1：清风平疹汤：七加风15g，红活麻草10g，红浮萍6g，茺菜子10g，铁扫帚10g，岩防风10g，白背叶6g，马蹄当归10g，青蝉5g。每日一剂，水煎，分二次服。

方2：风坨水：肤麻草25g，石南藤25g，水菖蒲20g，艾叶12g，路路通20g。水煎外洗，日一剂，早晚各洗一次。

方3：风轮草12g，野菊花12g，野薄荷10g，血水草10g，苦参15g，紫萍12g，韩信草10g。每日一剂，水煎，分二次服。

方4：海蚌含珠全草50g，九里光50g。水煎外洗，每日二次，早晚各洗一次。

方5：臭牡丹叶或花100g。白酒浸泡1周外擦患处，每日三至四次。

【服侍】

1. 远离风坨毒场所，忌食含风坨毒食物；

2. 用清水或淡盐水沐浴，换清洁干净衣被；

3. 不用手抓痒，以免皮肤抓破、发生疮疤；

4. 尽早应用外洗或外擦药物，配合内服药防风毒内陷。

【预防】未病先防。讲究卫生清洗被污染的生活用物、用品，不接触含风坨毒邪的物品。

第二节 务气起毒病（寒毒病症）

wuf qif qix dur binf

国际音标： wu^{35} tɕ°i^{35} tɕ°i^{55} tu^{21} pin^{35}

【汉语名】寒毒病症

寒毒为自然界中一种具有较强刺激性的"冷邪"，侵犯人体，多伤及四肢关节、筋肉，也可直接入肚肠，凝滞血气及经气，影响肢体及肚肠经脉功能活动。

致病特点：多以怕冷、剧痛、寒栗为主要表现。

常见病症：有阴蛇症、措嘎症、缩阴症等。

治疗法则：驱寒散毒。

窝捏瘪症（阴蛇症）

wox nief biev zenf

国际音标： wo^{53} nie^{35} pie^{53} tsen^{35}

【汉语名】阴蛇症

冷毒邪气入侵人体，出现以肚尖痛，胸闷或心胸刺痛，面色青，手足皮肤发乌，四肢不温为主要表现的一种病症，称为阴蛇症。

现代医学中的冠心病，不稳定型心绞痛病可参照本症治疗。

【病因】冷毒邪气。

【病位】心胸。

【病机】冷毒邪气随饮食侵入人体，出现肚子胀；毒气攻心，致心脉阻滞，见针刺样心痛，面色铁青；火气不温四肢，出现手足发凉、发乌。

【诊断】

1. 病史：有接触冷毒病邪史。

2. 主症：肚尖痛，胸闷，憋气，针刺样心痛，面色铁青，手足发乌冰凉。

3. 体诊：舌质暗、有瘀点，脉沉紧细弦。

【鉴别】

1. 胃气痛：以腹胀、呃气为主，按之胃痛减轻。

2. 铁蛇钻心症：剧痛如刀割，病情急，很快出现神志不清、四肢冰冷、皮肤苍白等危候。

【治则】驱散寒毒，活血通脉。

【治法】此症属土家医危症，应及时救治。轻症有胸闷，憋气，轻度胸刺痛，身冷不温时，用温散寒邪法；重症有心慌心悸，剧痛，冒冷汗，脉细涩时，用温心止痛法。

药物疗法：

方1：杀冷蛇症汤：藤乌头（制）10g（先煎半小时），干姜10g，蛇不过10g，紫参10g，血通10g，香桂皮5g。每日一剂，水煎，分三次温服。

方2：雄黄1g，大蒜籽20g。共捣泥过滤，服汁水，每次2ml，每日二次。

方3：山胡椒10g，木子树根15g，藤豆根5g，青木香10g，铁灯台3g，岩丸子5g，制乌头3g。每日一剂，水煎，分三次服。

方4：山胡椒叶5g。捣烂用温开水兑服，每日二次。

【服侍】

1. 卧床休息，保暖，开窗户保持空气流通。

2. 忌食生冷食物及油腻饮食。

3. 随时观察病情变化。

【预防】注意饮食卫生，不食生、冷、不洁食物。

没地恶他答症（措嘎症）

meir dif wor tax dar zenf

国际音标：me^{21} ti^{35} wo^{21} t°a^{55} ta^{21} tsen^{35}

【汉语名】措嘎症

寒湿毒邪入侵人体肠内，出现以中下、腹胀痛，大便次数及形状异常为主要表现的一种病症称为措嘎症。

现代医学中的过敏性结肠炎病，可参照本症治疗。

【病因】寒毒湿邪。

【病位】下元。

【病机】中元为食物吸收场地，喜温不喜冷；中元脏器有内膜，非常娇嫩，有不良刺激易受损，食物化细功能下降。当肠道功能低下时，寒湿毒邪侵犯中元肠道，致肠膜受损，出现腹痛、腹胀、腹泻等症状。水气不运，与寒毒邪气相杂，出现大便次数及形状异常；寒毒邪气侵犯下元，使食物消化不全，出现纳差、身困。

【诊断】

1. 病史：有食用或腹部接触冷毒邪史。

2. 主症：腹胀、腹痛、大便稀或水泻，每日三至五次，或有大便不尽感。

3. 体诊：舌淡，苔白厚或白腻，脉细缓。

【鉴别】

1. 红痢症：发热恶寒、头身痛，腹痛以脐周明显，大便开始为水泻，后为脓状膏，里急后重，每日数次至几十次。

2. 嘎拉症：为湿热毒邪所致，与饮食无关。大便多为脓血便，常伴有眼红、关节痛等肠外症状。腹痛以左下腹及全腹痛为主。

【治则】散寒毒气，理肠止痛。

【治法】本病为反复发作性疾病，在发作期，以祛邪、理肠、止痛；缓解期，以调理肠膜功能，增加体质，减少或阻断复发。除药物治疗外可配腹部灸、腹部按摩、外贴膏药等外治法。

药物疗法：

方1：措嘎汤：奶浆草15g，隔山消10g，火叶泡子10g，石榴皮10g，滴水珠3g。每日一剂，水煎，二次服。

方2：嘎芍20g，小杆子10g，柑子皮5g，厚朴10g，三月泡根10g，青木香6g，铁线草10g，平术10g。每日一剂，水煎，分二次服。

方3：艾绒、满山香（粉）、山苍子（粉）、香血藤叶各100g，炒热用布包热熨腹部，每日一次。

其它疗法：

1. 腹部艾灸。

2. 腹部按摩。

【服侍】

1. 忌食辣椒、海带、花菜、芹菜、海鲜等食物。

2. 注意保暖，防止腹部受寒。

3. 注意心情调养，减少不良精神刺激。

【预防】注意饮食卫生，不食生冷、不洁食物，忌食海带、花菜、水藻等寒性食物。

列迫没起列症（缩阴症）

lef pev mer qix ler zenf

国际音标： le^{35} p$^\circ$e^{53} me^{21} tɕ$^\circ$i^{55} lie^{21} tsen^{35}

【汉语名】缩阴症

因火气不足，寒毒内生，出现以阴器内收、小腹冷痛为主要表现的一种病症，称为缩阴症。

【病因】阴寒毒气。

【病位】腰及阴部。

【病机】因腰腹火气不足，阴寒毒邪内生，伤及阴部筋脉所致。阴器在阴暗处，全靠体内火气温养，一旦火气减少，便产生寒毒邪，使筋脉失养，阴部向内收缩，即男子卵蛋、玉茎或女人阴户向腹收缩，出现阴部、小腹冷痛难受，小便难出，呈阵发性发作。

【诊断】

1. 病史：有火气不足病根复感冷邪史。

2. 主症：男子玉茎、卵蛋或女人阴户忽然向肚子里收缩，收缩时寒冷、小腹痛、小便不出，严重时收缩呈阵发性疼痛。

3. 体诊：舌质淡，脉紧涩或迟缓。

【鉴别】漏肠症：阴器旁（男人卵包内，女人阴户旁）有一条状肠下垂，平卧消失、站立出现；卡紧者出现小腹急痛、大便不通。

【治则】驱散寒毒，益火扶阳。

【治法】缓解期，用益火扶阳法，以阻阴寒毒邪内生；发作重时，以驱散寒毒为主治其标，控制症状；发作轻时，应益火与驱散寒毒并用。

药物疗法：

方1：小茴香根、韭菜根、花椒根、双肾草各10g，炮姜三片。每日一剂，水煎，分二次服。

方2：草乌侧生子（煨）10g，桂香皮6g，干姜6g，台乌根10g，茴香果实6g。每日一剂，水煎，分二次服。

方3：胡椒36粒，葱白36根，百草霜15g。捣泥贴敷在肚脐上，复盖毛巾一条，用温水一壶在毛巾上面烫慰。每日一次，连慰三天。

【服侍】

1. 有怕冷感或有阴收感觉时，多饮温热水。

2. 用黄狗肉煨服，忌食生冷食物。

3. 忌房事，注意保暖。

【预防】注意调节，强壮体质，避免阴寒毒气内生。

第三节　卡别勒毒病（湿毒病症）

kax biex liex dur bins

国际音标： k°a^{55} pie^{55} lie^{55} tu^{21} pin^{35}

【汉语名】湿毒病症

自然界一种湿性如"雾"状毒邪，以夏至前后多见。侵犯人体头部、肚肠、肌肉、下肢等部位所致的病症，称为湿毒类病症。

致病特点：湿毒黏附性大，患者多以肢体沉重、头脑不清或腹胀呕吐为主要表现。

常见病症：膏尿积症、亮肿症等。

治疗法则：除湿散毒。

阿实尔扯所症（膏尿积症）

ar sir ex cexsox zenf

国际音标： a^{21} si^{21} e^{55} ts°e^{55} so^{55} tsen^{35}

【汉语名】膏尿积症

因湿毒侵犯人体，出现小便白浊或成膏状的一种病症，称为膏尿积症，又称摆白症。中医膏淋，现代医学中的乳糜尿病可参照本症治疗。

【病因】湿（潮毒）。

【病位】腰子。

【病机】因房事过度损伤腰气者，或先天不足、后天体虚者，被湿毒侵害，致使肝、肾、膀胱受损而患病。患者排尿失常，小便如淘米水，或夹有小白块，拌有面色苍白、全身无力、头昏头闷、少气懒言、怕冷、少食等症状。

【诊断】

1. 病史：或有房事时湿气接触史，或平时体内湿气重入房史。

2. 主症：小便如淘米水，尿夹小白块，面色白，全身无力，头昏头闷，少气懒言，怕冷，食少。

3. 体诊：舌胖苔白，脉沉。

【鉴别】

1. 男子摆白症（滑精）：患者头晕耳鸣、腰疼、下肢冷、玉器不适，虽有乳白色液自玉器流出但不成块。舌质淡，苔白，脉沉细。

2. 滴尿症：多由性生活不洁不节引起，以夜间小便多、淋离不尽，或尿后有黏液流出为主要表现，重者小便不通。

【治则】赶湿毒，利玉茎，养肝，壮腰，健脾。

【治法】膏稠成块，小便不通先以利尿化稠为主；体虚明显，小便浊者，以补腰气、固脾为主，兼以利尿通淋。

药物疗法：

方1：小菖蒲 10g，丝茅根 15g，淡竹叶 10g，土人参 15g，铁箍散 15g，巴岩姜 15g，水灯草 16g，枞茯苓 10g。每日一剂，水煎，分二次服。

方 2：剪刀草 8g，鸳鸯花 12g，肥猪头 15g，娘儿红果 15g，白三七 6g，香叶树皮 10g，红枣子 10 枚。每日一剂，水煎，分三次服。

【服侍】

1. 忌食鱼、虾、鸡鸭肉、动物油脂、猪肥肉、豆类等食品，多饮水。

2. 适当休息，不做重体力劳动，节制房事。

【预防】节制房事；加强营养，科学调节，强壮体质，提高抗病能力。

熟嘎拉胡迫症（亮肿症）

sur gar lax hur per zenf

国际音标： su^{21} ka^{21} la^{55} xu^{21} $p°e^{21}$ $tsen^{35}$

【汉语名】亮肿症

雾气毒邪侵犯人体，引起皮下水状肿的一种病症，称为亮肿症，又称皮肿症。现代医学中的急性肾小球肾炎病可参照本症治疗。

【病因】雾毒邪。

【病位】腰子、皮下。

【病机】雾气毒邪从毛孔或口侵入人体，停于皮下，出现眼皮及全身皮肤水肿呈亮肿状。雾毒绕腰则出现腰痛、小便少；雾毒侵犯上元头部则出现咽喉肿痛头昏；雾湿绕身则出现全身水肿、疲乏、四肢沉重。

【诊断】

1. 有在雾气重环境下生活史，或有喉生蛾症、皮肤生疮史。

2. 主症：水肿从眼皮先肿，或开始见咽喉肿痛而后全身水肿，皮肤透明，手按没指，伴有腰酸痛、头昏、小便少。

3. 体诊：舌质淡红或红、苔薄白或薄黄，脉细浮。

【鉴别】

1. 水肿病：多由湿水毒邪所致，水肿程度重、以下肢肿为盛；病变部位多在心、肝、肾，水肿部位皮肤多色暗、不透明；伴乏力、精神差、心悸、气促。

2. 中满症：多由肝肚失调、水停腹中所致。水肿部位在下腹部、四肢，伴纳差、大便稀。舌胖边有齿痕。

【治则】散除雾毒，利尿消肿。

【治法】早防早治，防止传变。在身体皮腠虚时，不接触雾露，或接触后饮生姜苏叶汤，防毒邪入内。一旦染上雾毒邪气，早期出现眼皮及面部微肿时立即治疗，防邪气漫布全身转变水肿症。

药物疗法：

方 1：金巴消肿汤：金巴木 50g，茅草根 60g，岩泽兰 50g，搬倒正 50g，三叶梗 50g，见肿消 15g，老龙角 50g，桂枝 40g，桔梗 30g，花粉 30g。每日一剂，水煎，分二次服。同时用此药水煮，取液外洗，每日一次。

方 2：石蒜消肿外用散：石蒜、一支箭、重阳花各 50g，蓖麻子 70~80g，共捣烂贴双足心，每日换药一次，连用 5 ~ 6 天。

【服侍】

1. 淡盐饮食，控制入水量，忌食辛辣油腻食物。

2. 衣被适当，防受凉；劳逸结合，节制房事。

3. 慎用有毒药物和滋腻药物，忌用甘草。

【预防】加强锻炼，注意保养，避免着凉感冒；不慎着凉则及时饮用生姜苏叶汤。

卡白才才霉毒症（湿毒霉症）

kax bex cair cair meir dur zenf

国际音标： k°a^{55} pe^{55} ts°ai^{21} ts°ai^{21} mei^{21} tu^{21} tsen^{35}

【汉语名】湿毒霉症

湿毒病邪侵犯人体出现以瘙痒、脱屑、溃烂等为主要表现一类病症称为湿毒霉症。常见症有白头霉、阴霉、落地霉症三种。

现代医学中的真菌性皮肤病，霉菌性阴道炎可参照本症治疗。

【病因】湿毒霉邪。

【病位】皮肤、阴部。

【病机】湿毒霉邪侵犯人体皮肤、阴部，患处出现皮疹、硬块，疹子奇痒、脱屑甚至溃烂。湿毒霉邪侵犯头部称"白头霉症"，溃烂后流黄水、结白痂，逐渐漫延融合成片，久之头发脱落；湿毒霉邪侵入阴器内称"阴霉症"，出现小疹子、瘙痒，房事时痛；女性白带增多、呈豆腐渣状，男性包皮内生疹、色红、痒，包皮内可见豆腐渣样物；湿毒霉邪侵犯脚部称"落地霉"，多发生在足底、脚趾上。

【诊断】

1. 病史：有在潮湿重的地方生活史，或有与患霉毒症病人接触史。

2. 主症：皮肤小红色疹子，多个积聚、瘙痒、脱屑、糜烂、结痂、流水，反复发作；女性伴有白带增多、如豆腐渣样，男性见包皮内有豆腐渣样物。

3. 体诊：舌质淡红或微红，舌苔白腻或黄腻，脉滑。

【鉴别】

1. 皮肤湿疹：患处糜烂、脱皮、湿润、流水、皮肤瘙痒，无皮疹。

2. 漆疮：有接触漆树或其树脂制品史，发病迅速，疹子广而大，皮肤红肿，重度瘙痒，不流水、不脱屑。

【治则】赶湿败毒，排脓止痒。

【治法】在皮肤上以外涂药为主，阴部多外洗药配合内服药物。

药物疗法：

方 1：小人参 20g，臭牡丹 15g，鸡冠花 15g，汁儿根 15g，败酱草 20g 地罗汉 15g，黄瓜香 20g，野菊花 15g，黄皮树 15g。每日一剂，水煎，分二次服。

外用药疗法：

方 2：枯矾 10g，苦号 20g，五倍子 10g。焙干研末，以木子油调匀涂患处，每日二次。适用于白头霉症。

方3：野棉花根 30g，野花椒树根 25g。每日一剂，水煎，浸洗阴部，每日二次。

方4：轻粉 3g，铁灯台 10g，陈石灰 10g。共研粉调香油涂阴部，每日二次。

方5：梅片 10g，百部 10g，土茯苓 50g，鸡爪黄连 50g。以食醋 1.5 公斤，浸 7 天后取药汁擦患处，每日二至三次。主治落地霉症。

方6：岩头须 30g。研粉调香油涂患处，每日二次。

方7：炮磺 30g，花椒 10g。共研细粉调香油涂患处，每日二次，适用各种霉症。

【服侍】

1. 饮食，忌酒、辣椒、水牛肉，多吃新鲜蔬菜。

2. 保持皮肤干燥，避免挤压患处。

3. 勤换袜和内裤，衣、被分开洗涤，洗后在大太阳下暴晒。

4. 注意个人卫生，房事前后洗干净。

【预防】土家医认为此症是"惹来病"，有一定的传播性。所以，要讲究个人卫生，不公用洗涤物品，不接触患者及其用品。

第四节　刹给唉毒病（热毒病症）

saf geix dur binf

国际音标： sa³⁵ kei⁵⁵ tu²¹ pin³⁵

【汉语名】热毒病症

热毒是自然界中的一种"青热"毒邪，四季皆有，春末夏初最烈。侵犯部位多在皮内肉外及口鼻部位，伤及护肉之水精而发病。

致病特点：急、重、热、燥、枯为主要征象。

常见病症：鲤鱼风症、小伤寒症、白虎症、急痧症、锁喉风症。

治疗法则：清解热毒。

宋热书症（鲤鱼风症）

songf ref suv zenf

国际音标： su ŋ³⁵ ze³⁵ su⁵⁵ tsen³⁵

【汉语名】鲤鱼风症

因青热毒邪侵犯人体，出现以高热、烦躁、手足舞动、口流清水、四肢冷为主要表现的一种病症，称为鲤鱼风症。

现代医学中的感染性休克病可参照本症治疗。

【病因】青热毒邪。

【病位】三元、气血。

【病机】当人体气血虚弱，不能护卫精气固守气口时，青热毒邪乘虚而入，侵犯三元脏器，致三元失调、气血不和、冷热失衡、燥润失济，出现上元干，中元燥，下元冷的病理变化，出现身热，四肢抓爬，烦躁等症状。

【诊断】

1. 病史：感受青热毒邪史，多为其它病转发所致。

2. 主症：高热，烦燥，手抓脚动，口动不停，伸舌，口流清水，腹胀，四肢冷。

3. 体诊：面色苍白，舌绛红，苔白腐，脉细数。

【鉴别】

1. 高热烦燥与雷火症鉴别：雷火症以高热、面赤、头痛为主；鲤鱼风症。虽有高热、烦躁，但伴有手足乱动、腹胀、伸舌等症状。

2. 手足舞动与跳舞症鉴别：跳舞症以手足无意舞动为主，不发热，神志清楚；鲤鱼风症手抓脚动是在神志不清的情况下出现的。

3. 口动伸舌、口流清水和阴蛇症鉴别：阴蛇症虽有口动伸舌、烦躁，但不发热。

【治则】清热毒，宜通三元。

【治法】急则治其标，止惊用爆灯心、针刺法；退热用冷敷法。病情稳定后用汤药内服治其本。

药物疗法：

方1：鲤鱼风汤：半边莲10g，田边菊10g，水灯草10g，隔山消10g，土细辛10g。每日一剂，水煎，分二次服。腹胀明显加赶山鞭；四肢微冷去土细辛。

方2：土细辛5g，四匹箭10g，田边菊10g，水灯草10g，半边莲10g，隔山消10g。每日一剂，水煎，分二次服。

其它疗法：

方法：用瓦针刺对口、户肼、龟尾、乳根、阴囊等穴位，出血即可。

【服侍】

1. 卧床休息，饮食宜清淡，药温服。

2. 口干燥者少量多次给温热水频含服。

3. 重者专人服侍，防止自伤或误伤他人。

4. 密切观察病情，及时抢救。

【预防】加强锻炼，科学饮食，增强体质，提高自身抗病能力。

伤寒被亏症（小伤寒症）

sanx henr bif kuix zenf

国际音标：san^{55} xan^{21} pi^{35} k°ui^{55} tsen^{35}

【汉语名】小伤寒症

由天时热毒病邪入侵人体，出现以怕冷、发热、头痛、全身酸痛为主要表现的病症，称为小伤寒症。

现代医学中的流行性感冒可参照本症治疗。

【病因】天时青热毒。

【病位】肺络、肌表。

【病机】自然界中的天时热毒，从口鼻、汗孔入肺络、肌表而发病。热毒内扰出现恶寒怕冷；内热熏蒸见高热、全身酸痛。伤及咽喉膜、肺络膜导致咳嗽，咽喉肿痛；热毒驰张可引起惊厥。本病症具有传染性和季节性，冬季易患。

【诊断】

1. 病史：有同本村寨类似病人接触史、或有到时热毒气地方生活经过史。

2. 主症：恶寒发热，头痛，全身肌肉、骨节酸痛，咽喉痛，咳嗽，重症者高热抽搐。

3. 体诊：舌红苔黄，脉浮数。

【鉴别】

1. 着凉症：有感受风寒史；微恶寒、低热、头痛、清涕多、喷涕；舌边红，苔薄白或薄黄。

2. 三分症：间歇发热，一日或二日发作一次；恶寒重，高热大汗、汗出热退；舌红，苔黄。

【治则】抗瘟降毒、退热止痛。

【治法】既病防变：病在表以透出为主，入内防传变用阻断法，使邪外出减少伤害。

药物疗法：

方1：表热汤：黄荆条10g，猫儿头6g，鸳鸯花10g，苏叶10g。每日一剂，水煎，分二次服。

方2：黄竺汤：一枝黄花15g，汁儿根10g，牛刺根8g，平地木10g，南天竺30g。每日一剂，水煎，分二次服。

方3：白金条20g，小杆子15g，紫苏叶15g，香蒿20g，毛耳朵20g，土茯苓15g，兰靛根30g，生石青30g。每日一剂，水煎，分二次服。

方4：斑鸡窝50g，大凉药30g。每日一剂，水煎当茶饮。

【服侍】

1. 注意休息，多饮温开水。

2. 不串门，避免与健康人接触，防止传播病情。

3. 饮食宜清淡，忌辛辣食物。

【预防】注意家庭及环境卫生，室内开窗通风；加强锻炼，提高防病能力；该病症流行期间，进行预防服药，鸳鸯花藤叶30g，土藿香30g，鱼秋串30g，金紫胡30g，生姜30g。水煎当茶饮。

利阿实症（白虎症）

lif ar sir zenf

国际音标： li^{35} a^{21} si^{21} $tsen^{35}$

【汉语名】白虎症

天时火毒侵犯人体，出现以高热、抽搐、昏迷为主要表现的一种病症，称为白虎症。多见于小儿。

现代医学中的小儿高热惊厥可参照本症治疗。

【病因】天时火毒。

【病位】皮内肌外。

【病机】火毒之邪侵入人体而发病。也可由风邪日久化热变化而成。出现发病急，表现为高热，全身皮肤灼烫，面色通红，口干渴，喜冷饮，火热灼津伤液、伤筋动风，出现角弓反张，两眼上吊，手捏拳，抽动，舌质红，口唇干裂。

【诊断】

1. 病史：有感染白虎火毒病邪史或有火热毒病史。

2. 主症：突然高热，不省人事，手足抽动，角弓反张，两眼上吊，手握拳，牙关紧闭，面红，全身皮肤灼手，口干燥，小便黄短少，大便干。

3. 体诊：舌质红，苔黄燥，脉洪数。

【鉴别】

1. 与夏脑瘟鉴别：夏脑瘟为疫毒之邪，病位在脑，高热重，抽搐时间长，伴昏迷状态。

2. 与蛇惊、上马惊等惊症鉴别：此二项惊症没有高热，抽搐为单侧。

【治则】清败热毒，醒神止惊。

【治法】急者治其标，醒神止惊用爆灯火法：穴位取百会、印堂、人中、承浆、合谷。病情缓解后针对病因治疗。

药物疗法：

方药：九节连10g，金紫胡10g，白龙须6g，台勾藤10g，牛克膝10g，杜仲10g，石膏20g，水牛角20g。每日一剂，水煎，分三次服。

其它疗法：

法1：爆灯火法（2岁以下用灯火熨法）：常用穴位为人中、承浆、百会、合谷、外关、昆仑、印堂等。常用于急救止惊。亦可掐按上述穴位。

法2：掐按法：水沟、中冲、合谷。

【服侍】

1. 安置于通风凉爽处，解开领扣，头偏向一侧，防止痰液阻塞气道。

2. 高热时用凉水或冰水冷敷额部、颈部、腋下、腹股沟处；高热且皮肤冷者用30度白酒敷上述部位。

3. 抽搐时防牙咬伤舌头。

4. 爆灯火时要找准穴口，动作要轻快，防止面积过大。

5. 服汤药时防止药呛气道。

【预防】重视儿童保健，增强儿童体质，发现小儿身体不适及时就诊。

屁剥体嘿欸扯症（急痧症）

pif bor tix heix cex zenf

国际音标： p°i³⁵ po²¹ t˙i⁵⁵ xei⁵⁵ ts°e⁵⁵ tsen³⁵

【汉语名】急痧症

霍乱热毒邪气侵犯人体，中元机能运转失衡，阻滞筋脉气血运行而出现以腹痛、腹泻、呕吐、坐卧不宁为主要表现的一种病症，称为急痧症，又称霍乱症。

现代医学中的急性胃肠炎病可参照本症治疗。

【病因】霍乱热毒邪。

【病位】胃肠。

【病机】因误食含霍乱热毒邪气食物而发病。霍乱毒邪进入胃肠，出现腹痛、腹泻、呕吐、坐卧不宁等表现，久之则出现头昏；重者出现三元功能紊乱、气血精失衡，表现目陷、皮肤干燥、神昏。

【诊断】

1. 病史：有到霍乱毒邪多的地方生活工作史。

2. 主症：起病急，腹痛，肠鸣，水样腹泻、日数次，恶心呕吐或伴有发热，重者口干渴、皮肤干燥、目陷、神识昏糊。

3. 体诊：舌干瘦无津液，脉细数。

【鉴别】

1. 食物中毒：有误食毒物史，如桐油、毒蕈等，无发热现象。轻者呕吐后病情能自行缓解，重者出现食物中毒症象。

2. 眩晕呕吐：头晕目眩、活动更甚，伴有耳鸣，无腹泻症状。

【治则】清败热毒，止呕止泻。

【治法】急则治标；呕吐、腹泻明显，先止呕、止泻。缓则治本；初期用清败热毒方法；后期因呕泻过多损伤精津，出现口干燥、皮肤干燥、眼眶凹陷、用生津补液方法。

药物治疗：

方1：止呕止泻：牛粪炭10g，灶心土20g，生姜炭5g，三月泡嫩尖7个。前三药热冲阴阳水，将三月泡尖洗净扎汁与阴阳水同服。

方2：病因治疗：山黄连10g，苏叶6g，制三步跳（姜半夏）10g，石榴皮10g，土香10g。每日一剂，水煎，分二次服。

方3：野葛根30g，金豹参15g，沙参15g，麦冬10g。一日一至二剂，水煎频服。

其它疗法：

法1：刮痧疗法。

法2：放瓦针疗法。

【服侍】

1. 呕吐、泄泻时要禁食，待呕吐止后服米粥、绿豆粥。

2. 口干渴、皮肤干燥、眼眶凹陷时，配制淡盐糖水频服。

3. 忌油腻、辛辣食物。

【预防】注意饮食卫生，不食生冷及过期变质食物。

热书空底书症（锁喉风症）

ref suv kongx dix suv zenf

国际音标： $ze^{35} su^{55} k°uŋ^{55} ti^{55} su^{53} tsen^{35}$

【汉语名】锁喉风症

由天毒热邪侵犯喉咙导致喉膜肿胀、咽喉不爽、声音嘶哑为主要表现的病症称为锁喉风症。

现代医学中的急慢性咽喉炎可参照本症治疗。

【病因】天毒热邪。

【病位】咽喉部。

【病机】天毒热邪侵犯咽喉，使气血凝滞、挡阻筋脉，出现气道不畅，喉咙红肿、疼痛，有异物感；热毒破坏嗓门而出现声嘶、音浊不清，咳少量黏痰；此病可反复发作。

【诊断】

1. 病史：有感受锁喉风毒邪史或原有火邪伤喉史。

2. 主症：轻度发热，喉咙红、干痛、不爽，声音浊或嘶哑，喉中有异物感，吐之不出，吞之不下，咳少量黏痰。

3. 体诊：舌红、苔白或微黄，脉数。

【鉴别】

1. 白喉症：由瘟疫毒邪所致，发病急，症状重，以气促、呼吸困难、咽喉有白膜为主要表现。

2. 蛾子症：由火毒病邪所致，病变部位在喉两则蛾窝处，以蛾子肿大，疼痛，发热为主要表现。

【治则】清解热毒，化痰利喉。

【治法】早期：以清解热毒为主，以祛邪毒；后期：用化痰利喉为主，以驱除痰涎，利咽消肿。此病多采用内服与局部治疗，增强疗效。

药物疗法：

方1：银消汤：鸳鸯花15g，六月凉12g，灰包菌10g，三颗针10g，开喉箭6g，上搜山6g，润喉草6g。一日一剂，水煎，分二次服。适用早期患者治疗。

方2：利喉化涎汤：姜制三步跳10g，豆根10g，桔梗10g，山枣10g，见风消10g，蝉虫壳6g，木蝴蝶6g，土牛膝6g。一日一剂，水煎，分二次服。适用于慢性复发性患者治疗。

方3：蛇脱皮5g，满天星8g，梅片1g，倒退虫3g。共研粉，吹入喉中，每日三至四次。

【服侍】

1. 用淡盐水含嗽，每日二至三次。

2. 禁酒、烟，忌食油炸、冷硬、辛辣食品。

3. 保护嗓门，少讲话，禁高声喊唱。

【预防】加强体质锻炼，注意防湿防寒，适时增减衣服，忌食刺激性强的食物，禁烟酒。

里可偢格欸替额症（烧心症）

lix kox lox geir tif ngex zenf

国际音标： li^{55} k°o^{55} lo^{55} kei^{21} t°i^{35} ŋe^{55} tsen^{35}

【汉语名】烧心症

由烧心生热毒病邪侵犯肚膜，辛辣食物伤及肚膜，引起胸骨柄后心窝处灼、辣、痛、胀、呃气、吐酸水为主要表现的病症，称烧心症。

现代医学的慢性浅表性胃炎、糜烂性胃炎可参照本症治疗。

【病因】烧心生热毒病邪、辛辣食物。

【病位】谷道膜、肚膜。

【病机】烧心生热毒病邪存在谷道及食物中，通过食具、食物经口腔接触传入到口、谷道、肚膜上，或过量食用辛辣食物伤肚膜，引起肚膜红肿、糜烂，出现胸骨后及心窝部位灼、辣、胀、痛，或吐酸水，打呃，或恶心呕吐，口干或苦等症状。

【诊断】

1. 病史：饮食不节、不洁史。

2. 主症：胸骨柄后、心窝部位灼、辣、胀、痛，呃气，吐酸水，或恶心呕吐，口干苦，大便或干或稀。

3. 体诊：舌质红，苔黄干或黄腻，脉弦，或弦滑。

【鉴别】

1. 烂胃症（胃十二指溃疡）：上腹痛明显，进食后或饥饿后痛甚，重时痛扯背心，泛酸，腹胀嗳气，纳差，消瘦，或有呕血、黑大便。

2. 胆痛症：痛在右上腹胁下，呈阵发性加重，痛引右背，伴恶心呕吐，口干苦明显，压右上腹可有包块，质皮软，压痛。

【治则】清败热毒，降气和肚。

【治法】早期有热象用清败热毒之方药，以尽早清除毒邪；慢性反复发作，配以养肚护胃，减轻肚膜受伤，促进受损部位修复。

药物疗法

方1：灯龙照胃汤《土家医方剂学》：灯龙果根 12g，路边黄根 12g，三月泡根 12g，算盘子根 9g，车前草 9g。每日一剂水煎二次煎服。适用于烧心症上腹灼热，隐隐作痛，嗳气，口干，大便干。加减：肝郁加八月瓜；痛甚加救命王；气滞加赶山鞭、楠木香。

方2：肚热麦斛汤《土家医方剂学》：水灯草 15g，淡竹叶根 6g，子上叶（麦斛）15g，麦冬 12g，花粉 9g，每日一剂水煎三次，分 2 次服。适用于烧心症中后期，以上腹辣感，心烦，口干不欲水，多吐酸水，舌红嫩无苔，脉细数为主症证。

方3：经验方：百味莲 6g，山黄莲 6g，山栀子 6g，姜制三不跳 6g，草豆根 10g，歪头草（半枝莲）10g，水木香 6g，每日一剂水煎，二次分服。适用烧心症，火热之象明显，口干苦，大便干，小便黄，舌红苔黄厚或黄干为主。加减：腹胀加姜炒凹叶朴皮、幼狗屎柑。

方4：生石膏 30g，绿水子（麦冬）15g，鸡爪莲 10g，黑参 10g，甘草 5g。每日一剂，水煎二次分服。适用于烧心症，口舌干，口渴，大便干。

【服侍】

1. 忌酸辣、糯米、板栗、花生等食品，食物宜软、易化之品，饮食有规律，以七八成饱为度。

2. 蔬菜以清凉性为主，勿用辛燥之物。

3. 腹胀可配合顺时针按摩上腹部，打饱嗝时按压内关穴。

4. 保持心情舒畅，做好思想工作，正确认识疾病，按时按疗程服药。

【预防】少吃酸辣食物及硬食，食物温度适中，饮食有规律，提倡公用碗筷，个人用具餐后高温煮沸，不给小儿嚼食喂养。

第五节　米毒症（火毒病症）

Miv duf binf zenf
国际音标：Miss^{53} tu^{35} pin^{35} tsen^{35}

【汉语名】火毒病症

火毒病邪，侵犯人体，内外皆易受之。火毒性烈，行如"熛火"易烧灼损坏肌肉、组织器官而致病。

致病特点：起病急，出现肤灼热、红肿、干裂、灼痛或炸痛、口干、大便干、小便黄赤等。

常见病症：有雷火症、马杀症、三分症、跳山症、蛾子症、搭单症、火眼症。

治疗法则：退火败毒。

米嘌他泽症（雷火症）
mef tax cer miv zenf
国际音标：mi^{53} me^{35} t˙a^{55} ts˚e^{21} mi^{53} tsen^{35}

【汉语名】雷火症

由瘟热火毒邪气侵犯人体所致的一种以高热、头剧痛、皮肤紫乌、昏迷、颤抖为主要表现的病症，称为雷火症。

现代医学中的丹毒病、中医大头瘟症可参照本症治疗。

【病因】瘟热毒邪。

【病位】头面、血液。

【病机】由于瘟热火毒侵犯人体致病。具有传染性、发病急、病情重的特点。瘟热火毒入侵体内、灼烧精血，故身如火烧；瘟热攻血致精血衰，目无血养，出现眼睛突然不见东西；火毒上攻头部出现昏倒、不知人事，手脚发抖，起鸡皮皱；毒邪攻心，见心口发凉。重者危及生命。

【诊断】

1. 病史：有到瘟热火毒邪患病的地方生活史。

2. 主症：身如火灼，全身发乌，突然昏倒不知人事，短期失明，手脚发抖，起鸡皮皱，心口发凉。

3. 体诊：皮肤烫手，舌深红，苔黄干或老黄。

【鉴别】

1. 感冒发热：以发恶寒发热为主，伴喷嚏、流清涕，身虽热不灼手，口微干不甚渴。

2. 三分症：定时寒战、高热、汗出，自行退热，头痛不甚重。

【治则】退火败毒，醒神理血。

【治法】雷火症为急重症，明确诊断后首先以重剂挫之，防止毒邪深入；病情缓解后，以润药和之。

药物疗法：

方1：七味风毒饮：散血连15g，大风药15g，黄瓜香15g，乌泡连15g，见肿消15g，侧耳根15g，一把伞15g。每日一剂，水煎，分三次服。

方2：大蒜头20g，锅末烟子20g。每日一剂，水煎分3次服。

方3：水竹叶15g，生石膏100g，刺黄连15g，土大黄15g，铁板蒿10g，冬古子果12g，野头20g，黄皮枝10g，水牛肉10g，荞麦三七65g。每日一剂，水煎，分三次服。

【服侍】

1. 居住通风凉爽地方，单房住，防传染。

2. 饮食宜清淡，以稀饭为主，忌食油腻、辛辣及蛋、鱼、虾、魔芋等食物。

3. 用淡盐水或茶叶水洗眼，防止红肿溃烂。

【预防】讲究卫生，重视防护，避免接触瘟热毒邪；不与患者接触。

蒙杀症（马杀症）

mongr sar zef

国际音标：$mu\eta^{21} sa^{21} tsen^{35}$

【汉语名】马杀症

火毒病邪侵犯人体，引起以高热、面红、剧烈头痛、颈强硬、呕吐、眼红的一种病症，称为马杀症。

现代医学中的化脓性脑膜炎可参照本症治疗。

【病因】火毒邪。

【病位】脑髓。

【病机】火毒病邪经孔窍侵犯人体头部，灼伤脑脉，出现高热不退，剧烈头痛，面红、眼红；火毒内串中元，出现呕吐；火毒扰神，出现昏迷、不省人事；火毒阻脉失于通达出现四肢不温；火旺伤颈筋，出现颈项强硬；火邪上冲颜面、眼窍，出现眼红、面红。重者殒命。

【诊断】

1. 病史：有火毒病邪接触史，或有原身体内有火毒腐肉病史。

2. 主症：高热，头痛如劈，颈项强硬，呕吐，面红、眼红，重者昏迷不省人事。

3. 体诊：舌红、苔黄，脉洪数。

【鉴别】

1. 夏脑瘟症：盛夏多见，小儿易染；以持续高热、头痛、呕吐为主要表现，多见昏迷抽搐，多留下后遗症。

2. 大头瘟症：以发热、面部深红、㿠肿为主要表现。多数头痛轻，无呕吐、昏迷抽搐现象。

【治则】泻火败毒，醒神开窍。

【治法】早治疗，防毒入内，降解毒邪，防伤害。在病之初，发现毒邪来势凶猛，采取积极措施，早期阻断病邪深入，拒邪于皮肌之间，化解毒邪，降低毒性，减少伤害，化险为夷，减少后遗症发生。早期治疗以清法、散法为主，极期则用攻法，后期用调毒法。

药物疗法：

方1：早期：山银花15g，一把伞10g，白毛冲天炮10g，鸡爪黄连10g，大青叶10g，连翘10g，犁头草10g，铁灯台10g，半边莲10g，甘草5g。每日一剂，水煎，分三次服。

方2：极期：牛角清血汤：水牛角50g，生地25g，紫参15g，血水草10g，紫珠叶10g，六月凉10g。每日一剂，水煎，分三次服。

方3：后期：黑参15g，金豹参10g，奶参10g，绿水子10g，淡竹叶10g，黄瓜香10g，蜂窝球10g，石菖蒲10g，甘草5g。每日一剂，水煎，分二次服。

外涂配合疗法：

方1：止痛：青木香15g，酸岩10g，五爪风15g，酸酱草20g，克马草20g。上药用鲜品捣烂泡入酒中，取药酒擦揉头痛部位，一日数次。

方2：镇静：龙骨香10g，酸酱草15g，香木10g。上药捣烂泡入酒中，取药酒擦浴全身，一日三次。

【服侍】

1. 卧床休息。

2. 专人服侍，加强防护，防止意外。

3. 密切观察病情。

4. 饮食宜清淡，忌食辛辣、油腻食物。

【预防】注意卫生；加强防护，不与患者接触。

所聋皮症（三分症）

sox longx pir zenf

国际音标：so^{55} luŋ^{55} p°i^{21} tsen^{35}

【汉语名】三分症

瘴火毒邪侵犯人体，出现以寒战、高热、大汗为主要表现的病症称为三分症，又称打摆子。

现代医学中的疟疾病可参照本症治疗。

【病因】瘴火毒邪。

【病位】血液。

【病机】瘴火毒邪在夏秋季猖狂，从人体表皮入侵，阻挡气血运行，出现寒战作冷，起鸡皮皱，盖被穿裘不得缓解；毒气入气血，出现高热冒汗，头痛，口干，不想吃东西，定时发作，一至三天发一次。

【诊断】

1. 病史：有到瘴火毒邪地方生活史。

2. 主症：开始寒战作冷，起鸡皮皱，继而大热，全身冒汗，头身痛，口干，不饮食。

3. 体诊：舌红、苔黄干，脉弦滑。

【鉴别】

1. 寒战与冷毒症鉴别：冷毒症由寒毒邪所致，表现为畏寒倦卧，没有颤动，持续时间长，无定时，无大热汗出；舌淡苔白。

2. 高热与雷火症鉴别：雷火症由火毒邪侵犯人体气血所致，有恶寒不寒战，虽高热无大汗；舌红绛，苔黄干，脉数。

【治则】除瘴毒邪，和解寒热。

【治法】休止期，驱毒杀瘴，发作期，和解寒热。

药物疗法：

方1：毛耳朵15g，鸳鸯花藤20g，鸡骨头树30g，香蒿子20g，小杆子12g，狗屎柑20g，打火草15g，老龙须20g。每日一剂，水煎，分二次服。

方2：铁马鞭30g，香蒿子30g。每日一剂，水煎当茶饮。

【服侍】

1. 寒战时加衣被，多饮温水；高热时用凉水擦身；大汗后勤换衣服。

2. 适当饮用淡盐糖水，防伤津。

3. 饮食清淡，忌食辛辣、油腻食物。

【预防】注意环境卫生，定期灭蚊；不到阴暗潮湿处歇息，防止蚊虫叮咬；不与患者接触。

抗苦劳杰症（跳山症）

kanr kux laor jier zenf

国际音标： $k^{\circ}an^{21}$ $k^{\circ}u^{55}$ lau^{21} $t\varphi ie^{21}$ $tsen^{35}$

【汉语名】跳山症

暑火毒邪侵犯人体，出现以头晕、头痛、心跳快、胸闷、全身酸软、口干、大汗为主要症状的病症称为跳山症。

现代医学中的中暑病（轻症）可参照本症治疗。

【病因】暑火毒邪。

【病位】血液。

【病机】夏季高温外出劳作时感受暑火毒邪，伤及体内津气，致上中二元阳气受损，津水受伤，脑心困扰，肚胃不和，血不养脑，气不顺心，气血不和，出现胸闷、心跳加快、全身大汗，口干，昏迷等症状。

【诊断】

1. 病史：有到烈日高热中劳作史

2. 主症：突感头痛眼花，心跳快，胸闷，四肢酸软，头昏欲呕，心慌，全身汗出，口干。

3. 体诊：舌干无津，脉细数。

【鉴别】

雷火症：雷火毒邪所致，起病前有外感症状，一至三天后出现高热，以面红、寒战、心口冷为主要表现。

【治则】退火降毒，养阴生津。

【治法】轻度：劳作或行走时感到头昏，心慌，口渴，多汗时，立即到阴凉地方休息，避开暑毒，采摘凉粉叶或山薄荷嚼烂凉水吞服。重者，出现口大渴，大汗出，昏睡状时，先口服糖盐水补液，汤剂以祛毒退火、养阴生津法治疗。

药物疗法：

方1：退暑汤：凉风树30g，香薄荷10g，生石膏15g，冬古子根10g。水煎当茶饮。

方2：退暑醒神汤：凉风树30g，水菖蒲10g，小荆芥6g，绿水子（麦冬）10g，肥玉竹10g。每日一剂，水煎，分三次服。

方3：藿香15g，石菖蒲15g，生姜6g，甘草6g。每日一剂，水煎，分三次服。

掐穴疗法：

方法：掐人中、百会、涌泉、合谷等穴。

【服侍】

1. 远离高温、太阳暴晒地方，转至阴凉通风地方休息，解开领扣。

2. 喝凉开水或热糖水，嚼凉风叶。

【预防】夏季主要多饮水，不在高温环境持久劳作，不长时间在强阳光下曝晒。

他司症（蛾子症）

tax six zenf

国际音标：t'a^{55} si^{55} tsen^{35}

【汉语名】蛾子症

火毒邪气侵犯人体，而出现以咽喉肿痛、发热、吞咽困难、蛾肿大、颌下长丸子为主要表现的一种病症，称为蛾子症。

现代医学中的急性重度扁桃体炎、化脓性扁桃体炎（轻～中度）可参照本症治疗。

【病因】火毒邪气。

【病位】蛾子窝。

【病机】火毒病邪侵犯人体咽喉，灼伤蛾子，出现咽喉红肿、痛，全身发热，吞咽困难，声音嘶哑，重者腐烂化脓。

【诊断】

1. 病史：有感受火毒邪气史。

2. 主症：咽喉肿痛，全身发热，一侧或两侧蛾子肿大，吞咽困难，气促，声音嘶哑，流涎多。蛾子破溃时吐脓。可伴有病侧颌下丸子肿痛。

3. 体诊：舌红干、苔黄，脉滑数。

【鉴别】

1. 白喉：发热、声嘶、发音困难，气促明显，咽喉有白膜不易擦去，蛾子肿大不明显。

2. 鸭姑劳：以声嘶为主要表现，不发热，咽喉有不适感、无白膜，蛾子不肿大。

【治则】退火降毒，消肿散结。

【治法】初期：清解热毒法和利咽消肿合用；极期：用败毒泻火法；阻塞气道时针刀放血法结合吹药法。

药物疗法：

方1：消蛾肿痛方：野菊花15g，地苦胆10g，火炭母10g，土牛膝10g，犁头尖2g，斑叶七 10g，阴行草 15g。每日一剂，水煎，分三次服。

　　方2：蚕茧 10g，雄黄 3g，枯矾 5g。共研细粉，涂到蛾子上，每日二至三次。

　　方3：双蝴蝶 10g，人指甲 1.5g，壁蜘蛛 1g。焙干研细粉涂到肿大蛾子上，每日二至三次。

【服侍】

1. 保持室内通风，避免接触烟雾、砂尘等刺激性物质。

2. 注意保暖，饮用温开水，或用淡盐水漱喉。

3. 忌食辛辣食物。

【预防】平时用淡盐水漱口；注意防护，避免受凉感冒；禁烟、酒及辛辣食物。

没扑那切嘎症（腰带疮）

mer pur laf qief gaf zenf

国际音标：me²¹ pʰu²¹ la³⁵ tɕʰie³⁵ ka³⁵ tsen³⁵

【汉语名】腰带疮（又名搭单）

　　搭单火毒病邪侵犯人体，出现皮肤生疮、辣痛为主要表现的一种病症，称为腰带疮，又称包袱疮或搭单。

　　现代医学中的带状疱疹病可参照本症治疗。

【病因】搭单火毒邪。

【病位】皮肤。

【病机】搭单火毒病邪入侵人体，当人体自身杀毒功能降低时，乘虚而入，留在皮肌之间，出现皮肤灼辣痛，生水泡样红色疮，皮肤红；火邪内扰，可有全身发热、口干；毒邪犯经络聚留不出，故可出现皮外疮愈，内仍有刺痛，短者 1 月，长者达数年。重者可危及生命。

【诊断】

1. 病史：有体表卫气低史，或有类似病人接触史。

2. 主症：发热，局部皮肤灼痛，皮肤红，疮疹多族聚，少数为单个，疹退皮肤色暗，患处刺痛。

3. 体诊：舌红或红绛，脉数。

【鉴别】

1. 麸子症（麻疹）：开始有外感症状，喷涕眼泪多、高热，三天后出疹，皮肤不痛，无灼热刺痛感，病愈后疹脱为糠皮状。

2. 漆疮：有接触漆树或土漆史，以突发皮肤奇痒为主要表现，皮疹红无水，皮肤无灼痛。

【治则】退火败毒，活络止痛。

【治法】早期出现皮肤局部灼痛，向经络方向有针刺灼痛等，虽皮肤上无疹，应早期积极治疗，以败毒清热为主；一旦症状明显，用败毒凉血、活络止痛为主，采取内服和局部外用相结合，出现皮肤化脓、配合排脓法、外用提毒方药。

　　药物疗法：

　　方1：蛇丹败毒方：紫龙胆 12g，土连翘 15g，黄珠子 10g，一把伞 15g，生地 30g，五叶通 10g，鬼箭羽 15g，车前草 10g，大青叶 10g，草黄连 10g。每日一剂，水煎，二次服。

　　方2：紫珠叶、满天星、脚板连各适量，取鲜药清洗干净后捣烂，取汁涂患处。每日二至三次。

　　方3：水黄连干叶 10~200g，研细粉，茶油调成糊状涂疹上，每日一次。

　　方4：铁灯台、雄黄各 80~100g，共研末，香油调成糊状涂患处，每日二至三次。

【服侍】

1. 清洗皮肤，保护疹面，减少摩擦防止破损。

2. 忌食辛辣食物，饮食宜清淡。

3. 内衣质地细腻柔软，勤换勤洗，太阳暴晒杀毒。

【预防】注意个人卫生，清洗衣被置洁净安全处，不暴露肌肤，防止毒邪污染、侵犯。

糯布色提症（火眼症）

lof bufser tir zenf

国际音标： lo^{35} pu^{35} se^{21} $t°i^{21}$ $tsen^{35}$

【汉语名】火眼症

　　火眼毒邪侵犯眼睛，引起以眼球膜红肿、剧痛等为主要表现的病症，称火眼症，又称为烂眼病。

　　现代医学中的急性细菌性结膜炎、病毒性结膜炎病可参照本症治疗。

【病因】火眼毒邪。

【病位】眼睛。

【病机】正常眼球光滑，有眼水润滑，保持眼球活动的灵活性。一般病邪侵入眼睛内，很快被眼水自行清洗出，而不发病。如火眼毒邪侵犯眼睛，快聚在眼内肉膜上，不能被眼水清洗出去，伤害眼睛球膜，出现红肿、生血丝，剧痛，使眼不能睁开，眼角处有眼屎，甚则全身发热，眼皮肿胀，眼球生翳子。

【诊断】

1. 病史：有与火眼毒邪眼病患者接触史。

2. 主症：眼睛红肿、剧痛、怕光、眼不能全睁开、眼角儿有眼屎，或伴全身发热，眼球黑珠长翳子。

3. 体诊：舌红，舌苔黄干，脉数。

【鉴别】

1. 刷弱：有外伤史；眼球上伤口溃烂、呈白色点状或条状，血丝比火眼少。

2. 麸子症（麻疹）、马杀症：眼红、不肿痛，血丝少。麸子症有发热，同时出现眼红；马杀症先有高热、头颈痛表现，后有眼红。

【治则】退火败毒，凉血消肿。

【治法】早期眼中有血丝，微痛时，尽快用清热、消肿、散血法治之。眼红肿明显伴全身发热时治以败毒泻火，凉血消肿，防止溃烂发生。

　　药物疗法：

　　方1：火眼泻毒方：三颗针 15g，野菊花 10g，犁头尖 5g，苦麻菜 15g，汁儿根 15g，鸡苦胆一个。鸡苦胆焙干研粉，余药每日一剂，水煎，冲鸡苦胆粉服，每日二次。

方2：黄瓜香、满天星各50～100g，鸡蛋清一个，共捣烂如泥，贴敷在上下眼皮上，每日换药一次。

方3：黄剥皮、小血藤鲜叶各50～100g，捣烂如泥败敷在上下眼皮上，每日一次。

【服侍】

1. 忌食姜、葱、蒜、辣椒、白酒等辛辣食物。

2. 外用药时防止误入眼内。

3. 配戴上眼罩，防止光刺激和灰尘入眼内。

【预防】注意个人卫生，不混用洗脸毛巾，不用不洁手揉眼。

米夺症（火流症）

miv dor zenf

国际音标：$mi^{53} to^{21} tsen^{35}$

【汉语名】火流症

毒肿火毒病邪侵犯人体四肢，引起身热恶寒，局部疼痛、红肿、破溃流脓的一种病症，称为火流症。

现代医学中的深部脓肿病可参照本症治疗。

【病因】毒肿火毒病邪。

【病位】四肢大肉内。

【病机】毒肿火毒病邪入侵人体，久而流注肢体，致使局部红肿痛，皮肤灼热，拌恶寒发热、小便黄；重者肉腐成脓，甚至溃破流黄色脓水；严重者可致四肢功能障碍。

【诊断】

1. 病史：身体有火毒病邪侵犯史。

2. 主症：多发于四肢，初期，红肿疼痛，局部灼热，伴全身发热、恶寒、头痛、口干、不欲食、小便黄；晚期，皮肤溃破、周围呈红色、流黄色脓水，疼痛剧烈，形体消瘦，患肢活动不便。

3. 体诊：舌深红苔黄，脉滑数。

【鉴别】脓毒伤骨症（巴骨流症）：由脓毒伤骨病邪所致，病位在骨，病程长，开始外部无征象，只有患处内疼痛，站立行走后明显，破溃后有死骨流出。

【治则】退火败毒，消肿散结。

【治法】早期，治疗要及时，内服外敷同治，防止化脓；晚期，脓已形成，未破，要切开放脓；破溃后，引流防堵。

药物治疗：

方1：败毒散：山银花15g，山鲤鱼壳（炒）5g，皂角刺7g，牛王刺10g，冲天炮草15g，锅烟草10g，天葵子10g，土贝母10g，冬古子根10g，甘草5g，梨头草10g。每日一剂，水煎，分三次服。

方2：桂鱼风50g，大血藤50g，萝卜片50g，铁马鞭15g，竹叶菜15g，牡丹花10g，桃子仁10g，鸡爪黄连10g。每日一剂，水煎，分二次服。

方3：鸟不落10g，懒篱巴树根10g，六月雪10g。用鲜品捣烂敷患处，每日一次。

方4：芙蓉根皮15g，大猪娘藤15g，大凉药15g，山黄瓜15g，枯矾3g。用鲜品捣烂敷患处，每日一次。

方5：铁箍散10g，巴岩姜10g，破铜线10g。捣烂敷患处，每日一次。

方6：梅片2g，百部20g，蜂窝球15g，雷蜂窝10g，犁头草15g，大蒜根10g。上药焙干研细末，用麻油调成糊状敷患处，每日一次。

方7：地螺丝10g，败酱草15g，黄瓜香15g，枯矾1g，山乌龟15g。上药焙干研细末，涂患处，每日一次。

手术疗法：

切开引流。

【服侍】

1. 注意休息，停止劳作。

2. 忌食蛋类、鱼类、虾类、魔芋豆腐、姜、葱、蒜、辣椒等食物。

3. 外敷药水份干后，用冷开水湿润；皮肤溃烂者，先用淡盐水或茶叶水清洗患处，然后再上外用粉末药。

4. 切开放脓者，应置放引流条，以防封口。

【预防】平时少吃辛辣食物，防止毒肿病邪的产生；皮肤受伤者及时治疗，防止肿毒邪气内侵。

切嘎症（疱症）

qief gax zenf

国际音标：tɕ˙ie³⁵ ka⁵⁵ tsen³⁵

【汉语名】疱症

毒肿火毒病邪侵犯人体引起皮肤红、肿、溃烂的一种病症称为疱症。

现代医学中的皮肤化脓性感染，中医的痈可参照本症治疗。

【病因】毒肿火毒病邪。

【病位】人体皮肤。

【病机】毒肿火毒病邪侵犯人体，灼伤肌肤，使皮肤形成红肿，变成块状物；毒肿火毒扰血而出现全身恶寒发热；火毒伤血坏肉而化脓。

【诊断】

1. 病史：有皮肤刺伤史或体内火毒邪盛史。

2. 主症：局部皮肤红肿，灼热疼痛明显，肿物高出皮肤，多伴有恶寒发热，头胀痛，食欲差，化脓后肿物软。

3. 体诊：苔黄腻，脉滑数。

【鉴别】

1. 火流症：肿块面积大，但不高出皮肤，局部红肿不明显，压痛明显，全身症状重。

2. 气瘤症：皮下肿块圆滑，无红、肿、热、痛，不化脓，无恶寒发热，病程长，有的长达数年。

【治则】退火败毒，活血消肿。

【治法】初期，局部红肿可用外敷药围之；中期，有恶寒发热时为毒邪入血，要内服药以清血中毒邪；晚期，脓已成，行切开引流，内服败毒之药，外用提脓化腐之散促进创口愈合。

药物疗法：

方1：刺黄连10g，号桐杆根10g，金刚刺根10g，老鼠刺根10g，半枝莲10g。每日一剂，水煎，分二次服。

方2：红土茯苓15g，鸳鸯花15g，犁头草15g，糯米菜15g，蛇不过15g，甘草15g。每日一剂，水煎，分二次服。

方3：剪刀草、糯米菜、三爪风各50~100g，捣烂外敷患处，每日换药一次。

方4：铁扫帚、五月藤、大黄、乌蔹叶各50~100g，捣烂外敷患处，每天换药一次。

手术疗法：

切开引流。

【服侍】

1. 保持皮肤清洁卫生，正常部位用清水洗净，患处用淡盐水或茶叶水洗。

2. 衣裤松紧适度，内衣以棉麻布为宜，患处用纱布覆盖，防止擦伤。

3. 饮食宜清淡，忌食牛、羊、狗肉及鱼、虾、蛋、辣椒等食物。

4. 皮肤破溃者，上药前要将伤口清洗干净，外敷时，不能封闭伤口。

【预防】注意个人卫生，勤洗手洗澡；平时可用银花或野菊花当茶饮，防止肿毒邪气内侵。

衬家症（衬症）

cenf jiax zenf

国际音标：ts`en^{35} tɕia^{55} tsen^{35}

【汉语名】衬症

毒肿火毒病邪侵犯人体胳肢窝，引起红肿热痛、化脓的一种病症，称为衬症。

现代医学中的毛囊炎可参照本症治疗。

【病因】毒肿火毒病邪。

【病位】胳肢窝。

【病机】毒肿火毒病邪侵犯人体胳肢窝肌肤，致使皮肤漫肿，局部发热，逐渐隆起肿大；毒邪内扰可见恶寒发热；重者患处化脓溃烂、流脓血水。

【诊断】

1. 病史：周围皮肤有疮症史。

2. 主症：胳肢窝内皮肤与筋膜之间疼痛，肿物逐渐肿大，重者皮肤破溃、流脓，伴恶寒发热，食欲减退，渴而不多饮。

3. 体诊：舌苔黄腻，脉细弱等。

【鉴别】

1. 疱症：生于暴露皮肤上，局部鲜红，皮肤灼痛明显，病情进展快，二至三天化脓。

2. 绊丸：皮肤不红，病情发展缓慢，一般不化脓；原发病灶疱疮好转，痒子随消失。

【治则】退火败毒，调理气血。

【治法】衬症多易入血，引发内痈，应及时治疗，一般要内服败毒药。

脓已形成，尽量用箍药促进破溃，一般不切开，如需切开时，刀口要避血脉、经络，防止切断血管、神经，出现大流血和出现麻木症。

药物疗法：

方1：黄连消衬汤：刺黄连10g，土黄连6g，号桐杆10g，土茯苓10g，甘草5g。红肿明显者加六月凉、冲天泡。每日一剂，水煎，分二次服。

方2：衬敷散：羊蹄根20g，金线吊葫芦10g，小血藤10g。共研细粉，用沸水调成糊状外敷，每日一次。

手术疗法：

切开引流。

【服侍】

1. 注意休息，不要劳作；保护患处，避免挤压。

2. 忌食鱼、虾、蛋、海带、辣椒等食物。

3. 外敷药时防脱落。

4. 清洗伤口要轻，防止大出血。

【预防】注意个人卫生；火性体质者平时饮银花茶、菊花茶，防止毒邪内侵。

癀症（癀症）

huanr zenf

国际音标：xuan²¹ tsen³⁵

【汉语名】癀症

毒肿及风火毒邪侵犯人体，引起局部肿胀、疼痛，恶寒发热，心烦，不思饮食为主要表现的一种病症，称为癀症。视病变部位不同，分别称寸耳癀、皮癀、牙癀等症。

现代医学中的皮肤感染并发脓毒血症可参照本症治疗。

【病因】毒肿及风火毒邪。

【病位】皮肤、肌肉、血床。

【病机】毒肿病邪与风火毒邪侵犯人体气血、筋脉、肌肉、四肢、皮肤等处，导致气血受阻、血与毒混合而出现恶寒、高热、头身痛、心烦；毒邪与肌肉、皮肤结合，出现局部硬肿，剧痛，表面不红，内有灼热感。久之肿块化脓溃烂，重者出现神志昏糊，讲糊话，可危及生命。

【诊断】

1. 病史：有皮肤生疔疮史。

2. 主症：恶寒发热，头身痛，局部硬肿、剧痛，久之肿块化脓溃烂，重者出现神昏言语，不省人事。

3. 体诊：舌老红，苔黄干。

【鉴别】

1. 疱症：无恶寒高热、头身痛、心烦症状，肿块易破，皮肤红，病灶在浅表，皮肤，而瘴症在肌层。

2. 火流症：病位深，多在肌肉与骨之间，发病多在大腿部位，无心烦、神志症状，发病较为缓慢。

【治则】退火毒，消毒肿。

【治法】本症为疡科急症，应积极治疗，防止毒邪入脑。早期，以败毒泻火为主；中晚期，以败毒枯脓，排脓扶正为主。对于不同部位的瘴症采取相应的治疗方法，选用针对性方药。

药物疗法：

方1：土黄连10g，土大黄10g，刺黄连10g，大血藤8g，小血藤8g，地黄胆10g，山银花10g。每日一剂，水煎，分二次服。

方2：寸耳瘴饮：鸳鸯花（鸳鸯花）15g，蛇不过15g，野菊花10g，号桐杆根10g，三爪风10g。每日一剂，水煎，分二次服。

方3：土大黄10g，鸳鸯花10g，号桐根10g，小夜关门10g，冲天炮草10g，小血藤10g，地苦胆10g，牛皮藤10g，蛇不过10g。每日一剂，水煎，分二次服，主治皮瘴症。

方4：土大黄10g，鸳鸯花10g，千里光10g，七皮风10g，小血藤10g。每日一剂，水煎外洗，每日二次。

方5：生土大黄、石灰粉各适量，捣烂外敷患处，每日一次。主治寸耳瘴。

方6：糯米草、鸟不站根皮、土大黄各适量，捣烂外敷患处，每日一次。治各种瘴症。

手术疗法：

切开引流。

【服侍】

1. 卧床休息，住通风凉爽安静处。

2. 饮食宜清淡，忌食油腻、辛辣、鱼虾、蛋类等食物。

3. 高热时用冰凉水外敷。

4. 清洗伤口动作要轻，防止伤血管、麻筋。

【预防】注意个人卫生；外出活动要注意防护。

疗切嘎症（疗症）

denxgief gax zenf

国际音标： ten⁵⁵ tɕʻie³⁵ ka⁵⁵ tsen³⁵

【汉语名】疗症

毒肿火毒病邪侵犯人体皮肤引起皮内外生疮疖，伴发热、剧痛为主要表现的一种病证，称为疗症。

中医疔疮、现代医学中的蜂窝组织炎可参照本症治疗。

【病因】毒肿火毒病邪。

【病位】人体皮肤、肌肉。

【病机】毒肿火毒病邪侵人体，结聚于肌肤，致使气血受阻，出现红肿、发热，疼痛较剧。毒肿聚积，烧皮烂肉，形成硬节，坚硬而根深，久之化脓溃烂。

【诊断】

1. 病史：平素体内火旺复感疔毒病邪。

2. 主症：发病较急，疮疖如粟、色黑有少量清液，底部坚硬而根深，继而红肿、发热、疼痛剧烈。火疔伴有作寒作冷。

3. 体诊：舌深红、苔黄、脉数。

【鉴别】

1. 疮：好发于皮肤表面，无根，皮肤表面红肿、热、微痛，伴痒，易化脓、破溃。

2. 疱：皮肤肿块范围广、红肿发亮，皮肤烧灼明显，可有恶寒发热，食欲差。

【治则】退火败毒，化疗止痛。

【治法】初期，为粟大小黑头硬节时，不要手抓或其它方法擦破，立即用外用药败毒止痛；中期，为周围皮肤红肿、坚硬时，配合内服汤剂攻毒泻火化疗；晚期破溃流脓，除内服药外，伤口要清洗干净，根松动后便用钳子拨出，上粉散药，促进排脓收口。

药物疗法：

方1：铺地红10g，苦麻菜10g，蜂窝球草10g。每日一剂，水煎，分二次服。

方2：水黄莲10g，土黄莲8g，刺黄莲10g，鸳鸯花10g，野菊花10g，蜂窝球草10g，犁头草10g，克马草10g。每日一剂，水煎，分二至三次服。

【服侍】

1. 忌食鱼虾、蛋类、黄豆类、辛辣等食物。

2. 内衣裤要宽松，着棉麻柔软内衣。

3. 保护疔面，避免手抓刺破。

【预防】注意个人卫生，少食油腻刺激性食物。

第六节　时袭毒病（瘟疫毒气病）

duf nier dur binf

国际音标：tu^{35} zie^{21} tu^{53} pin^{35}

【汉语名】瘟疫毒气病

因瘟毒或疫毒侵犯人体所导致的疾病统称为时袭毒病（瘟疫毒气病）。一般来说，瘟毒致病病情较轻，发病相对缓慢，疫毒致病病情较重，发病急。两者都有传染性。瘟疫毒气病都是一种具有强烈传染性的"天瘟疫"邪气，大多数人接触后都会发病。

致病特点：发病急，症象相同，全家全寨同病。

常见病症：有大伤寒症、红杀症、鸡窝症、瘟黄症、毒痢症、百日咳症、白喉症、麸子症、油麻症、水痘症、猴儿疱症等。

治疗法则：除瘟攻毒。

伤寒此巴症（大伤寒症）

sanx hanr cix bax zenf

国际音标： san^{55} xan^{21} ts°i^{55} pa^{55} tsen^{35}

【汉语名】大伤寒症

因湿热瘟毒侵犯人体，出现以发热、困倦、精神差、少言、闷热、纳差、大便稀为主要表现的一种病症，称为大伤寒症，又称真伤寒症。

现代医学中的肠伤寒病、副伤寒病可参照本症治疗。

【病因】湿热瘟毒。

【病位】大小肠、肌腠。

【病机】夏季湿气当令，瘟热毒邪滋生，共同形成一种湿热瘟气毒邪，存在大自然适宜环境中，当人体碰到接触后迅速在体内生长变多，伤害机体而发病。湿性黏稠，易蒙清窍皮毛；热邪被湿缠绕，不被发出，在体内筋肉、筋脉中弥漫，出现体内发热、体表无热象，持续不退，多汗出；湿热毒邪在脉内而见脉缓。湿热易伤及肚肠而见大便溏，伤及肠络时而见便血。

【诊断】

1. 病史：有到大伤寒病地域生活或与大伤寒病人生活接触史。

2. 主症：体内发高热，体表无热象，持续不退，多汗，疲乏无力，纳差，大便溏，腹隐痛或有便血。

3. 体诊：舌质红、苔黄腻，脉滑或滑数。

【鉴别】小伤寒症：恶寒发热，头痛身痛，发热灼手，口干渴。舌红，苔白或薄黄，脉滑数。

【治则】抗瘟降毒，清热利湿。

【治法】治疗早期，以清热利湿为主，兼以败毒。极期，病情重，持续高热，有神昏谵语，治疗以败毒为主，兼以清利湿热。后期，体质虚弱，肚肠损伤为主，治以调补为主，配以少量清湿热药物。此症易反复，因此治疗要彻底，以邪去正安为目的。出现发热又有大便脓血，土家称"伤寒挟痢疾"属危象，应积极救治。

药物疗法：

方1：清热化湿除毒汤：土藿15g，韩信草10g，三棵针10g，六月凉10g，凤尾草10g。每日一剂，水煎，分二次服。适用于初期治疗。

方2：败毒湿热化解汤：胡黄连15g，胡豆连12g，苍术10g，荷叶10g，马兰丹10g，赶山鞭10g。每日一剂，水煎，分二次服。适用于极期治疗。

方3：金豹参20g，苍术10g，叶下珠10g，钓鱼杆10g，大力根10g，一点白10g。每日一剂，水煎，分二次服。适用于后期治疗。

方4：齿苋地瓜汤：马齿苋50g，地瓜藤30g。每日一剂，水煎，分二次服。

方5：拦救风汤：土防风10g，牛打架6g，石猴子10g，田边菊10g，酸泡根12g，五爪风各12g。每日一剂，水煎，分二次服。

【服侍】

1. 床边隔离，餐具用开水消毒，二便用石灰水消毒。

2. 饮食宜清淡，忌食辛辣、油腻、生硬食物。

3. 密切观察病情，极期防传变他症，后期防"伤寒挟痢"及肠穿孔、肠出血。

【预防】平时注意卫生，不与患者接触。餐具要用水煮开，独用，大小便用石灰水清毒，衣被单洗在太阳下曝晒，防止传染。

灭尔屁灭尔剥症（红杀症）

miev pif miev bor zenf

国际音标： mie^{53} p°i^{35} mie^{53} po^{21} tsen

【汉语名】红杀症

由红杀瘟疫毒气侵犯人体所致的以发热、七孔出血、肌肉疼痛为主要表现的一种病症，称红杀症。

现代医学中的流行性出血热病可参照本症治疗。

【病因】红杀瘟毒邪气。

【病位】气、血床。

【病机】红杀症是一种瘟疫毒邪，存在于夏秋季节水湿较重的地方，具有一定的流行性和传播性。夏秋季节在田间劳作时皮肤接触到红杀瘟疫邪而发病。瘟疫毒邪在体内血脉中，使气血妄行；红杀症毒邪为阳刚之邪，侵犯人体后，出现发热；伤及血脉见七窍出血；毒邪攻心而见烦燥、心慌、头昏、头闷等症状。

【诊断】

1. 病史：有在红杀症水湿皮肤接触史。

2. 主症：高热不退、七窍出血（重者皮下出血）、肌肉酸痛、烦燥、心慌、头昏头闷。

3. 体诊：舌老红、苔黄干、脉洪数。

【鉴别】

1. 鼻血：不发热，主要为鼻孔出血，其它孔窍无出血现象。

2. 气不固血：临床见体虚、气色不佳，起病缓慢，开始出血

量少，多为牙根出血、皮下紫斑，妇女多伴崩漏。

【治则】抗瘟降毒，凉血止血。

【治法】早期，治疗防变，阻止病情发展；极期，正确使用败毒凉血法，控制病情，并对症治疗，如退热、止血等。

药物疗法：

方1：红杀阻断汤：生石膏30g，山黄连10g，冷水草15g，紫珠叶15g，锅烟草10g，山银花15g，野烟根10g。每日一剂，水煎，分二次服。

方2：龙胆草15g，生地15g，山栀子15g，水八角莲10g，血当归10g，三七粉1.5g，大路边黄（仙鹤草）15g，旱莲草15g，恶鸡七（大蓟）15g。每日一剂，水煎，分两次服。

方3：脐带一幅培干研粉冲开水服，每日一至二次。

贴穴疗法：

大蒜头100g，捣成泥贴涌泉穴，一日一次。

【服侍】

1. 卧床休息，少搬动，保持安静。

2. 饮食以清淡凉饮为主，忌食酸辣油腻食物。

3. 注意病情变化，观察出血量和发热情况，及时止血及降温。

【预防】劳作时注意自我保护，避免毒邪侵犯机体；不与患者接触；对患者排泄物进行消毒处理。

日阿时气症（鸡窝症）

rar sir qif zenf

国际音标： za^{21} si^{21} $tɕ^{\circ}i^{35}$ $tsen^{3}$

【汉语名】鸡窝症

瘟疫毒邪侵犯人体引起以发热、咳嗽、气促为主要表现的一种病症称为鸡窝症，又称寒瘟疫毒症。

现代医学中的流行性感冒病可参照本症治疗。

【病因】寒瘟疫毒邪。

【病位】咽喉、肺。

【病机】寒瘟疫毒邪，经口鼻而入，侵犯咽喉和肺络，与体内气血相搏，出现发热、头身痛；伤及肺络见咳嗽气促，咳痰不爽；毒邪外达皮肤见皮肤起小点，不红不痒，皮肤起鸡皮疙瘩。

【诊断】

1. 病史：有到发病地方经过或接触病人史。

2. 主症：发热、怕冷、皮肤有鸡皮疙瘩，关节酸痛，四肢软而无力，咳嗽痰少色黄，重者气促。

3. 体诊：舌红、苔黄，脉浮数或滑数；皮肤可见红色小点。

【鉴别】

1. 着凉症：恶寒重，伴有鼻塞、清涕、打喷涕、喉痒干咳。舌边红，舌苔薄白，脉浮。

2. 小伤寒症：恶寒发热、头身痛，微咳，纳差，舌边红，苔薄黄，脉弦或弦数。

【治则】抗瘟消疫，宣肺通络。

【治法】初期有咽喉不适、咳嗽时，早用除瘟之方药，防毒邪伤肺，阻断病情发展。出现咳嗽吐黄痰、气促时，是毒邪伤肺表现，除用除瘟药外要护肺通络，防止气道阻塞。

药物疗法：

方1：金蒿除毒汤：白金条20g，青蒿20g，毛耳朵20g，土茯苓15g，兰靛根30g，鸡爪黄连10g，生石膏100g，小杆子15g，苏叶15g，刺果果20g。每日一剂，水煎，分三次服。

方2：斑鸡窝50g，大凉药30g。每日一剂，水煎当茶饮，每日数次。

【服侍】

1. 房间隔离，卧床休息，宜清淡饮食，忌辛辣。

2. 保持室内通风，勤换衣被。

3. 不串门，少与健康人接触，防止传播。

【预防】注意保护呼吸道；讲究个人卫生；不与患者接触。可用松柏叶、艾叶、雄黄烟熏室内，以灭鸡窝症毒邪，减少发病。

王嘎拉瘟症（瘟黄症）

wanr gax lax wenx zenf

国际音标： wan²¹ ka⁵⁵ la⁵⁵ wen⁵⁵ tsen³⁵

【汉语名】瘟黄症

由瘟热黄毒邪侵犯肝胆引起眼睛黄、皮肤黄、小便黄为主要表现一种病症，称瘟黄症，又称桔黄症、急黄症。

现代医学中的急性病毒性黄疸性肝炎可参照本症治疗。

【病因】瘟热黄毒邪。

【病位】肝、胆。

【病机】瘟热黄毒邪从口进入肚脏，侵犯肝胆，使肝肿、胆水排出不畅，引起胆水外溢，出现全身发黄；肝气不调，滞而不通，见胁胀痛；瘟气内扰致恶心呕吐；瘟热毒邪犯肾而见小便黄。

【诊断】

1. 病史：有与瘟黄病人生活接触史。

2. 主症：眼睛、皮肤发黄，小便黄，伴发热口渴，胁腹胀满，厌油，纳差，恶心，皮肤痒。

3. 体诊：舌红、苔黄腻，脉弦数；触诊右肋下有肿块，软滑，轻按痛。

【鉴别】

1. 暗黄症：皮肤眼睛暗黄，起病缓慢，以胁腹胀满、纳差、消瘦为主证。舌质淡，脉细弦。

2. 黄肿病：起病缓慢，体虚乏力明显，喜吃怪味食物，皮肤暗黄肿，眼睛、小便微黄，脸白，唇白；舌质淡，苔薄白。

3. 痛黄症（胆石症）：右胁、右上腹急痛后出现皮肤、眼睛黄，小便黄；舌红苔黄干，脉弦紧数。

【治则】抗瘟降毒，利胆退黄。

【治法】初期，以清热赶瘟毒为主，兼以利胆退黄；中后期，以扶肚、扶肝为主，兼以祛瘟赶毒。

药物疗法：

方1：泡桐茵陈汤：泡桐杆12g，土茵陈20g，山栀子12g，青蒿12g，迟竹叶9g，算盘子根12g。每日一剂，水煎，分三次服。

方2：护肝益肚方：地耳草20g，九盏灯12g，一点白12g，松苓9g，白术12g，苦木9g。每日一剂，水煎，分二次服。

方3：田基黄、萝卜七、茯苓、猪苓、阎王七、厚朴、枳实、扁蓄、茵陈蒿、地苦胆、克马草、金柴胡各 15g。每日一剂，水煎，分三次服。适用于急性黄疸患者。

方 4：神参、苦蒿、茵陈蒿、田基黄、鸡苦胆、鸡内金、茯苓、白术、半边莲、润血莲、一箭七各 15g，甘草 10g。每日一剂，水煎，分三次服。适用于慢性黄疸患者。

【服侍】

1. 病人宜居住在通风干燥室内，内置石灰水便盆独用。

2. 病人用具、衣物煮沸消毒。

3. 宜食清淡、新鲜食物，适当食入动物肝脏，多饮温开水。

4. 每日饮用二次红糖水及鲜水果汁。

【预防】注意个人卫生和饮食卫生；避免直接与患者接触；对病人用具、排泄物进行灭菌处理。

又屁又剥毒症（毒痢症）

youf pif youf bor duv nier zenf

国际音标： $iəu^{35}$ $p^{\circ}i^{35}$ $jəu^{35}$ po^{21} tu^{51} $\underset{.}{z}ie^{21}$ $tsen^{35}$

【汉语名】毒痢症

由天瘟火痢毒邪侵犯人体，引起以发热、腹痛、下脓血便，里急后重为主要表现的一种病症，称为毒痢症。

现代医学中的急性中毒性细菌性痢疾可参照本症治疗。

【病因】天瘟火痢毒邪。

【病位】下元大肠。

【病机】天瘟火痢毒邪从口而入侵犯肠道内衣而发病。火毒盛者出现发热、口渴；火毒气伤肠衣而出现腹痛、下脓血便、里急后重；火热上扰上元脑窍见头痛，毒邪重者可发生昏迷抽搐。

【诊断】

1. 病史：抗病力低下复感火痢毒邪史。

2. 主症：高热、腹痛，下脓血便（每日数次）、里急后重，或昏迷抽搐。

3. 体诊：舌质红，苔黄腻，脉洪大而数。

【治则】抗瘟降毒，凉血止惊。

【治法】急重期，应积极治疗，防止毒邪内陷心、肝、肾等重要脏器，主要以败毒、凉血为主；缓解期，以败毒调理为主，消除余毒，扶助正气，促进身体修复。

药物疗法：

方 1：叶珠翻白地锦汤：叶下珠（醋炒）15g，翻白草 10g，炒地绵 9g，刺黄莲 10g，香血藤 9g。每日一剂，水煎，分二次服。

方 2：地苦胆、百味莲各适量，水煎服或研粉吞服，每天一至三次。

方 3：铁马鞭草 10g，石榴皮 10g，三月泡 10g，野南瓜 10g，六月凉 10g。每日一剂，水煎，分二次服。

方 4：阎王七 20g，鸳鸯花 10g，生地 10g，赤芍 10g，血蜈蚣 10g，天青地白 10g，丹皮 10g，马蹄莲（大黄）10g，三棵针 10g，青木香 10g，槐角炭 10g。每日一剂，水煎，分二次服。

【服侍】

1. 卧床休息，进稀软易消化食物，忌辛辣。

2. 高热者用冰水或酒精擦浴头颈、腰等部位。

3. 重症配合西药治疗，补充水电解质。

4. 大小便等排泄物用石灰水消毒。

5. 食用器具单独存放，开水煮沸 30 分钟消毒。

【预防】注意个人卫生和饮食卫生，不食腐烂变质食物；对病人排泄物进行灭菌消毒。

日阿冗聋症（鸡叫咳症）

rer rongf longx zenf

国际音标： za^{21} zuŋ^{35} luŋ^{55} tsen^{35}

【汉语名】鸡叫咳症

由天时风瘟毒邪侵犯人体，引起的以阵咳为主的一种病症，称鸡叫咳症。多发于冬春季节，小儿多见。

现代医学中的百日咳病可参照本症治疗。

【病因】天时风瘟毒邪。

【病位】上元喉、肺。

【病机】天时风瘟毒邪进入人体，侵犯上元喉、肺，伤及肺膜和喉膜，出现以阵咳为主要表现，连咳不断，涕泪俱出，面色发红。病久后使肺失清，疫浊阻滞，肺气不畅，上、中、下三元俱损，伤血损脏，致使肺气不纳，气下不藏，肾气不足，可出现咳时尿出。

【诊断】

1. 病史：有与类似病人接触史。

2. 主症：初期咳嗽少痰，伴喷嚏、清涕，微发热。中期咳嗽加剧，咳时阵作，连咳不断，夜间尤甚，甚则痰中带血，面色发青，手足抽搐。后期咳嗽逐减，咳而无力，咳时尿出。

3. 体诊：早期舌苔白，脉滑；后期舌淡，无苔，脉细。

【鉴别】

1. 肺热咳嗽：发热、咳嗽，开始为色白，后为黄痰；舌质红，苔黄厚，脉滑。

2. 着凉咳嗽：恶寒，流清涕，咳嗽，咯白泡沫痰；舌边红，苔白，脉浮。

【治则】抗瘟降毒，益肺止咳。

【治法】既病防变：患病初期，积极治疗，使用散风败毒法，防毒邪内陷中下元及血；中期，剧咳配镇咳之药，防咳时气血逆乱，毒邪犯脑神；后期，肺肾俱虚，补虚与祛邪并举，扶正祛邪。

药物疗法：

方 1：串金崴汤：鱼鳅串 15g，金柴胡 10g，一包崴（百部）10g，水白前 10g，岩白花 10g，紫菀 10g，荆芥 10g，陈皮 6g，白奶参（南沙参）10g，梅子米 10g，甘草 6g。每日一剂，水煎，分三次服。适用于早期治疗。

方 2：双鱼清肺汤：鱼鳅串 15g，汁儿根（鱼腥草）15g，金紫胡 10g，一包崾（百部）10g，五味子 10g，萝卜子 10g，水白前 10g，岩白花 10g，炙枇杷花 15g，车前子 10g，炙紫菀 10g，杏仁 10g，制麻玉七 10g，甘草 6g。每日一剂，水煎，分三次服。适用于中期治疗。

方 3：三参益肺汤：竹节参 15g，土党参 15g，白气参 10g，茯苓 10g，贝母 10g，五味子 10g，多儿母 10g，老虎七 10g，生姜 10g，甘草 10g，大枣 10g。每日一剂，水煎，分三次服。适用于后期治疗。

方 4：蛇苦胆、鸡苦胆各一个，蜂蜜适量，开水冲服，每日一剂。

【服侍】

1. 居住在通风干燥处，避免与刺激气体接触。

2. 忌食辛辣、生冷食物，少量多次饮温开水。

3. 患病期间尽量不外出，不与健康人接触。

【预防】加强锻炼，增强体质；注意保暖，避免受凉；避免与患者接触。

空底阿实症（白喉症）

kongx dix ar sir zenf

国际音标： kʰuŋ⁵⁵ ti⁵⁵ a²¹ si²¹ tsen³⁵

【汉语名】白喉症

因白喉瘟疫毒气侵犯人体，引起以发热、声嘶、气促为主要表现的一种病症，称白喉症。

现代医学中的白喉病可参照本症治疗。

【病因】白喉瘟疫毒邪。

【病位】喉咙。

【病机】白喉瘟疫毒气侵犯人体，积于喉咙而致病。白喉瘟疫毒邪侵犯机体后，正邪相争而见发热；侵犯咽喉则见咽喉肿痛，喉咙周围长一层白膜，影响声门而出现气促，呼吸困难；重者白膜增厚，堵塞气道，危及生命。

【诊断】

1. 病史：有与病人接触史。

2. 主症：发热、咽喉肿痛、气促、吞咽及呼吸困难，喉咙周围白膜不易刮脱。

3. 体诊：舌红绛干，舌苔黄，脉数；小儿指纹透"三关"，色紫暗。

【鉴别】蛾子症：为火热毒邪侵犯乳蛾而致病，咽喉部双侧乳蛾肿大、疼痛，乳蛾生膜多为黄色、点状，重者吞咽困难，伴有多涎。

【治则】抗温降毒，利咽消肿。

【治法】既病防重，早治疗，防毒邪入血，防白膜增厚阻塞气道。

药物疗法：

方 1：利咽消白汤。马蹄香 5g，麝香 5g，青靛粉 3g。共研细末吹入咽喉，每日三至四次。

方 2：刺黄连 10g，小蜂窝 10g，地牯牛 10g，梅片 2g。共研细末吹咽喉，每日三至四次。

【服侍】

1. 隔离治疗避免传染他人。

2. 随时清洗口腔。

3. 吹药要细心，防止进入气道

4. 用温热水润喉，防止咽喉干燥。

5. 饮食以汁水为主，如牛奶、人奶、果汁等。

【预防】加强锻炼，增强体质；注意个人卫生；不与患者接触。未病先防：用艾叶、六月雪、土荆叶烟熏去毒邪；可用猫儿头（贯众）、大青叶、山银花煎汤当茶饮。

麻妈住症（麸子症）

mar max zuf zenf

国际音标：ma^{21} ma^{55} tsu^{35} $tsen^{35}$

【汉语名】麸子症

由天时麸子瘟热毒侵犯人体引起的，以喷涕多、流眼泪、咳嗽、发热、皮肤生粟样大小红疹为主要表现的病症，称为麸子症。多发于冬春季节，以小儿多见。

现代医学中的麻疹病可参照本症治疗。

【病因】天时麸子瘟热毒气。

【病位】上元肺、皮窍。

【病机】天时麸子瘟热毒邪经口鼻侵犯入内，出现喷涕、流眼泪、咳嗽等表现；瘟热毒气，在体内狂驰，出现高热、皮疹，毒随疹外出，邪得于外泄，则疹消热退。若疹不出彻或出后突然消失，是毒邪内陷之征，属病危表现。

【诊断】

1. 病史：有与病人接触史或到过病区史。

2. 主症：开始发热恶寒，打喷嚏，多涕泪，眼白珠红丝，干咳少痰；继而持续高热，咳嗽加剧。

3. 体诊：全身皮疹，疹子从面、颈、耳后、胸腹开始出现，后到全身，最后到手足心。出疹三天后热渐退，疹点依次隐没，五至六天后疹子脱屑；舌、脉、指纹：前三天指纹红而显露，中指头冷，舌边红，苔薄白或微黄，脉滑数；后三天，指纹深红，舌红干，脉洪数。

【治则】抗瘟降毒，表散透疹。

【治法】有表症时，即用发表透毒法，使邪散毒出，减轻病症。高热疹现时，用清败热毒法，防止毒邪内陷。

药物疗法：

方 1：升疹汤：花杆子根 10g，红浮萍 10g，粉葛 13g，椿白皮 10g，天丁 7g。每日一剂，水煎，分三次服。

方2：透疹汤：葛根10g，升麻6g，虫蜕5g，甲珠5g，大力5g。每日一剂，水煎，分三次服。

方3：麻疹内陷托表汤：南竹根、白刺泡尖各20g。每日一剂，水煎，分三次服。

方4：麻疹葛贯汤：粉葛10g，贯众6g，银花10g，紫草6g。每日一剂，水煎，分三次服。适用于麻疹内入里、发热、疹色紫暗用。

【服侍】

1. 隔离治疗，房内要通风干燥。

2. 饮食饮水宜温热，忌食寒凉、油腻食物。

3. 疹透不彻，用红纸醮茶油燃烧距胸背皮肤约3～5厘米由下向上热熏3～5遍，帮助疹子外出。

4. 注意保暖，避免受凉。

5. 密切观察病情。

【预防】增加体质，注意保暖，讲究卫生，避免与患者接触。在流行时可服表茶。

色士写不不实症（油麻症）

Ser sif xiex bur bur sir zenf

国际音标：$Se^{21} si^{35} çie^{55} pu^{21} pu^{21} si^{21} tsen^{35}$

【汉语名】油麻症

由油麻瘟毒邪气侵犯人体，引起发热、皮疹、后颈生疡子等为主要表现的病症，称为油麻症。

现代医学中的风疹可参照本症治疗。

【病因】油麻瘟风毒邪。

【病位】血和皮肤。

【病机】油麻瘟毒风邪，在人体抗病能力低下时，从气道侵入肺，扩散致血液中出现发热、咳嗽，皮肤上出现芝麻大红疹，以颈胸背多见，可多个聚而成片，在颈后发际下伴有痒子生长；毒退后，皮疹、疡子自行消退。

【诊断】

1. 病史：有到过病区或与病人接触史。

2. 主症：低热或中等热，咳嗽痰不多，颈胸背皮肤出现芝麻大小红疹，可聚合成片；伴有后颈部发际下生痒子，不红肿、不痛，能活动。

3. 体诊：皮疹；舌质红、苔黄，脉散。

【鉴别】麸子症：先有清涕、微咳、发热，三天后从颈、腋下到胸背部皮肤出现红疹，融合成片；热退后皮疹逐渐消退，留下糠皮脱屑。可伴有耳垂冷、中指冷。

【治则】抗瘟降毒，清热发表。

【治法】初期，以清热透表法，托毒外出；中期，为病情重阶段，易内陷使病情加重，药以清热透疹为主，不宜多汗。颈部生痒子一般不要特殊治疗，热退、疹退后自然消失，如肿剧痛，为变证，应及时治疗，按疡子论治；极期，热重色暗，以清热透疹法。

药物疗法：

方1：透疹汤：葛根10g，升麻6g，虫蜕5g，甲珠5g，大力子5g。每日一剂，水煎，分三次服。

方2：风疹汤：五加皮12g，银花15g，薄荷9g，泥巴豆壳15g，浮萍12g，三角枫12g。每日一剂，水煎，分二次服。

方3：河柳大青汤：西河柳叶50g，青蒿50g，大青叶50g。每日一剂，水煎，分三次服。（小儿减量）

外洗疗法：

用河柳大青汤中的药物水煎后洗澡，每日两次。

【服侍】

1. 住通风阴凉处，注意保暖。

2. 吃易消化食物，忌食油腻食物。

3. 隔离治疗，防止传染。

【预防】强身健体，避免受凉，不与患者接触。热重疹色暗，为热毒内盛，治以清热透疹，方用河柳大青汤。

泽弃布里切嘎症（水痘症）

cer qif buf lix qief gax zenf

国际音标： $ts°e^{21}$ $tç°i^{35}$ pu^{35} li^{55} $tç°ie^{35}$ ka^{55} $tsen^{35}$

【汉语名】水痘症

由天时湿瘟水痘毒邪，侵犯人体所致的一种以发热、出水痘为主要表现的一种病症，称为水痘症。多见于小儿。

祖国医学中的水痘病可参照本症治疗。

【病因】天时湿瘟毒邪。

【病位】上元及皮窍、孔窍。

【病机】天时湿瘟水痘毒邪经口鼻、皮窍侵入人体，伤及上元，出现风热象；二至三天后，毒邪在体内扰动，出现持续发烧，痘形皮疹于外呈晶亮状，邪毒随疹而出；经五天后水痘自行隐没。

【诊断】

1. 病史：有到过病区或与病人接触史。

2. 主症：发热轻，咳嗽，打喷嚏，流清涕，皮肤出现清亮痘状水泡，继而发热烦渴，唇红，小便短赤，痘色晶亮。

3. 体诊：全身痘状水泡；早期苔白、脉滑数，后期苔黄、脉洪数。

【鉴别】湿毒症：水泡较大，时消时起，抓破流水，水到即生，反复发作；无发热、咳嗽、喷嚏、流清涕症状。

【治则】抗瘟降毒，化湿退痘。

【治法】水痘一般病情程度不重，注意保暖，进清淡营养之品，增强体质，防止入内，阻止邪毒内陷中、下元及血中。

药物疗法：

方1：清瘟散痘汤：大青叶9g，山银花9g，树连翘果6g，上天梯6g，克马草（车前草）6g，白茅根6g，野升麻6g，红浮萍6g（儿童用量）。每日一剂，水煎，分二次温服。

方2：水竹叶、水灯草、椿白皮、尿珠子叶、山银花叶，各15g。水煎当茶饮，每日一剂。

【服侍】

1. 居家休息，防风寒。

2. 饮食宜清淡，忌食辛辣、油腻食物。

3. 注意皮肤卫生，不用手抓痘疹。

【预防】注意健体，防止受凉，避免与患者接触。

日阿科巴拉铁瘟症（癞瘟鸡头症）

rar kox bax lax tiex wenx zenf

国际音标： za²¹ k°o⁵⁵ pa⁵⁵ la⁵⁵ t°ie⁵⁵ wen⁵⁵ tsen³⁵

【汉语名】癞瘟鸡头症

由天行疫毒邪气侵犯人体，出现以头面红肿、发热恶寒、头身痛、咽喉不适、神志恍惚为主要表现的病症，称为癞瘟鸡头症。

中医的大头瘟、现代医学中的头部丹毒病可参照本症治疗。

【病因】天行疫毒。

【病位】头面颈部。

【病机】天行疫毒侵犯人体面、鼻、耳、颈、咽、喉部位，出现局部红肿，鼻额红肿明显；伴寒战发热，头痛、肢体痛，口干舌燥，重者气喘、神志恍惚，吞咽困难。久者结块不散，皮肉化腐成脓。

【诊断】

1. 病史：有到病区或与病人接触史。

2. 主症：典型临床表现：先肿鼻额，依次为目、面、耳、颈、咽喉；恶寒发热，头痛肢痛，咽喉肿痛，吞咽困难，或壮热气喘；久之结块不散，化腐成脓。

3. 体诊：舌红干或红绛，脉滑数、浮洪或沉紧、弦涩。

【鉴别】抱头丹毒（雷火症）：为火热毒所致，初起恶寒发热，头面焮赤，头晕头痛，口渴舌干，脉洪数。（此症不传染）

【治则】抗瘟降毒，清热消肿。

【治法】脉浮数为邪在表，发之；脉沉涩邪气深，攻之，药用清凉消散。忌太峻猛内攻，应先缓清药，后急攻药。防止复发：生薏米50g水煎服，每日1剂，连续用15天。

药物疗法：

方1：黄连消毒散肿汤：山黄连（显脉獐芽菜）15g，锅烟草（白毛复枯草）15g，岩黄连10g，奶酱参（桔梗）10g，柴胡10g，连翘15g，大力根（牛旁根）10g，板蓝根15g，灰包菌（马勃）7g，白僵蚕10g，黑参（玄叁）10g，甘草4g。每日一剂，水煎，分二次服。适用于重症治疗。

方2：发散败毒汤：荆芥10g，防风10g，连翘15g，白芷10g，岩黄连6g，地苦胆6g，柴胡10g，搜山虎10g，铁灯台10g，桔梗6g，甘草4g，生姜2片。每日一剂，水煎，分三次温服。适用于初期有恶寒发热、全身酸痛者的治疗。

外敷疗法：

方1：马齿苋30g，薄荷3g，草红花3g，大黄3g，紫花地丁30g，雄黄3g，败酱草30g，赤芍20g，生石膏20g，绿豆粉45g，白及6g，血竭6g，冰片3g。共研细末温水调敷局部，每日一次。

方2：芙蓉叶、霜桑叶、白蔹、白及、大黄、黄连、黄柏、一把伞（一把伞）、白芷、雄黄、赤小豆、芒硝各适量。研细粉，用蜂蜜水调敷肿处，每日一次。

【服侍】

1. 隔离治疗，住通风凉爽处，防灰尘、热气，注意皮肤卫生。

2. 忌食辛辣及鱼虾、蛋、牛肉等食物。

3. 吞咽困难者宜食米汤水或稀粥。

【预防】健身强体，注意防范，避免与患者接触。

尔胡症（猴耳包症）

ex hur zenf

国际音标：e^{55} xu^{21} tsen^{35}

【汉语名】猴耳包症

由天时瘟毒邪侵犯人体，引起腮部红肿、疼痛、发热的一种病症，称为猴耳包症。小儿多见。

现代医学中的流行性腮腺炎可参照本症治疗。

【病因】天时瘟毒邪。

【病位】耳下络腮部。

【病机】天时瘟毒邪经口鼻入侵到耳下浆络窝，造成水浆脉络阻塞，出现肿胀、红肿、热痛；瘟邪弛张，侵犯气血，出现全身发热。

【诊断】

1. 病史：有到病区或与病人接触史。

2. 主症：发热，耳下络腮部红肿、疼痛，咀嚼困难，口干苦。

3. 体诊：舌红苔黄，指纹紫红，脉滑数。

【治则】抗瘟降毒，消肿散结。

【治法】既病防变，瘟毒邪气除络腮部外，男孩易犯致气子（睾丸）部位，命根受伤，影响生育功能，因此，早期采取败毒方法，控制毒邪扩散，采取内服与外敷药相结合。

药物疗法：

方药：猴疮败毒汤：猫耳朵（贯众）12g，大力子（牛蒡子）12g，蜂窝球（冲天炮）9g，丝瓜络4g，婆婆针（鬼针草）15g，板蓝根15g。每日一剂，水煎，分三次服。

外敷疗法：

方法：靛兰草、锅烟草、烟草各20～30g，生品捣烂外敷患处，每日一次。

【服侍】

1. 隔离治疗，不与健康儿童接触，以防传染他人。

2. 注意口腔卫生，用淡盐水漱口，或用山银花煎水洗口腔。

3. 口吐唾液入痰盂内，用石灰水灭毒。

4. 给予清淡软食或稀粥，进食温度宜凉。

5. 注意耳部敷药的湿润，防干燥，必要时药物上加用凉开水润。

【预防】健身强体，注意卫生，不与患者接触。

第二章　乍毒疾（内生毒疾）

gar duf jir

国际音标： ka²¹ tu³⁵ tɕi²¹

【汉语名】内生毒疾

因人体代谢所产生的废气、废水、废血、废物等产物不能正常排出体外，阻挡气、血、精的正常流动而发生的一类疾病，称为乍毒疾。

机体功能活动时产生废气、废水、废血、废物（四废物）的组织器官：在内有：脑髓、肺、肝（胆）、肚、胃、腰（肾）、养儿肠（子宫、附件）、精胞等脏器，外有：皮肤、眼、鼻、口水窝等。

因组织器官所在部位不同，功能不同，所产生的废物也不同，所产生的疾病也不同。如在脑则引起脑组织增大；在肺则引起咳嗽、气促等；在肝胆引起肝胆肿大，胆水不通；在肚胃可引起腹胀、腹痛；在腰（肾）可引起水肿、尿闭；在肠可致便闭、腹泻、便血等；在养儿肠产生月水不通，变化为毒气，引起养儿肠增大硬肿；在皮肤引起汗液排泄受阻，内藏于皮下，易生长花疮（皮肤癌）等；在眼引起眼屎排泄受阻，引起螃蟹戏珠症（白内障）、葡萄花症、突眼等；在鼻引起鼻液阻塞不通。

乍毒疾常见疾病有：气毒病、血毒病、恶肿症、水毒病、尿毒病、痰毒病、脓毒病等。

第一节　是思毒病（气毒病）

sif six duf binf

国际音标： si³⁵ si⁵⁵ tu³⁵ pin³⁵

【汉语名】气毒病

土家医认为气由人体功能活动而产生，行走于人体内外，是人体各器官活动力的能源，气循经络走全身，从而使全身机能正常动转，同时又产生大量的气，供给各组织器官。因气行不畅或受阻，郁毒之气伤及组织器官，而引起的一种病症称为气毒病。

致病特点：走、窜、胀、闷症状特点，因发生部位不同又有各自不同的特点，如气瘤症在皮下有柔软包块，气厥症有昏倒、握拳、眼眨动等表现。

常见病症：格马症、气厥症、气瘤症等。

治疗法则：调气散毒，通关消肿。

科巴实木症（格玛症）

kox bax sir muf zenf

国际音标：$k^{\circ}o^{55}pa^{55}si^{21}mu^{35}tsen^{35}$

【汉语名】格玛症

由格玛郁气毒侵犯人体脑而出现以头胀痛、眩晕、面红、白睛发红为主要表现的一种病症，称为格玛症。

现代医学中的高血压危象或脑血管意外早期可参照本症治疗。

【病因】格玛郁气毒。

【病位】大脑。

【病机】当情志受到刺激或外染热毒时，致使体内产生一种格玛郁气毒，毒随经络上冲于脑，与脑髓相搏而出现头胀痛、眩晕、面红、手足麻等症状。

【诊断】

1. 病史：有阳亢复感邪气、热毒史。

2. 主症：平时胸胁痛，情志受到刺激时突然出现头部胀痛、手足麻、面红、眼红等症状。

3. 体诊：舌质红，脉快数弦。

【鉴别】眩晕症：突然出现头晕目眩、耳鸣、恶心呕吐，平卧或活动后加重，病愈后无后遗症。

【治则】理生气毒，理气血。

【治法】轻度，以平肝泻火、通腑泻浊法，中重度，以平肝潜阳，抑制格玛生毒犯脑。

药物疗法：

方药：天麻15g，金钩藤15g，水牛角10g，抚芎七15g，白芷15g，防风15g，生石膏15g。每日1剂，水煎，分二次服。

放血疗法：

方法：针灸太阳、百会、印堂穴麝针放血。

【服侍】

1. 卧床休息，住通风凉爽处，床边加扶栏防跌倒。

2. 疏导情志，调整心态，平稳情绪。

3. 饮食宜清淡，忌食油腻、辛辣食物。

4. 专人服侍，密切观察病情变化。

【预防】保持心态平稳，控制情绪，乐观向上，勿急躁。

是思仃所提午症（气厥症）

sif six tenr sox tir wux zenf

国际音标：su³⁵ su⁵⁵ t°en²¹ so⁵⁵ t°i²¹ wu⁵⁵ tsen³⁵

【汉语名】气厥症

由肝郁气毒上扰脑神所致的以突然昏倒、口禁拳握、呼吸气粗、四肢厥冷为主要表现的一种病症，称为气厥症。

现代医学中的癔病可参照本症治疗。

【病因】肝郁气毒。

【病位】大脑。

【病机】因精神突然受到严重刺激，致使肝气郁结、气机逆乱，气血运行失常；肝郁气毒上扰脑神，出现呼吸困难、四肢阙冷、神志昏迷、不能言语等症状。

【诊断】

1. 病史：有肝气郁结，复受气闭史。

2. 主症：突然昏倒，口禁握拳，呼吸气粗，四肢厥冷，心里明白，不能言语。

3. 体诊：舌苔薄白，寸口脉沉弦。

【治则】理爿气毒，醒神通窍。

【治法】肝疏泄功能不足时，尽早用疏肝解郁方药调之，防止进一步发展。出现昏厥时，急则治其标，选用瓦针、银针、爆灯火尽快醒神，后用汤药调养之。

药物疗法：

气结汤：李根白皮 15g，水菖蒲 9g，羊开口 10g，开口箭 3g，冬古子壳 10g，幼狗屎柑 10g，鸭脚当归 10g，回头青 10g。每日一剂，水煎，分两次温服。

非

药物疗法：

方法 1：用瓦针刺十指尖放血。

方法 2：用银针刺人中、承浆、百会穴。

方法 3：用灯火爆灸人中、百会穴；或掐百会、人中、合谷、中冲穴。

【服侍】

1. 专人服侍，密切观察病情。

2. 体位放置平稳，防止跌摔伤；清除口中异物，防阻气道。

3. 提供安静、舒适、安全的环境。

4. 搞好精神疏导，帮助解决心里症结，放松紧张情绪。

【预防】乐观向上，保证良好的心态，不赌气、不怄气。

是思卡老症（气瘤症）

sif six kaf laox zenf

国际音标：si³⁵ si⁵⁵ k°a³⁵ lau⁵⁵ tsen³⁵

【汉语名】气瘤症

因生膏毒邪瘀阻，致使局部形成包块的一种病症，称为气瘤症。

现代医学中的皮下脂肪瘤可参照本症治疗。

【病因】生膏毒邪。

【病位】人体皮下组织。

【病机】人体气机失调，引起脉络膏脂阻滞变生毒邪，积而成包块；包块初起软而不坚，压之不痛，久而坚硬，长期不消。

【诊断】

1. 病史：有食用脂毒过多史。

2. 主症：瘤包软而不坚，包块小如米粒黄豆、大如鸡蛋，多发于肩、背、臀部和腹内、颈部及面部等处。瘤包按之凹陷，放手后弹起，皮色不变，压之不痛。

3. 体诊：舌淡红，苔薄白或厚苔，脉强实有力。

【鉴别】

1. 皮肤癌：有黑痣或慢性皮肤病；皮肤疮面隆起，呈菜花状，触之易出血。

2. 疱：早期形状同气瘤，稍硬有压痛，可伴有恶寒发热；极期皮肤红肿、压痛明显，化脓后有波动感，可出现全身发热。

【治则】理生气毒，化膏消肿。

【治法】用理气排毒消肿内服，较大者影响功能活动，可手术治疗。

药物疗法：

方1：气包汤：苏麻子30g，蜂窝球15g，回头青15g，云木香7g，小血藤7g。每日一剂，水煎，分两次服。

方2：青木香10g，土荆芥10g，四方消10g，八角莲10g，香附子10g，青皮10g，枳壳10g，见风消10g，散血莲20g。每日一剂，水煎，分二次服。

方3：蜂科莲15g，乌骨七10g，润血莲15g。每日一剂，水煎，分二次服。

手术疗法：

影响功能活动，可手术治。

【服侍】

1. 少吃肥甘厚味食品，忌食蛋类、鱼虾食物。

2. 加强体育锻炼，多作深呼吸动动。

3. 患病部不能反复挤压。

4. 清洁皮肤。

【预防】加强锻炼，增强体质，少吃高脂食物，保持良好心态。

第二节　天毒病（血毒病）

miev duf binf

国际音标： mie⁵³ tu³⁵ pin³⁵

【汉语名】血毒病

因外伤感染，有害气体、有害物质或血流不畅而引起的血液病变称为血毒病。

正常血液流于脉管内，色鲜红，含有人体必需的各种营养物质供养全身。一旦血染病邪或产生"死血"便发生血毒病。主要原因：一是外部伤血，病邪深入血液，形成含毒之血，而发生毒血类疾病。二是血液在脉管内流动异常，变为"死血"，成为一种致病因素，而发生血瘀毒病。

易发生毒血病有：自然界中有害气体、有毒物质、天毒之邪、食物中的脂甘厚腻等。

致病特点：血白、血淡、血紫、血热。主要临床表现有乏力、头晕、面色不华或发热难退。

常见症有：恶血症、鬼打青症、乳腐症、血劳症、出血症等。

治疗法则：攻毒祛邪、清热凉血、散瘀化斑、止血生血。

灭得卡那症（恶血症）

miev def kax lax zenf

国际音标：mie^{53} te^{35} k°a^{55} la^{55} tsen^{35}

【汉语名】恶血症

由坏血发热，毒邪侵犯人体血液引起，以面色暗白、发烧、精神差为主要表现的一种病症，称为恶血症。儿童多见。

现代医学中的急慢性白血病可参照本症治疗。

【病因】坏血发热毒邪。

【病位】人体脉管内血液中。

【病机】当人体功能低下时，坏血发热毒邪侵犯人体血液，伤及"营子"使血液各种营子失衡，毒邪弛张而致病，血不养肤，出现面部及全身肤暗黑；血不养神而精神差；血不养体而疲乏无力。毒邪内扰血水，不能抑病邪而见全身发热。此症病程长，预后差。

【诊断】

1. 病史：不明。

2. 主症：发病缓慢，精神差，伴有发热，病重时多为高热；皮肤暗白、无色泽，消瘦，眼脸、口唇发白。

3. 体诊：舌质淡，苔微黄，脉细无力。

【鉴别】

1. 肺痨症：低热，以下午和晚上较高，伴有咳嗽、盗汗、消瘦、面红；舌嫩红少苔，脉细数有力。

2. 大伤寒症：全天发热，下午更重，伴汗出、精神差、懒言、面色晦暗，可有腹胀、腹泻症状；脉缓。

【治则】清败热毒，凉血生血。

【治法】早发现早治疗，初期，以清败热毒为主，折其锐邪，防止毒邪进一步伤血；后期，以扶正祛邪同用，生血败毒两治。重症到医院住院治疗，输血化疗同步。

药物疗法：

方药：措恶呷（碎木桠）30g，公利角（水牛角）30g，生地30g，背蛇生30g，鸡蛇草20g。每日一剂，水煎，分两次服。

输血疗法：

一般多输全血。

【服侍】

1. 居室休息，避开噪声，保证睡眠，卧室要通风向阳、干燥，冬暖夏凉；病重卧床时床边加围栏，防跌滚。

2. 饮食宜清淡，忌辛辣、油腻食物，发热时多喝温热水。

3. 出血时服药宜凉服。

【预防】避免接触毒害气体物质，不食发芽、变质食物。

灭此巴劳症（大血劳症）

miev cix bax laor zenf

国际音标：mie^{53} $ts°i^{55}$ pa^{55} lau^{21} $tsen^{35}$

【汉语名】大血劳症

由坏血毒邪侵犯人体引起的以头晕、乏力、面色㿠白为主要表现的病症，称为大血劳症。

现代医药中的慢性再生障碍性贫血可参照本症治疗。

【病因】坏血毒邪。

【病位】人体生血组织、脉管内血。

【病机】坏血毒邪侵犯人体，破坏人体生血组织，使血份生成慢慢减少，在脉管内流动供应脏器物质减少，出现血虚征象；血份少不能养脑出现头晕；不能养颜而见皮肤面色㿠白；不能养肉而见疲乏无力。血虚不能养舌而见舌质淡，毒邪在内则见舌苔暗黄；血虚不能充脉而见脉虚。

【诊断】

1. 病史：不明。

2. 主症：发病缓慢，头晕、乏力、气短，全身皮肤、面色㿠白。

3. 体诊：舌质淡，苔暗黄，脉虚。

【鉴别】

1. 出血性血虚症：发病急，突然头晕、乏力、出冷汗，重者昏迷不省人事。多见于外伤大出血、胃出血、肠出血。

2. 营养性血虚症：多由进食少、营养少、造血物质缺乏所致。表现程度轻，舌苔多薄白。

【治则】败血中毒补虚安体。

【治法】体虚不明显时以败毒为主，兼以安体，在中晚期以生血补虚为主，兼以败毒。

药物疗法：

方1：瓜香猪蹄汤合麻刺芪汤：油麻藤30～60g，刺芪30g，金豹参20g，黄瓜香50g，当归10g，黄柏20g。每日一剂，水煎，分二次服。

方2：血劳药蛋：岩豆藤根60～120g，红枣10个，鸡蛋2～4个。药与蛋同煮熟后服蛋及汤，每日一剂，分二次服。

方3：黄瓜香50g，仔鸡1只。将药洗净切断放入仔鸡腹内，蒸至鸡肉熟后服鸡及汤。每日一剂，分三次服。

输血疗法：

可进行成分输血，全血减少可输全血。

【服侍】

1. 在家休息，不参加劳动，远离毒害物质。

2. 加强营养，适当增加肉、鱼、蛋食品，多吃新鲜蔬菜及瓜果。忌食腌制品、辣味及茶饮。

3. 避风寒，防外感。

【预防】加强锻炼，强身健体；避风寒防外感；避免接触毒害气体物质。

阿叶哈列信嘎得症（鬼打青症）

av yer har lex xinf gax der zenf

国际音标：a^{53} je^{21} xa^{21} lie^{55} ςin^{35} ka^{55} te^{21} $tsen^{35}$

【汉语名】鬼打青症

火热散血毒气侵袭人体脉络引起皮肤、黏膜出血，出现紫暗色斑块为主要表现的严重病症称鬼打青症，又称小血劳症。

现代医学中的原发性及继发性血小板减少性紫癜，过敏性紫癜可参照本症治疗。

【病因】火热散血毒气。

【病位】皮肤、黏膜。

【病机】火热散血毒气侵犯小血络，使血络护血功能下降，紫血外出停在皮肤、黏膜下而出现紫斑、酸痛、头晕、乏力，重者可见眼、鼻、口出血，大便出血，血尿；妇女有月经过多或崩漏。

【诊断】

1. 病史：不明。

2. 主症：皮肤紫斑，压之不褪色，局部酸痛，口鼻出血，大便出血、血尿，月经过多、崩漏，伴有头晕、乏力。

3. 体诊：舌红或红降，苔薄白或薄黄，脉细数。

【鉴别】

1. 亏血症：多为显性或隐性出血引起，起病相对快，症状明显，以头晕乏力明显。

2. 亏气症：头晕、乏力、多汗为主，无指甲、口唇、眼脸苍白。

【治则】败毒消斑，益气止血。

【治法】早期多采用赶毒之法，减轻对人体正气的伤害，是治疗的关键，有利疾病的康复，防止大出血。一旦延误诊治，使病情转为慢性，气血受损，出现气虚血亏，则用攻补兼施，益气与赶毒并举；出血留之不去，变成"死血"，又成为致病因素，则益气与活血同用，使瘀血去，新血生。

药物疗法：

方1：牛角汤：水牛角20g，三月三10g，大刺甲菜10g，土大黄7g，丝茅根10g。每日一剂，水煎，分二次服。适用于火毒型患者治疗。

方2：参柿汤：小人参10g，柿子叶20g，花生衣5g，路边黄10g，红枣3枚。每日一剂，水煎，分二次服。适用于气虚型患者治疗。

方3：紫血汤：粗糠子10g，血当归6g，紫草10g，锯子草10g，景天三七10g，回阳草6g，酸桶根10g。每日一剂，水煎，分二次服。适用于血阻型患者治疗。

【服侍】

1. 少吃辛辣食物。

2. 避免口、鼻、皮肤受伤。

3. 注意保养，避免受凉。

【预防】加强锻炼，强身健体；注意保养，避免受凉。

鲁嘎糯梯地浮症（肿痛风症）

lux gaxlof tix dif hur zenf

国际音标： lu^{55} ka^{55} lo^{35} t°i^{55} ti^{35} xu^{21} tsen^{35}

【汉语名】肿痛风症

由风火肿毒侵犯人体，引起关节肿痛、变型为主要表现的一种病症，称为肿痛风症。现代医学中的痛风性关节炎可参照本症治疗。

【病因】风火肿毒之邪。

【病位】关节、筋膜。

【病机】肚气不足，食物精化运转减慢，腰气火衰，动力不足，使体内多余养料不能转换成机能物质，存于体内，形成虚胖；复感伏热，变生病邪存在体内。一旦超出人体适应范围，变生以风火肿毒之邪，毒邪侵犯关节、筋膜，致使关节红肿、变型、灼热、剧痛，以小关节为甚；肿毒之邪阻滞络脉，使血流不畅，出现肢节活动障碍；重者手指、手背、足趾、足背、耳上可见硬块。

【诊断】

1. 病史：有过食动物内脏、酸物、黄豆史。

2. 主症：形体虚胖，手背、足背、耳朵上有硬块，指、趾节红肿、变型、灼痛，重者可见四肢大关节肿痛，伴有口渴心烦。

3. 体诊：舌红，苔黄燥，脉滑数。

【鉴别】

1. 风湿热痹症：发病缓慢，以手指僵为早期表现，指节肿胀明显，不红或微红，活动变差，病情逐渐加重，四肢关节肿大明显，关节不变型，不影响关节活动。

2. 无名肿毒：红肿部位只有一个指头，范围不宽，疼痛不典型，伴有全身恶寒发热，久之化脓。

【治则】败生风毒，消肿止痛。

【治法】急者治其标：红肿热毒时，以败毒消肿、活络止痛为主；缓解期，以清除肿毒、利湿气为主。发作期，外用药与内服并举，缓解期，以内服药为主，坚持长时间用药，使毒邪去，减少复发。平时注意饮食调养和运动锻炼相结合，降低毒邪内生，才能彻底根除。

药物疗法：

方1：三加除风汤：三加风10g，五加风10g，七加风10g，鸳鸯花10g，金钩藤10g，地枇杷6g，伸筋草6g，碎骨散6g。每日一剂，水煎，分二次服。适用于急性发作期治疗。

方2：风湿止痛散瘀汤：百金条根10g，土当归20g，苍术15g，薏米15g，土三七10g，珍珠伞15g，竹叶参15g，猕猴桃根皮20g，骨碎补15g。每日一剂，水煎，分二次服。适用于缓解休止期治疗。

方3：鱼秋窜15g，胡豆连15g，阎王七15g，霸王七15g，木瓜10g，牛克膝（牛膝）10g，红活麻10g，土香薷10g，石膏20g，桂枝10g，桑枝10g，鸳鸯花藤15g，地骨皮10g，甘草10g。每日一剂，水煎，分二次服。

外敷疗法：

方法：大黄、红花、当归、栀子、冰片适量，共研末，水调外敷红肿部位。每日换药一次。适用于急性发作期治疗。

外治法：

方法：火针疗法、雷火神针疗法：每日一次。适用于缓解期治疗。

【服侍】

1. 忌食豆制品、动物内脏、海产品等食物。

2. 穿鞋要宽松，减少挤压，防破溃。

3. 注意休息，多饮水促进毒邪排出。

4. 注意饮食调节，多食冬瓜、薏仁、萝卜等食物。

【预防】注意饮食，禁食啤酒及高蛋白、高嘌呤食物；强身健体，避免外感。

泽姐症（饿水劳症）

cerjive zenf

国际音标：ts°e^{21} tçie^{53} tsen^{35}

【汉语名】饿水劳症

由外感饿水劳毒邪伤及水神、谷神，出现多饮、多食、多尿为主要表现，或伴有消瘦的病症称饿水劳症。属土家医七十二劳症之一。

现代医学中的2型糖尿病可参照本症治疗。

【病因】饿水劳毒邪。

【病位】水神、谷神。

【病机】饿水劳毒邪乘虚侵犯机体水神、谷神之位；干扰正常的水液运行，影响食物的转化，使水液不行常道，谷神不营组织器官，排出体外，出现多尿，使体内缺水津，谷神出现多饮、多食以补充体内不足，从而又加重脏器负担，使病情加重，出现心悸乏力、筋麻、眼白障、指节脱丢等。

【诊断】

1. 病史：过度肥胖史，或有家族病史；

2. 主症：口干渴，多饮、多食、多尿或消瘦；病久可伴有四肢麻木，心慌心悸，头晕眼花，眼白障，甚至指趾节脱，皮肤溃烂不愈；

3. 体诊：口唇干，皮肤干，舌红少苔，脉细数；

4. 验证法：（1）口尝尿液呈甜味；（2）尿液倒在蚁穴周围，发现有多个蚂蚁吸吮尿液。

【鉴别】

1. 尿崩症：口干渴明显，饮一溲一，食欲、食量不增加，身体消瘦不明显。口尝尿液无甜味，现代医学血糖，小便常规检验有助诊断。

2. 热病口渴症：有发热现象，面红耳赤，口虽干渴，但饮水量不大，小便不多，热退口干渴好转，伴有大便干，小便赤。

【治则】祛邪阻断，滋润调理。

【治法】早期：以驱除邪毒和阻断病情发展；后期，以滋润调理为主，达到恢复水神功能。

内治法：

方1：断邪汤：棒棒鸡30g，毛古子根（制）10g，鬼羽衣20g。每日1剂水煎二次服。

方2：润劳汤：绿水子20g，奶浆草20g，蚕网子10g，一点白15g，小人参10g。每日1剂水煎二次服。

外治法：

法1：水黄草适量（鲜品）捣烂如泥贴甜美穴，每日1次，10天为一个疗程。

法2：冬古子根、东方神、满山香各适量，研粉装入布袋捆腹部，脐周为中心。

【服侍】

1. 控制米面食物，每次一般不超过2两，多食用新鲜蔬菜；

2. 忌食糖类食品及辛辣食物，比如蜂蜜、蔗糖、糕点、辣椒等；

3. 加强运动，特别晚餐后步行1小时；

4. 防止皮肤黏膜受损，保护眼球。

【预防】合理饮食，不暴饮暴食，适当运动和体育锻炼，防止肥胖。

第三节 恶毒病（恶肿病）

wof tuf binf

国际音标： $wo^{35} tu^{35} pin^{35}$

【汉语名】恶肿病

恶肿病是一种在原有病症基础上重感恶毒，毒邪侵入人体脏器组织引起组织细胞恶变的一类疾病，称恶肿病。

致病特点：多发生在肝、胆、肚、肠、肺、肾、尿腺、养儿肠等，以食物、空气相接触的内脏及有排泄功能的器官，以及与外界直接接触的皮肤乳房等。

症状特点：恶肉逐渐增大，身体消瘦、疼痛等。

常见病症：有肉瘤症、铁板癣症、巴肺瘤症、恶蛇缠肚病、黄板症、奶疮症、肠痛等病症。

治疗法则：除恶拔毒。

实卡老症（肉瘤症）

sir kaf laox zenf

国际音标： si²¹ kᵒa³⁵ lau⁵⁵ tsen³⁵

【汉语名】肉瘤症

由巴格毒侵袭人体，致使皮下或脏器内形成瘤包的一种病症，称为肉瘤症。

【病因】巴格毒气。

【病位】皮下或脏器组织。

【病机】瘟毒、食毒、药毒等巴格毒毒气长期缓慢侵袭人体，使气血阻滞，毒与血相搏结成瘤包，瘤肉渐大、变硬，痛而不移；气血阻滞，卫外之气失调而见寒热；毒邪内侵，使内脏器官功能失调，气血生成减少，出现身体消瘦，面色不华。病程日久，脏器功能衰退。

【诊断】

1. 病史：不明。

2. 主症：肉瘤可触及，瘤块硬且痛，不能移动，时伴有寒热、身体消瘦、体倦乏力等症状。

3. 体诊：舌质开始为青暗色，后期舌质淡。

【治则】攻恶歼毒，散结消肿。

【治法】病初，身体不瘦，以攻毒散结消肿为主，用以毒攻毒之法，防止恶变，中后期，以调补元阳和攻毒消肿并举。剧痛给予止痛疗法。内外兼治，提高疗效。

药物疗法：

方药：铁板疡汤：半边莲15g，灯笼果15g，金刚刺15g，蜂窝球（冲天炮）6g，岩川芎10g，白花蛇舌草10g，铁板消10g，血当归10g。瘤肿大硬者加猫爪草、独角白及。每日一剂，水煎，分三次温服。

外敷疗法：

方法：鲜雪见七15g，鲜独角莲15g，共捣泥状，加冰片3g、雄黄粉3g、山栀粉15g，共研末与鸡蛋清调匀，敷肉瘤处，每日一次。

【服侍】

1. 做好思想工作，减少压力，保持心情舒畅；适当锻炼，调节气血自身功能。

2. 忌食香芋、魔芋、水牛肉、海鲜产品及辛辣、油腻食物。

3. 讲究卫生，清洁皮肤，不随意按压瘤包。

4. 对外用药物过敏者要停用，防止皮肤溃烂。

5. 密切观察病情变化。

【预防】加强锻炼，健身强体；注意饮食，增加营养，忌食酸、辣、酒等刺激性食物及腌制、烧烤食物。

写体克九子丸症（铁板丸症）

xiev tix kex jiux zix yanr zenf

国际音标： çie⁵³ t°i⁵⁵ k°e⁵⁵ tç°iu⁵⁵ tsi⁵⁵ jan²¹ tsen³⁵

【汉语名】铁板痒（丸）症

体内生毒沿筋脉入侵人体弯子部位，致使生产圆形肿块的一种病症，称为铁板痒症。现代医学中的肿瘤淋巴结转移病可参照本症治疗。

【病因】火毒与湿毒入侵人体后生成的生毒。

【病位】近原病灶弯子部位皮下。

【病机】由火毒或湿毒侵入某一脏器，发生疾病，久病不愈，产生生毒毒气，毒气循筋脉入侵颈项、饭丝骨窝、腋窝、大腿内卡等处，生长为痒子；痒子逐渐肿大至雀蛋或鹅蛋大小，久之溃破流脓血水。

【诊断】

1. 病史：有体内恶毒肿块病史。

2. 主症：颈项下或饭丝骨上窝或腋下、大腿内卡可触及肿块，推之不动，小者如雀蛋，大者如鹅蛋大小；溃破后流脓血水，可伴全身消瘦。

【鉴别】

1. 九子痒：多个肿块相连呈串珠，不红肿，推之可移，伴有下午发热，夜间盗汗，久之化脓。

2. 绊痒：肿块压之软、痛，原病灶愈后能自消，伴有恶寒发热。

【治则】攻恶生毒、消肿散结。

【治法】采取扶正与攻毒并举，内服配外敷治疗。

药物疗法：

方药：灯笼果15g，半边莲15g，金钢刺15g，蜂窝球10g，雷蜂窝6g，岩川芎10g，白花蛇舌草10g，铁板消10g，血当归10g。每日一剂，水煎，分三次温服。

外敷疗法：

法1：雷旦子、铁灯台、蜂窝球、黄药子、南星各适量，生用捣烂外敷或干品研细粉蜂蜜调外敷在铁板痒上，每日换药一次。

插药条疗法：

法2：五虎丹5g，糯米粉10g。将五虎丹与糯米粉调成糊状，做成1寸长锥形药条，阴干备用。将药条插入疡子内面，每隔1厘米插一根，每次插一侧；5~7天后再插另外一侧。若有新肿起，又按此法插入肿块。

【服侍】

1. 做好思想工作，减轻患者恐惧，帮助患者树立战胜疾病信心。

2. 做好皮肤服侍，保持皮肤清洁卫生。

3. 不挤压、不针刺肿块，防止毒气扩散。

4. 注意饮食营养搭配，忌食辛辣油腻食物。

【预防】积极治疗原发病，防止恶毒内窜。

肺阿纳卡老症（巴肺瘤症）

fief av lar kaf laox zenf

国际音标： fie^{35} a^{53} la^{21} k· a^{35} lau^{55} tsen^{35}

【汉语名】巴肺瘤症

巴肺毒邪侵犯肺部，出现以咳嗽、胸痛、消瘦、气促、咯血为主要表现的一种病症，称为巴肺瘤症。

现代医学中的肺癌病可参照本症治疗。

【病因】巴肺毒邪。

【病位】肺部位。

【病机】巴肺毒邪（如有毒烟雾、气体）。入侵肺部，损伤肺肉，贴在肺上，与肺肉一起长大，久之压迫正常肺，出现干咳或呛咳、气促、胸痛、消瘦等症状；重者咯血，胸饱满，呼吸困难，口唇发紫。瘤沿经外转，致使腋窝出现肿块，不能推动。

【诊断】

1. 病史：有雾毒长期接触史。

2. 主症：干咳或呛咳、胸刺痛、消瘦、气促、咯血、呼吸困难。

3. 体诊：舌紫或紫暗，苔白厚或黄厚，脉滑涩；眼白睛有点状灰白点。

【鉴别】

1. 肺劳病（肺结核）：咳嗽咯痰，午后发热，夜间盗汗，两颧发红；舌红，脉细数。X 线胸片、痰检可明确诊断。

2. 久咳症（慢性支气管炎）：反复发作，冬春季较重，咳嗽咯痰，痰多为白色或泡沫状，可伴有哮喘。消瘦不明显。

【治则】攻毒散结、止咳养肺。

【治法】早期诊断比较困难，需借助现代医学 CT、化验等。治法上根据体质决定方案方法，体质状况好的攻毒散结为主，兼以止咳养肺；体质差时，以攻毒益肺同用，控制病情发展，达到毒瘤与人体和谐相处，延长生存时间。

药物疗法：

方 1：巴肺散开汤：猫爪草 30g，漆姑草 20g，独角白及 15g，铁灯台 10g，儿多母苦 10g，观音坐连 10g，制半夏 10g，汁儿根 30g，荞麦三七 20g，铁包金根 15g。每日一剂，水煎，分三至四次服。适用于体质较好、毒邪重的患者治疗。

方 2：养肺化毒汤：奶参 15g，露水草根 10g，药百合 15g，铁包金果 10g，藤贝 20g，制半夏 10g，枞茯苓 10g，蜜炒枇杷叶 10g，冬古子壳 10g，岩前胡 10g。每日一剂，水煎，分二次服。

手术疗法：配合化疗或放疗。

【服侍】

1. 多做思想工作，保持乐观情绪，帮助患者树立战胜疾病信心，正确对待疾病，消除恐惧心理。

2. 居住环境好，远离烟雾，室内空气流通。

3. 适当加强营养，多给予新鲜蔬菜、水果，不吃腌制品及变质食物。

【预防】平时远离空气中漂动的毒邪，如烟雾、油漆、有毒尘灰等。室内保持空气流通，适量锻炼，多在无毒树林中休息散步。平时肺中有痰尽量咳出，防止毒邪记忆体伤肺。

窝得卡拉没盘症（恶蛇缠肚症）

or def kax lax mer panr zenf

国际音标： wo^{53} te^{35} $k°a^{55}$ la^{55} me^{21} $p°an^{21}$ $tsen^{35}$

【汉语名】恶蛇缠肚症

恶蛇毒邪侵犯人体肚胃，出现以上腹饱胀、疼痛，胃脘中有硬块、恶心或伴呕吐、嗳气吞酸，人体消瘦快，或呕血黑大便等为主要表现的一种病症，称为恶蛇缠肚症。

现代医学中的胃癌病可参照本症治疗。

【病因】恶蛇毒邪。

【病位】肚胃。

【病机】恶蛇毒邪（霉变、腌制等含毒邪食物）长期缓慢入侵胃病患者胃内，腐蚀胃体形成"嘎肉"，填在肚胃中，出现上腹胀痛，肚胃中有肿物支撑，食物难消而恶心呕吐，嗳气吞酸，身体消瘦；肿物被食物刺伤而呕血或黑大便。

【诊断】

1. 病史：有不良饮食习惯史。

2. 主症：开始上腹胀或隐痛，胃中有硬块伴恶心、呕吐，嗳气反酸，身体消瘦，重者便血或呕血，头晕乏力。后期剧痛难忍。

3. 体诊：早期开始舌暗红、苔黄，后期舌质淡、苔白；脉滑弦或细弱无力。

【鉴别】

1. 胃疡症（烂胃症）：上腹阵痛，伴有嗳气、反酸、呕吐，疼痛时手摸减轻、进食加重，胃脘摸不到包块。可伴有呕血或有黑大便。

2. 胃石症（又称胃柿症）：腹胀不痛，嗳气呈柿味，无呕血、黑便；有食生柿子史，手可摸到胃中团块。

【治则】攻毒散结，护胃消胀。

【治法】治法：早期不易诊断，对久治不愈或治疗无效的肚胃病请老药匠诊治，现可借助胃镜检查，尽早发现，早治疗。症象明显，诊断清楚后针对患者体质治疗，身体消瘦不明显，以攻毒散结为主，兼以护胃，体质不能受攻药时，补与攻相结合，以攻毒不伤正，补虚不助邪长为原则。

药物疗法：

方1：消块汤：生洋桃根20g，百味连7g，隔山消20g，猪殃殃20g，天青地红20g，毛耳朵藤叶30g，野辣子15g，藤豆根10g，乌金七15g，干蟾1g，独角白及15g。每日一剂，水煎，分三次服。适用于早期患者治疗。

方2：养胃消瘤汤：金豹参10g，鸡合子10g，五谷虫7g，打屁虫（炒）10g，谷芽10g，麦芽10g，天青地红15g，生洋桃根30g，隔山消10g，穿破石10g。出血加仙鹤草、棕搁根板炭、独角白及，大便干黑加土大黄（炒黑），疼痛明显加地雷。每日一剂，水煎，分三次服。适用于体虚或中晚期患者治疗。

方3：生洋桃根250g切片煎水当茶饮。

方4：石龙子、鼻涕虫、蜈蚣各三条，焙研细粉分六次服，每天二次，米汤水吞服。

手术疗法：

体质强壮者可考虑手术切除治疗。

【服侍】

1. 宜食细软、易化食物，少量多餐；忌食酸辣、油炸、腌制食物；饮水、饮食宜温，不能过热过凉。

2. 疏导情志，解释病情，使患者保持心情好，帮助患者树立信心。

3. 腹胀明显，协助患者腹部按摩。

【预防】平时养成良好的饮食习惯，做到饥饱有度，软硬适中，酸辣适量，细嚼慢咽；不吃或少吃零食，不吃或少吃腌制食物。禁食霉烂变质食品；注意饮食卫生，多食新鲜蔬菜。

王嘎拉卡老症（黄板症）

wanr gax lax kaf laox zenf

国际音标：wan²¹ ka⁵⁵ la⁵⁵ kʰa³⁵ lau⁵⁵ tsen³⁵

【汉语名】黄板症

由坏肝胆毒邪侵犯肝胆引起右上腹板硬，皮肤黄、眼黄、尿黄为主要症状的病症，称为黄板症。

现代医学中的肝癌、胆汁瘀积性肝硬化可参照本症治疗。

【病因】坏肝胆毒邪。

【病位】肝、胆。

【病机】坏肝胆毒邪通过饮食进入人体侵犯肝胆，使肝胆肿大变硬，颜色变暗，呈不规则结节状；胆水变质不通，流入全身，出现白睛黄、全身皮肤暗黄、尿黄；气滞血瘀致使肝硬、肿大，上腹呈板状、凹凸不平，伴有刺痛、全身暗黄、消瘦等症状；肝脏阻塞不通，生血减少，出现头晕、乏力，重者出现咯血、便血、皮肤紫癜。

【诊断】

1. 病史：有瘟黄症病及大量饮酒史。

2. 主症：右上腹胀满、刺痛，纳差、消瘦，全身皮肤暗黄、眼白睛黄、小便黄，触摸上腹板硬、隐痛。

3. 体诊：舌干瘦、苔黄，脉细弦。（B超、CT有助诊断）。

【鉴别】

1. 瘟黄症：全身皮肤、眼睛发黄，尿黄，伴发热、厌油、纳差、恶心、皮肤痒；舌边红、苔黄腻。

2. 肚胃痛症：腹胀，嗳气，吐酸水；腹痛，揉摸、进食或饥饿后减轻；腹软，无板硬块物。

【治则】攻毒软肝，活血退黄。

【治法】此症早期难发现，一般出现明显上腹板硬、刺痛，或全身皮肤，白睛、尿黄色才就医诊治，病情已到重症，治疗效果效差，在土家医中属难治性病。若症状轻，身体消瘦不明显时，以攻毒活血为主，症状明显的，以养肝散结为主，黄疸明显兼以退黄，辅以消食健胃之药。

药物疗法：

方1：龙金方：天龙7g，乌金七15g，半枝莲30g，蛇舌草30g，小蜂窝5g，粘衣花20g，瓜子金10g，牛大腕6g，半边莲10g。每日一剂，水煎，分二次服。

方2：二龙消开方：花龙10g，天龙7g，地钉子6g，红茵皮10g，刺猪毛10g，九盏灯10g。研末冲服，每次5g，每日二次。

外敷疗法：

方法：活癫克蚂一只。捣烂与面粉调敷右胁部，每日换药一次。

【服侍】

1. 帮助患者解除顾虑，减轻思想压力。

2. 居住环境舒适，通风干燥，室内可置红色植物或花卉，适当放优雅音乐。

3. 饮食清淡，忌食油腻、腌制、变质食物。

4. 勤换内衣。

5. 帮助指导患者进行皮肤擦浴，减轻皮肤瘙痒。

【预防】平时注意饮食卫生，不吃霉烂变质食物，不酗酒，少吃或不吃腌制食物。

第四节　泽毒病（水毒病）

cer duf binf

国际音标：ts°e²¹ tu³⁵ pin³⁵

【汉语名】水毒病

因体内积水过量，水毒之邪伤害机体而导致的一类疾病，称为水毒病。

水与食物是人体必需的养分，根据体内需要从口饮入一定的量，保证人体功能活动需要。由于误入大量水到肚胃很快进入脏器组织内，停聚变成毒水而发生病变；正常之水在脏器组织内流动，一旦某一脏器发生病变，使该部位水停止不动，变成毒水，经水管外溢，大量流出到人体腔隙内，引起肿胀、疼痛，影响功能活动。

致病特点：在上元胸出现胸胁痛，呼吸不畅；在上元头引起头胀痛，呕吐；在中元腹出现腹胀；在肌肤出现水肿等。

常见病症：有水中毒症、箍胸症、中满症等。

治疗法则：赶毒利水。

泽毒召辽症（水中毒症）

cer duf zaor liaor zenf

国际音标： ts°e²¹ tu³⁵ tsau²¹ liau²¹ tsen³⁵

【汉语名】水中毒症

水毒邪气，伤害机体，出现以水肿、头昏脑胀、心悸气促、昏迷为主要表现的病证，称为水中毒症。

【病因】水毒邪气。

【病位】全身皮肤、肌肉、脏器。

【病机】因溺水或强行灌入大量水液进入体，水毒邪气很快进入肚胃脏器、皮肤、脉管，弥漫全身而致病。水积肚胃时出现上腹膨胀、呕吐水液，腹部有动荡水声；在体表则见皮肤肿胀发亮；在脑内，出现头昏脑胀；在心，出现心慌、烦燥，面色发紫；在肺，出现咳嗽或吐泡沫带血。重者昏迷、人事不醒。

【诊断】

1. 病史：有误入大量水液史。

2. 主症：肚胃极度膨胀、有振水声，恶心呕吐，皮肤肿胀、压之没指，头昏、脑胀、意乱，头痛，心慌心烦、咳嗽气促或吐粉红色血痰，重者昏迷。

3. 体诊：舌淡胖大，苔白滑；脉实。

【鉴别】

1. 上腹膨胀与恶蛇缠肚症鉴别：恶蛇缠肚症，腹胀过程漫长，逐渐加重；腹部可触及硬块，无振水声。

2. 水肿与亮肿症鉴别：亮肿症无大量水误入史；水肿早期以头面下肢为主，后期全身水肿。

3. 咳嗽、气促、吐粉红色血痰与心、肺衰竭症鉴别：心、肺衰竭症有慢性心或肺病史，无大量误入水液史。

【治则】利生水毒排尿补精。

【治法】治法：水大量入肚胃，早期，通过按压上腹或催吐方法尽快排出体外；中后期，水入脏器组织内属危症，尽快赶水利尿，促进排泄，用通关药口服或药物贴脐。身体出现中毒症状，脑、心症状明显，应以化毒补精，到医院抢救结合现代医学，纠正水电解质紊乱，补充钾、钠、氯、钙等电解质。

药物疗法：

方1：双蒂催吐方：柿蒂2个，南瓜蒂1个。研细粉，灌服催吐。适用于水入肚胃中但尚未入脏器血脉中者。

方2：赶水化毒散：竹丸10g，松苓10g，土狗17个，叫叽子12个，轻粉0.1g。共研细粉分两次吞服。适用于水入脏器脉管但中毒症状轻者。

调养疗法：

法1：锅巴盐3g，红糖30g，鲜果汁50g，凉白开水300ml制作成口服液。轻者每日1～3剂，重症每日4～6剂。

外敷疗法：

法2：轻盐3g，轻粉0.5g，研粉敷肚脐上。每日换药一次。

【服侍】

1. 迅速排除肚胃中过量水液。

2. 患者取半卧位，减轻脑及心肺压力。

3. 随时观察小便情况，准确计量日排尿量。

4. 观察神志状况。

【预防】注意安全，避免坠入水中；提高警惕，防止他人强行灌水液。

心堂箍捏症（箍胸症）

xinx tanr gux niex zenf

国际音标：çin^{55} t°an^{21} ku^{55} ȥie^{55} tsen^{35}

【汉语名】箍胸症

箍胸毒邪侵犯肺及肋膜，导致肺津失控，流入肺外肋膜内，引起以发热，胸痛、胸胀、气促为主要表现的一种病症，称为箍胸症。

现代医学中的结核性胸膜炎可参照本症治疗。

【病因】箍胸毒邪。

【病位】肺及肋膜内。

【病机】箍胸毒邪经呼吸道侵入肺肉中和肋膜上，使肺津不能外出，影响肺舒张和呼吸，出现发热、胸痛、病侧胸胀满，气促，消瘦等症状。

【诊断】

1. 病史：有肺痨病邪接触史。

2. 主症：低热，胸痛、胸胀，气促，消瘦。

3. 体诊：舌红少苔，脉沉实或滑数；患侧胸肋饱满。手感不到讲话音力；听诊：耳贴胸听不到咳嗽及讲话声。

【鉴别】

1. 脓毒胸症：高热、面红，胸痛明显，口干渴；舌红苔黄、脉滑数。

2. 毒气胸症：发病急，胸痛胀闷，呼吸困难，口唇发紫，心跳加快。

【治则】利生水毒，通络宣胸。

【治法】早期，用败毒宣胸之法阻止毒水上涨，影响呼吸，中后期，要赶毒排水，尽快消除毒水。

药物疗法：

方1：败毒利胸汤：焊菜100g，细锯草10g，铁包金根20g，狗柑皮7g，水蜈蚣7g，冬古子壳10g，香蒿15g。每日一剂，水煎，分三次服。适用早期发热胸痛患者治疗。

方2：泽漆化饮煎：泽漆10g，法夏10g，生姜6g，红苏6g，白前10g，茯苓9g，甘草4.5g。无寒象去红苏、生姜，加苏子20g，白芥子10g，通草6g。每日一剂，水煎，分二次服。

外敷疗法：

方法：生焊菜、皮子药叶、芥子菜、铁包金叶各50g，共捣烂敷患侧胸胁部。适用胸痛、胀明显者。

【服侍】

1. 居住通风干燥处，远离烟雾和刺激性气体。

2. 避风寒防受凉，适时增添衣被。

3. 忌饮酒。食牛肉、狗肉、辣椒及生冷食物；少食盐，戒烟。

【预防】平时加强锻炼，增强体质，防止毒邪入侵而发病。

消且他症（中满症）

xiaox qiex tax zenf

国际音标：çiau^{55} tç°ie^{55} t°a^{55} tsen^{35}

【汉语名】中满症

因酒酪温瘟之毒侵犯人体，损伤中元，出现以腹满胀大，脉络暴露，面色苍黄，四肢干瘦，胁下有结块为主要表现的一种病症，称为中满症，又称中板症、臌胀症。

现代医学中的肝硬化腹水可参照本症治疗。

【病因】温瘟毒气、酒酪、食物毒等。

【病位】中元肝肚。

【病机】湿瘟或酒酪、食物毒损伤中元肝肚，导致功能衰败，再生生水之毒，血挡于中，气机阻塞，以致成为水停、气结、血瘀，最后成为中满症。

【诊断】

1. 病史：有瘟黄病史。

2. 主症：腹胀大，胁下有结块，全身肿，脉络暴露，腹皮绷紧，时有胸缕，手掌现红丝，纳差，大便稀或干，小便少；重者见呕血、黑大便、昏迷、黄疸。

3. 体诊：舌质红，舌苔白带黄；脉弦缓。

【治则】攻生水毒，扶中消满。

【治法】腹胀满难受，出现呼吸急促，重在利水消肿；腹胀胁下有结块时，重在扶中消满，防止变症；呕血、黑便先止血；昏迷者，先开窍醒神。

药物疗法：

方1：土柴胡15g，山鲤鱼10g，尿珠子根10g，大血藤30g，草泽兰15g，腹水草15g，饮豆子50g，石竹子花15g，中搜10g。每日一剂，水煎，分三次服。

方2：大腹皮15g，冬瓜皮15g，龙胆草15g，水龙胆15g，克马草15g，党参15g，白术15g，金柴胡15g，枳壳10g，茯苓15g，甘草6g，芭蕉根15g，五虎进根15g。每日一剂，水煎，分三次服。

方3：芙蓉根10g，萝卜七15g，苦荞头根15g。每日一剂，水煎，分三次服。

食物疗法：

方法：鲫鱼10条。放在童尿中浸泡7天，取出晾干后用火烤熟吃。每日吃一次，每次一条。

【服侍】

1. 适当活动，睡眠充足，活动有规律，防止疲劳。

2. 宜清淡饮食，忌肥甘厚味，膨胀明显时忌盐。

3. 下肢过度水肿时，防止皮损流水，变生疮疡。

【预防】注意饮食卫生，劳逸结合；禁饮酒，忌食肥腻食物。

第五节　聋色毒病（痰毒病）

longx ser duf binf

国际音标： $lun^{55} se^{21} tu^{35} pin^{35}$

【汉语名】痰毒病

体内水分被阴火煎熬，形成胶状物，变生痰毒，破坏人体功能而引起的一类病症，称为痰毒病。

人体内各脏器组织有水存在，某一处因阴火煎后变成黏稠状物，形成痰毒，不能流运，出现瘀阻。易发生的部位有脑髓、肺、中元腹部，大节腔隙等。

致病特点：临床症状因部位不同有不同表现，在脑髓有脑脉不通，出现头晕，语言、思维不灵，四肢麻木，活动受障碍；在肺使气道受阻，出现胸部闷、咳嗽吐痰、气喘；在腹出现腹大如棉团状，胀痛；在四节出现关节肿痛化脓，活动欠灵活；在皮肤出现鼓坨、痒子肿大。

常见病症：痰厥风症、痰瘤症、眩晕症、痰喘症、棉花肚症等。

治疗法则：化毒涤痰。

聋色思翁症（痰厥风症）

longx ser songr zenf

国际音标： $lun^{55} se^{21} sun^{21} tsen^{35}$

【汉语名】痰厥风症

因肺中痰毒上犯脑窍而出现突然昏倒、不省人事的一种病症，称为痰厥风症。

现代医学中的肺型脑病可参照本症治疗。

【病因】肺痰毒。

【病位】肺、脑。

【病机】肺痰毒，上犯大脑，致使上蒙脑心、脑窍被蒙，出现突然昏倒、不省人事；痰阻气道则见喉有痰鸣，呼吸困难。

【诊断】

1. 病史：有久哮喘史。

2. 主症：平素咳嗽多痰，忽然昏倒在地、不省人事，呕吐痰沫，呼吸困难。

3. 体诊：舌苔厚腻，脉沉滑。

【鉴别】

1. 血厥风（出血、缺血性中风）：有头痛头晕、高血压病史，无咳嗽吐痰病史；发病急，多伴有半身不遂。

2. 炸头瘟症：有高热抽搐、呕吐、全身僵直症状。

3. 脓脑症：有生疱生疮史，高热、头痛明显，伴呕吐。

【治则】豁痰攻毒，醒神开窍。

【治法】痰毒犯脑，治以豁痰攻毒，醒神开窍，尽快促使苏醒。

药物疗法：

方1：醒神豁痰方：水菖蒲20g，牛胆星10g，水竹沥30ml，姜半夏10g，白芥子10g，紫苏子20g，麝香200mg。每日一剂。水竹沥、麝香单独冲服，余药水煎，分三次服。

方2：枳实10g，半夏10g，南星10g，厚朴10g，白芥子10g，苏子10g，莱菔子10g，甘草6g，瓜蒌10g。热重，加山栀、黄芩。每日一剂，水煎，分三次服。

针灸疗法：

昏迷时配合针灸治疗。

【服侍】

1. 平卧，头偏向一侧，防止痰阻窒气道，及时清除口中痰涎。

2. 饮水进食采取半卧位，徐徐送下，防止呛入气道。

3. 饮食宜清淡，忌食油腻、辛辣食物。

【预防】平时积极治疗肺中痰湿；加强锻炼，健身强体。

聋色卡老症（痰瘤症）

longx ser kaf laox zenf

国际音标： luŋ^{55} se^{21} k°a^{35} lau^{55} tsen^{35}

【含义名】痰瘤症

因体内痰毒经脉络传至皮下，并聚积皮下形成包块的一种病症，称为痰瘤症。

现代医学中的皮下脂肪瘤可参照本症治疗。

【病因】体内肥甘厚味食物变生的痰毒。

【病位】人体皮下。

【病机】脏腑功能失调，气化失调，食过于肥甘厚味，变生痰毒，通过经脉传送至皮下，聚积而形成圆型包块，按之柔软，不痛，大小不等。

【诊断】

1. 病史：可有膏脂摄入过多史。

2. 主症：全身皮下可触及痰包，大如鸟蛋、小如黄豆，不红不痛，按之揉软，推之不移。

3. 体诊：舌胖苔白，脉滑。

【鉴别】

1. 皮肤癌：肿块多为单个，形状不规划，压之坚硬，不能移动；久之溃烂如菜花状。

2. 肉瘤症：肿块多发生在人体侧弯部，重者伴发热；肿块明显，有压痛、较硬，不能推移。

【治则】化散痰毒，破结消肿。

【治法】发现皮肤下有痰包后，应进行鉴别诊断，排除类症。不要随意刺破痰包，防变性，如发生红肿痛，按火毒治疗。治疗以内服为主，配合饮食疗法，持之以恒。

药物疗法：

方药：蜂科莲 15g，八角莲 10g，香附子 10g，青皮 10g，枳壳 10g，见风消 10g，散血连 20g，橘核 20g。每日一剂，水煎，分二次服。

【服侍】

1. 少吃或不吃肥甘厚味之品及辛辣食物。

2. 内衣要宽松，防止挤压，内衣裤以棉麻制品为佳。

3. 保持皮肤清洁卫生，不能搓挫包块。

4. 不要用针穿刺或用火直接灸包块。

【预防】少吃肥甘厚味食物，适当进行体育锻炼。

丸子卡老症（绊痒症）

yanr zir kaf laox zenf

国际音标：jan²¹ tsi²¹ kʰa³⁵ lau⁵⁵ tsen³⁵

【汉语名】绊痒症

体内痰火毒邪，经脉络入侵人体弯子部，致使痒子肿大的一种病症，称为绊痒症。

现代医学中的急性淋巴结炎可参照本症治疗。

【病因】体内火毒变生之痰火毒邪。

【病位】人体弯子内皮下。

【病机】体内火毒伤血腐肉后成为痰火毒，经脉络入侵原病灶邻近部位痒子窝处，引起痒子肿大，如腋下、腹股沟、颈部痒子窝等，肿坨初起微疼痛，随着病情发展肿坨越来越大，伴有畏寒发热、四肢活动受限，久之可出现溃破流脓。

【诊断】

1. 病史：有皮肤生疱疮史。

2. 主症：痒子窝肿坨红肿疼痛，四肢活动受限，恶寒发热，重者肿坨化脓溃烂。

3. 体诊：舌老红、苔黄干、脉数。

【鉴别】

1. 铁板痒：肿块小、无红肿疼痛，不活动，压痛不明显，无畏寒发热。

2. 九子痒：肿块多发生在颈项部，发病缓慢，初起不痛，病久化脓，伴有潮热盗汗。

【治则】化散痰毒，消肿散结。

【治法】内服外敷药同治，防止化脓溃烂。晚期：成脓后手术切开引流或用箍药围之，促进消退。

药物疗法：

方1：绊痒汤：犁头尖 15g，十大功劳 10g，牛克膝 10g，千年老鼠屎 3g，黄瓜香 10g，毛猴子 10g，苞谷七 10g，百味莲 10g，铁灯台 10g。每日一剂，水煎，分三次服。

方2：蜂窝球 15g，铁马鞭 12g，老君扇 10g，下搜山虎 5g，铁灯台 10g。每日一剂，水煎两次服，去渣，分三次服。

外敷疗法：

方1：三步跳 2g，生姜 6g，白酒适量。共捣烂取汁涂患处，每日五至七次。适用于早期。

方2：地螺丝、震天雷、路边黄、鸡爪黄莲、野棉花根各10g，梅片2g。共研细粉涂患处，每日二次。适用于成脓期。

方3：木芙蓉叶或皮10g，雷蜂窝10g，绿葡萄根10g，山乌龟10g，梅片1g。先将雷蜂窝焙干研细末，余药捣烂成泥状敷于初起之病灶与疡子上，每日换药1次。如有溃烂者将上药焙干细末，先将溃烂处用淡盐水或浓茶水洗净再上药粉，每日二次。

手术疗法：

化脓者切开引流。

【服侍】

1. 注意休息，少活动，减轻挤压。

2. 忌食辛辣、蛋类、鱼虾食品。

3. 手术切开或溃烂者，要保持脓液流出畅通。

【预防】积极治疗原发病灶，少食辛辣食物。

空底丸子卡老症（九子痒症）

kongx dix yanr zir kaf laox zenf

国际音标：$k°un^{55} ti^{55} jan^{21} tsi^{21} k°a^{35} lau^{55} tsen^{35}$

【汉语名】九子痒症

因肺劳痰毒入侵人体颈部，并在颈部形成多个肿坨的一种病症，称为九子痒症，又称瓜藤痒症。

现代医学中的颈部淋巴结核病可参照本症治疗。

【病因】肺劳痰毒。

【病位】颈项部皮肉下。

【病机】肺劳患者之肺内痰液，变生痰毒，随经脉入侵人体颈项皮肤肌肉之间，致使颈部出现肿坨，少则二至三枚、多则十余枚，大小不等，连成一串，推之活动，经久不愈。

【诊断】

1. 病史：有身体虚弱病史。

2. 主症：颈项部多个肿坨，大小不等，不觉疼痛，可融合成串，伴有下午、晚上潮热盗汗。

3. 体诊：舌嫩红、少苔、脉细数。

【鉴别】铁板痒：颈部肿块开始为单个，很快融合成块，不活动，一般不溃烂，消瘦快。

【治则】攻毒化痰，散结消肿。

【治法】早期以化痰散结败毒之法内外夹攻，阻止破溃。晚期现出破溃流脓，要扶正败毒，促进收口愈合。

药物疗法：

方1：九子痒汤：红苏麻子30g，蜂斗草15g，猫爪草20g，千年老鼠屎15g，黄蜂窝

5g，雷旦子7g，土贝母15g，羊角辛10g。每日一剂，水煎，分三次服。

方2：清矾、明矾、滑石、火硝、水银、食盐、雄黄、朱砂各50g。制成丹药。每次6g，每日三次。

方3：牛大黄10g，铁灯台8g，鹅不食草10g，上搜山虎10g，三百棒15g，百部15g，见肿消10g。每日一剂，水煎，分三次服。

外敷疗法：

方1：木耳50g，山鲤鱼50g，蜈蚣50条，三步跳50g，蝎子50g，催米虫50g，红娘50g，水粉50g，黄丹100g，没药50g，柑子皮50g，山茶果50g，儿茶50g，斑蝥50g，银珠50g，麝香9g。制成膏药涂患部，一次涂1～3个肿块，待愈合后再涂剩余的肿块。

方2：生狗牙菜25g，生下搜山虎20g。共捣烂，外敷患处，每日换药一次。

【服侍】

1. 忌食辛辣、豆类食物，注意营养。
2. 调节情志，保持心情舒畅。
3. 注意皮肤卫生，时常清洗，防止皮肤受伤。
4. 化脓破溃患者，要保持脓流出畅通，防止阻塞。

【预防】及时治疗原发病灶，讲究卫生，加强锻炼。

第六节　尔车毒病（尿毒病）

ex cex duf binf

国际音标： e^{55} ts$°$e^{55} tu^{35} pin^{35}

【汉语名】尿毒病

机体代谢产生的毒气或外感风湿毒气，伤及水经脉、腰子、血液而引起的一种疾病，称为尿毒疾病。

人体尿液是机体功能活动后产生的一种废水及其废物，经水经脉流到腰子，经腰子再处理后，把废物及尿水通过排尿管道，送到尿脬内盛装，满后经大尿管排出体外。

致病特点：尿毒病的产生，一是多发生在体内产生过多的废水、废物变成毒邪；二是有毒物质的毒邪，在水经脉中流时伤及水经脉，使毒邪不能排出；三是毒邪伤及腰子，排毒功能下降所致。毒邪记忆体伤及气、血、精物质，引起体功能紊乱，弥漫全身，而发病。

常见病症：有奇肿症、尿闭症等。

治疗法则：化毒利尿，排毒消肿。

胡迫胡拉症（奇肿症）

hur pex hur lax zenf

国际音标： xu^{21} p$°$e^{55} xu^{21} la^{55} tsen^{35}

【汉语名】奇肿症

风毒、湿气入侵人体，形成尿毒毒邪，使腰子排废功能下降，出现全身皮肤水肿、腰酸乏力的一种病症，称为奓肿症。

现代医学中的慢性肾小球肾炎、慢性肾盂肾炎、肾功能不全可参照本症治疗。

【病因】风毒与湿气合伴的尿毒病邪。

【病位】腰子。

【病机】风毒病邪毒风与湿气合并生成的一种毒邪，侵犯人体、损伤腰子，进而损伤人体内气、血、精物质，致使全身皮肤浮肿，精神差，腰酸乏力，小便少。

【诊断】

1. 病史：有亮肿症或尿急症病史。

2. 主症：全身浮肿，面部尤甚，下肢水肿按之没指；腰酸乏力，精神差，反复发作。

3. 体诊：舌胖，苔白滑，脉细滑。小便化验有助确诊。

【鉴别】

1. 亮肿症：为风毒邪所致，以胀皮及面部亮肿为特点，一般腹及下肢无水肿。

2. 心性水肿：水肿以下肢为主，伴有心慌心急、气促，不能平卧，一般面部不肿。

【治则】排毒利尿，消肿护肾。

【治法】发生奓肿症后，治疗以护肾与祛毒并举，利尿与补精并用，休息与活动结合。此症多反复，服药时间宜久。

药物疗法：

方 1：糯米狗崽消肿汤：牛补药 15g，小人参 15g，糯米菜 30g，隔山撬 30g，土狗崽 6 个。土狗崽研细粉冲服；每日一剂，水煎，分三次服。若小便挟血加白三七 6g，茅草根 10g，棕木闾根炭 10g。

方 2：丝棉皮 20g，坤草 50g，玉龙须 20g。每日一剂，水煎，分三次服。

【服侍】

1. 宜淡盐，水肿重者忌盐，忌食辛、辣、酸食物。

2. 注意休息，适当活动，禁体力劳动和体育竞赛，重者宜卧床休息。

3. 避风寒，防感冒。

【预防】加强锻炼，增强体质；避风寒、防感冒。

尔扯剥赤太症（尿闭症）

ex cex bor cir taif zenf

国际音标：e^{55} $ts^{\circ}e^{55}$ po^{21} $ts^{\circ}i^{21}$ $t^{\circ}ai^{35}$ $tsen^{35}$

【汉语名】尿闭症

因体内积存废物变生尿毒邪气，损伤人体气、血、精及其腰子，引起全身浮肿、精神萎靡、尿液减少的一种病症，称为尿闭症，又称尿毒症。

现代医学中的尿毒症可参照本症治疗。

【病因】尿毒邪气。

【病位】腰子、血液。

【病机】外邪侵犯腰子，腰子功能减退，体内尿毒不能全部排出，使血脉内尿素逐渐增多变生毒邪，伤及人体脏器组织。体内尿素增多，呼气时有尿味；毒邪伤气、血、精而见精神差，乏力，头晕；伤腰子见腰酸，全身浮肿，尿量减少或无尿。

【诊断】

1. 病史：奤肿症久治不愈所致。

2. 主症：精神萎靡，疲乏无力，头晕，腰酸痛，全身浮肿，尿量减少。

3. 体诊：舌淡，苔白滑，脉细滑。闻诊：呼气时有尿液气味。

【鉴别】

1. 奤肿症：呼气无尿味，浮肿多见眼及面部，尿量正常。

2. 心阳虚肿，全身浮肿，下肢尤重，伴心悸，活动后气促，呼气无尿味。

【治则】排毒通尿，健腰理血。

【治法】内服与保留灌肠治法，达到利尿排毒目的，血虚、肾虚要补肾补血。本症多数预后差。

药物疗法：

大通条根、牛大碗根、藤藤菜根、牛白黄各50g。水煎，保留灌肠，每日二次。

外敷疗法：

搜山虎根、活土狗、活蚯蚓、小通条叶，各30g，共捣烂贴双则肾俞穴，每日换一次。

【服侍】

1. 忌食盐或食用少量秋石，限制水入量。

2. 卧床休息，少活动，室内宜通风向阳。

3. 观察尿量及时组织抢救。

【预防】加强锻炼，健身强体；积极治疗原发病灶。

第七节 色毒病（粪毒病）

ser dur binf

国际音标： se^{21} tu^{21} pin^{35}

【汉语名】粪毒病

因体内粪毒伤及肠道，或外界粪毒侵犯皮肤而引起的一类疾病称，为粪毒病。从口进入的食物，在肚胃消化后到肠内，残渣形成为粪便，在大肠内贮存，没有及时排出体外，便产生一种毒邪；或被坏肠毒邪染食物传到肠内，侵犯肠膜及肠肉，而发病。

致病特点：一旦肠膜肉发病变，使食物残渣不能及时排除，久之成为粪毒邪，又伤及肠道，出现大便稀烂，或干结成颗粒；伤及肠膜出现脓血黏液便。

常见病症：有肠结症、嘎啦症、嘎痛症、水锈症、黄奤症等。

治疗法则：攻毒通便、行气活血、燥湿止痒。

被拉糯替付症（肠结症）

bif lax loft tix huf zenf

国际音标： pi³⁵ la⁵⁵ lo³⁵ t°i⁵⁵ xu³⁵ tsen³⁵

【汉语名】肠结症

因体内粪毒绞肠病邪损伤肠管，出现以腹绞痛、腹胀、大便不通、呕吐等表现的一种病症，称为肠结症。

现代医学中的不完全性肠梗阻病可参照本症治疗。

【病因】粪毒绞肠病邪。

【病位】大肠。

【病机】体内粪毒绞肠病邪侵犯肠壁，使气滞血瘀、肠管不通，出现腹绞痛，大便不通，恶心呕吐；久之肠管阻塞，出现呕吐粪便物；肠坏死后，大便流入下元空仓内，出现板状腹。

【诊断】

1. 病史：有饮食不节不洁史。

2. 主症：早期腹绞痛，恶心呕吐，大便不通，肠叫声明显，无屁出；中后期全腹痛，腹胀呈铁板状，压痛明显，呕吐粪便，肠叫声消失，伴发热，重者面色暗白。

3. 体诊：早期，舌红绛，苔黄燥，脉实；中后期，舌干、红绛无苔，脉细紧或微弱。

【鉴别】

1. 绞肠痧症：饮食不当所致。恶心呕吐，腹绞痛，大便水样泻，肠叫音多、浊。舌红，苔黄腻，脉滑数。

2. 肠虫打结症：肠内蛔虫缠绕阻塞肠道所致。腹痛呈阵发性，腹部可摸到虫团，腹软，大便不通，有少量水样便排出，肠叫音不响亮，有屁放。

【治则】攻毒通便，行气止痛。

【治法】早期，尽早攻毒通便，泻下粪毒是治疗关键。中期，有气滞血瘀，在攻毒通便基础上佐以行气活血，恢复肠功能，晚期，肠坏死，穿孔，粪便流入下元空仓内，属危症，采用现代医学手术抢救治疗。

药物疗法：

方1：攻毒通肠方：牛耳大黄 15g，大通条根 10g，小通条树 10g，搜山虎 10g，皮硝 10g，炒萝卜子 15g，水木香根 10g。水煎服，每日一至二剂。适用于早期治疗。

方2：攻毒理肠方：牛耳血丝大黄 15g，幼狗柑 10g，红藤 10g，桃仁 10g，青木香 10g，原皮 15g，搜山虎 15g。每日一至二剂，水煎服。适用于中期伴有气滞血瘀患者治疗。

外治法：

法1 熨赶疗法：将食盐炒热，用布包后在腹部熨赶，顺时针方向，反复多次熨赶。

法2 拨肠结法：在腹部最痛点，用双大拇指压在肠结处向外拨。适用早期治疗。

法3：针刺疗法：用银针刺肠结周围。

法4：手术疗法：如没有矢气，腹胀明显，服药无效者应手术治疗。

【服侍】

1. 禁食。

2. 观察腹痛和放屁情况。不要用阿片止痛。

【预防】平时进食细嚼慢咽，饮食有节，不暴饮暴食，剧烈活动后待休息片刻后进食。

被拉热途症（嘎啦症）

bif lax ref tur zenf

国际音标：$pi^{35} la^{55} ze^{35} t^{o}u^{21} tsen^{35}$

【汉语名】嘎啦症

派乃粪毒邪入侵人体，使肠膜受损，出现以腹痛腹胀、黏液脓血便为主要表现的病症，称为嘎啦症。

现代医学中的慢性溃疡性结结肠炎病可参照本症治疗。

【病因】派乃粪毒邪。

【病位】大肠。

【病机】派乃粪毒邪在肠道，使肠膜受损，转运失常，出现腹痛腹胀，大便呈干颗粒状；毒邪与湿气相合，见脓血便或黏液便。饮酒、吃辣椒等刺激物可加重病情。

【诊断】

1. 病史：不明，与饮食无节可能有关。

2. 主症：腹胀、腹痛，时发时止，痛无定处，以左下腹多见，口干苦，大便干呈颗粒状，或干稀交替出现，伴有黄色或白色黏液或脓血便，肛门坠胀。

3. 体诊：舌质红，舌苔黄，脉滑数。

【鉴别】

1. 慢性痢疾：中下腹胀痛，恶心，稀脓血便，里急后重。

2. 巴肠瘤（直结肠癌）：左下腹胀痛，血便或脓血便，自觉肠中有异物感或大便不尽感。

3. 嘎痛病：以腹胀、腹痛、水样泻为主，泻完逐渐好转。肠镜检查有助于确诊。

【治则】排毒散热，疏肠止痛。

【治法】宜早治，有腹痛腹胀伴有大便异常时，用赶毒、疏肠、散热之药。此症易反复发作，表现病情缠绵逐渐加重过程，因此，治疗周期要三个月以上。对于反复发作，有脓血黏液便，里急后重者为肠膜溃烂，宜口服药与药物保留灌肠相结合方法治疗。

药物疗法：

方1：龟龙汤：水黄连10g，山乌龟10g，岩丸子10g，隔山消（米炒）10g，百味连10g，青根（水龙骨）10g。每日一剂，水煎，分二次服。适用早期患者治疗。

方2：肠得清：奶浆草15g，马齿苋15g，穿心连15g，岩丸子10g，赶山鞭10g，每日一剂，水煎，分三次服。适用于轻症患者治疗。

外治法：

法1 灌肠疗法：苦参15g，地苦胆6g，五倍子6g，儿菜6g，奶浆草10g，马齿苋10g，每日一剂，水煎 2 次，取汁 200ml 保留灌肠，连用五次后，休息二天再重复应用。

法 2 外敷疗法：陶珠丸贴肚脐，每日换一次。

【服侍】

1. 饮食宜温服，忌食辛辣、酒以及油腻。以清淡为主。

2. 给病人多解释病情，坚持长期用药，保持良好心态。

3. 腹胀明显给予腹部热敷，或顺时针按摩腹部，每次约半小时。

4. 保留灌肠前须排完大小便，取右侧卧位，深度 15~20cm，温度 37℃ 左右，灌完后，臀部需垫高。

【预防】平时养成良好的饮食卫生习惯，食物清洁、新鲜，饭前便后洗手，饮食有规律，定时定量；饮食宜清淡，少吃酒、辣椒、油炸食物。

没地恶他答症（嘎痛症）

mer dif wor tax dar zenf

国际音标： me^{21} ti^{35} wo^{21} t°a^{55} ta^{21} tsen^{35}

【汉语名】嘎痛症

由粪毒邪气进入人体侵犯肠膜，引起以腹痛、腹泻或白冻便为主要表现的病症，称嘎痛症。

现代医学中的易激性肠炎病可参照本症治疗。

【病因】粪毒病邪。

【病位】大肠。

【病机】含有粪毒病邪的食物残渣存于大肠，毒邪窜入肠肉，引起肠络气滞不通，出现腹胀腹痛；肠膜功能失常，吸收功能下降而出现水样泻便，或大便不畅、黏液便等。

【诊断】

主症：腹痛、腹胀、腹泻，肠鸣，排完后腹胀腹痛消失，反复出现，或大便不尽、黏液便。

体诊：发作时舌边红，苔黄，脉弦；平时舌淡白，脉缓。

【鉴别】

1. 霍乱症：恶心、呕吐、全腹绞痛，泻水样便，每日数十次。

2. 嘎啦症：中下腹胀痛，大便干结呈颗粒状或稀溏便，伴有黏液血便，无恶心呕吐，反复发作。肠镜检查有助于确诊。

【治则】赶毒理气，止痛止泻。

【治法】发作期，用赶毒理气，止痛止泻法以治其标；缓解期，用健肚益肠法治疗，以增强肠膜功能，减少复发，以治其本。

药物疗法：

方 1：五八肠炎方：太子参 15g，苦木 15g，空心木香 10g，草血竭 10g。每日一剂，水煎，分二次服。

方 2：叶珠翻白地锦汤：叶下珠（醋妙）15g，翻白草 10g，炒地绵草 10g，刺黄连 10g，香血藤 10g。每日一剂，水煎，分二次服。

方3：岩丸子10g，水木香20g，血蜈蚣10g，共研细粉吞服，每次1g，每日二次。

灸穴疗法：

方1：在骶尾关节处，隔姜片用灯心火灸，每日一次。

方2：艾绒、飞龙掌血叶、樟树叶各适量。加2成艾绒，燃烧后隔姜熨肚脐眼、足三里，每日一次。

【服侍】

1. 饮食宜清淡，忌食酸辣、油炸以及鱼虾、蛋类、葱蒜等食物。

2. 注意调理情志，做好思想疏通工作，防郁闷、怄气。

【预防】禁食白酒，辣椒、芫荽、虾仁等食品。

色毒召辽症（水锈症）

ser duf zaor liaor zenf

国际音标： se^{21} tu^{35} tsau^{21} liau^{21} tsen^{35}

【汉语名】水锈症

粪毒水锈邪气入侵人体手足，出现以手指、足趾缝隙皮肤上起水疱、糜烂、瘙痒等皮肤症状以及头晕、眼花、乏力、黄肿等全身症状为主要表现的病症称为水锈症。

现代医学中，手足感染钩虫幼虫引起的炎症，可参照本症治疗。

【病因】粪毒水锈邪气。

【病位】手指、足趾缝隙皮肤及血床。

【病机】发病：患有粪毒邪气的患者，大便未经沤制直接倒入田间，在劳作时手足皮肤接触后毒邪进入指、趾皮肤而发病。粪毒邪气侵犯皮肤，出现指、趾缝起水疱、糜烂、流水、瘙痒；毒邪进入血液，出现头晕、眼花、疲劳、乏力等，变生黄臃症。

【诊断】

1. 病史：有接触此类病粪便污染泥土史。

2. 主症：手指缝、趾缝起水泡、糜烂、瘙痒，毒邪进入血液后破坏血液，出现血虚证，有头晕、眼花、疲劳、乏力症状。

3. 体诊：在外，灯下可见患处有白线毛伸出。入血，见面部浮肿、全身暗黄、眼边内白，指甲无血色，舌淡，苔白，脉细无力。

【鉴别】沙虫症（又称足癣）：足底、足趾皮肤上生小水疱，奇痒，水泡破后皮肤脱落或出现象虫咬样小孔，反复发作。此症不引起黄臃症。

【治则】在外，败毒杀虫，止痒收敛；在内，益气补血。

【治法】发现手足指（趾）痒起水疱后，及时采用外治法，多采用攻毒杀虫类药煎汤浸足泡手，一般用十天以上，病情重可服攻毒杀虫药，防止破坏血液变生黄臃病，黄臃病按其方法治疗。

药物内服疗法：

方1：皂矾20g，黑豆50g，羊乌根15g，当归10g，老虎姜10g。每日一剂，水煎分二次服。适用于水锈症黄肿型。

方2：生铁屑30g，岩崖藤20g，制老虎姜15g，差珠仁15g。先煎铁屑半小时后入其他药同煎，分二次服。适用于水锈症黄肿型，以浮肿明显选用。

药物浸泡疗法：

方1：茶树饼100g，号桐杆30g，炮磺粉10g，柳树叶30g。水煎浸泡手足，每日一次，每次30分钟。适用早期皮肤水疱期。

方2：茶枯饼（烧）100g，化香树叶20g，枯矾粉（冲）10g，冰片3g，雷公藤叶20g，土荆条叶20g。水煎浸泡手足，每日一至二次，每次10分钟。适用于皮肤溃烂期。

药物外敷疗法：

方1：蓼辣子生用，捣烂敷在趾缝中，每日换药一次。

方2：生石灰、陈墙土、雷公藤叶干粉各适量，研细末，敷在破溃处，每日换药一至二次。

【服侍】

1. 穿鞋宜宽大，保持鞋内干燥，勤洗晒鞋袜。

2. 忌手抓患处，防化脓或污染正常皮肤。

3. 忌服辛辣鱼虾酒等食物。

【预防】常在粪池中加蓼辣草或号桐杆、柳树叶、生石灰等进行杀虫；劳动时穿雨鞋防粪毒感染，劳动完毕用茶枯水清洗手足。

第八节　惹毒病（脓毒病）

ref duf binf
国际音标：ze^{35} life^{35} tu^{35} pin^{35}

【汉语名】脓毒病

因火热毒邪侵袭人体，出现以高热、溃烂化脓为主要表现的一类疾病，称为脓毒病。

人体组织在恒温中生存，一旦被火热毒邪侵犯就会发生腐烂变质。在身体抗病力强的情况下，只有病变部位肿胀，痛，化脓，而其它组织有自身保护作用，只有在身体抗病下降时或病变部位范围大、脓多时，脓毒随血道、水道流到全身，伤及其它组织。易被伤的组织有脑、脉管、骨等。

致病特点：出现高热神昏、骨流水，脉流水，脱节等现象。

常见病症：有脓毒坏血症、脓毒伤脉症、脓毒伤骨症等。

治疗原则：败火攻毒，排脓护体。

惹毒鲁嘎聋症（脓毒伤骨症）

ref duf lux gax longx zenf
国际音标：ze^{35} tu^{35} lu^{55} ka^{55} luŋ^{55} tsen^{35}

【汉语名】脓毒伤骨症

因脓毒邪气侵犯人体，伤及骨节致使骨烂、断裂的一种病症，称为脓毒伤骨症。

现代医学中的慢性骨髓炎，骨结核病可参照本症治疗。

【病因】脓毒邪气。

【病位】人体骨节。

【病机】火、热、痰等毒邪侵犯人体，致使筋肉腐烂变生成有毒脓液，脓液侵袭骨节及脉管，使骨腐烂、变黑，可有死骨随脓液流出，重者骨断裂致残；或使脉管红、肿、痛、溃烂，堵塞，肌肉坏死。

【诊断】

1. 病史：有皮肤受伤后失治、误治史。

2. 主症：受累骨及骨节疼痛，活动加重，早期，局部肌肉肿胀压痛；中期，病变部位溃烂流脓，或夹有碎骨、死骨流出，久不收口；晚期，骨露或骨断致残；受累脉管红、肿、痛、溃烂、坏死。

3. 体诊：舌红，苔黄、脉滑数。

【鉴别】火流症：患病只在肌肉或骨膜，局部红肿灼痛，溃烂。

【治则】攻脓毒，祛腐肉。

【治法】早期，以攻脓毒为主，采取内服、外敷方法，内服尽早使用蜈蚣、炮甲、千脚虫之类，以控制病情发展；中期，以攻毒和护骨相结合，减轻骨损坏，多用壮骨之类如骨碎补、寄生等；晚期，扶正与攻毒并举，祛腐与生肌并用，内服、外用同施，使毒去正安，使坏骨得以修复，伤口收。

药物内服疗法：

方1：攻毒消瘤汤：老君扇10g，土茯苓10g，鸳鸯花10g，野菊花10g，克马草10g。每日一剂，水煎，分二次服。适用于早期治疗。

方2：万年春汤：万年春10g，血当归10g，散血草10g，竹根七10g，香叶树10g。每日一剂，水煎，分二次服。适用于中期治疗。

方3：参牡汤：土人参20g，臭牡丹10g，路边黄10g，银花藤叶15g，黄瓜香20g，土牛膝10g。每日一剂，水煎，分三次服。适用于晚期治疗。

药物外敷疗法：

方1：鸟不站根皮、野芋头、散血草、葫芦根、蛇苞谷根、六月凉各100g，鲜药捣烂兑白酒外敷患处，每日换药一次。

方2：木芙蓉根20g，绿葡萄根20g，小刺加菜15g，水黄连15g，野棉花根20g。共焙干研粉，茶油调涂患处，每日二次。

方3：饿蚂蟥30g，牛耳大黄30g，锌口菜30g，黄瓜香30g。焙干研粉，茶油调敷患处，每日二次。适用于溃烂久不收口的患者治疗。

手术疗法：

切开引流。

【服侍】

1. 注意休息，早期少活动，中晚期卧床休息。

2. 忌食辛辣、寒凉食品和豆腐、牛肉等。

3. 外敷治疗，每日用外敷药前先用茶叶水或淡盐水清洗患处。

4. 骨断患者需用夹板固定，不能随意搬动。

【预防】加强锻炼，增强体质；讲究卫生，避免染邪。

惹毒灭得卡拉症（脓毒坏血症）

ref duf miev def kax lax zenf

国际音标： ze³⁵ tu³⁵ mie⁵³ te³⁵ kʰa⁵⁵ la⁵⁵ tsen³⁵

【汉语名】脓毒坏血症

脓毒邪气侵袭人体，出现以高热、昏迷、抽搐为主要表现的一种病症称为脓毒坏血症。

现代医学中的脓毒血症、败血症可参照本症治疗。

【病因】脓毒邪气。

【病位】血液、肌肉。

【病机】脓毒火邪经口鼻或皮肤侵入机体，积存于某一部位发生脓肿，脓毒进入血液，出现寒战高热、昏迷、不省人事，甚至抽搐。

【诊断】

1. 病史：有皮肤化脓病灶，面部者最易引起本症。

2. 主症：寒战高热持续不退，胡言乱语，昏迷，不省人事，甚至抽搐。

3. 体诊：舌红绛，苔黄厚干，脉洪数。

【鉴别】

1. 鲤鱼风症：有高热，无寒颤，伴有烦燥，手抓脚动，口动不停，伸舌，口流清水，面色苍白，腹胀，四肢冷。

2. 雷火症：虽有高热寒颤，但见全身发乌，皮肤起鸡皮皱，心口发凉。

【治则】清败脓毒，理血凉血。

【治法】早期，脓毒在血中不甚时，治疗上尽早凉血，败毒，防止扩散。一旦形成，即为重症，应果断救治，阻断伤神出现昏迷抽搐。

药物疗法：

方1：牛角清血汤：水牛角50g，生地25g，紫参15g，血水草10g，紫珠叶10g，六月凉10g。每日一剂，水煎二次，分三次凉服。

方2：羊角凉血汤：山羊角10g，阴爪风15g，黄连10g，水灯草5g，冷水草15g，肉罗汉15g，绿火子10g，惊风藤15g。每日一剂，水煎，分三次服。高热明显加生石膏；脓毒重加鸳鸯花、山黄连；抽搐加阴爪风。

【服侍】

1. 伴有头面部生疖痈、疔者，禁用手挤压。

2. 药宜凉服。

3. 饮食宜清淡有营养，忌食辛辣、牛肉、蛋类、豆腐等食物。

4. 昏迷抽搐者要专人侍候，防止跌下床、咬伤舌；口喉中有痰及时清除。

5. 高热不退者，可用冰凉水洗浴降温。

【预防】讲究卫生，加强锻炼；及时治疗疮痈，防止毒邪入内。

惹毒筋阿直辽症（脓毒伤脉症）

ref duf jinx av zir liaor zenf

国际音标： ze^{35} tu^{35} tçin^{55} a^{53} tsi^{21} liau^{21} tsen^{35}

【汉语名】脓毒伤脉症

由伤脉脓毒邪侵犯脉管，引起局部肿胀、溃烂、坏死为主要表现的一种病症称为脓毒伤脉症，又称死脉症、脱节症。

现代医学中的脉管炎，静脉炎病可参照本症治疗。

【病因】伤脉脓毒邪气。

【病位】手足远端脉管。

【病机】特种火热毒邪侵犯机体，生成一种伤脉脓毒邪气，伤及手足远端脉管，使脉管肿胀，血流受阻，局部溃烂、组织坏死，甚至脱丢。

【诊断】

1. 病史：原因不明，可能脉管受伤所致。

2. 主症：患处灼痛、脉管变红，患病脉管以下部位皮肤肌肉肿胀，久之发生溃烂，甚至坏死、脱丢，多发生在踝、趾和手指部位。

3. 体诊：舌质红，舌苔黄厚或黄燥，脉数。

【鉴别】

1. 下肢肿胀当与臃肿症鉴别：脓毒伤脉症初期，肿胀多为单肢，伴有疼痛；臃肿症多为双下肢或双上肢肿胀，无疼痛，按之没指。

2. 溃烂、脱节应与天蛇毒、泥鳅毒鉴别：脓毒伤脉症为受累部位以下肿胀，皮肤变紫暗，然后才溃烂，久治不愈，发生脱节；天蛇毒、泥鳅毒病变在指趾上，开始红肿剧痛，后化脓溃烂，最后坏死，末端指、趾节脱丢。

【治则】攻脓毒，通脉管。

【治法】发现肢体皮肤发红、剧痛，或深部疼痛，皮肤肌肉肿胀时尽早治疗，内服攻毒散血类方药，配合局部外敷或煎水浸洗患病部位。发生化脓溃烂，要攻毒生肌与活血通脉合用，毒去才能生肉，外用药配制粉散或膏剂，在局部施治，促进创面愈合。

药物疗法：

1. 内服：血盆根20g，血通10g，小血藤10g，惊风藤根10g，散血草10g，凉风树根15g。每日一剂，水煎分二次服。

2. 外敷：芙蓉花、一把伞、梨头草、小血藤叶、鸟不站根皮鲜品各适量，捣烂敷患处，每日一次。

【服侍】

1. 用温水清洗患处皮肤，保持皮肤通风干燥，内衣裤要宽松勿挤压肌肉。

2. 抬高患肢，促进血液流动，减轻水肿，防止溃烂。

3. 忌食辛辣食物及鱼虾、蛋类、酒类、豆腐等发物。

4. 皮肤溃烂、流脓者，用淡盐水或茶叶水清洗创面。

【预防】适度运动，科学锻炼，勿久坐久立久蹲。

第九节　波立没提毒病（胎毒病）

box lir mer tir duf binf

国际音标：po^{55} li^{21} me^{21} t°i^{21} tu^{35} pin^{35}

【汉语名】胎毒病

妇女孕期过食肥甘辣味食物，在体内酿成致病毒气，伤及孕妇本身及胎儿而导致的疾病，称胎毒病。

在怀孕期间不注意饮食调理，过食肥甘辣味等易生毒邪，藏于母体内或传给胎儿。

致病特点：孕妇方面在怀孕期间易出现全身水肿，昏迷抽搐，产后易出现乳房内生核果。小儿出生后易出现黄疸、皮肤硬肿、口腔生疮、顽固性腹泻等。

常见病症：有孕产妇惊痫症、水肿症、乳核症等；小儿胎黄症、硬肿症、赤风症、胎泻症等。

治疗原则：孕妇方面应化毒醒神，散结利水；小儿方面应清败热毒，退黄消肿，理肠止泻。

司列翁症（月家症）

six lex ongr zenf

国际音标：si^{55} lie^{55} uŋ^{21} tsen^{35}

【汉语名】月家症

胎毒恶气侵犯胞宫，致使未满双月产妇出现的一种病症，称为月家症。

【病因】胎毒恶气。

【病位】胞宫、阴器

【病机】女子产后胎毒之气尚未排干净时，与男子同房产生胎毒恶气；胎毒恶气内忧胞宫、阴器，出现小腹痛胀、下腰部沉重、带下多、大便硬、小便黄。久之毒邪入血，影响气血运行，阴阳失调，出现五心发热、精神萎靡、消瘦、饮食无味。

【诊断】

1. 病史：有产后未满双月同房史。

2. 主症：小腹痛胀，带下多、色白或色黄，大便硬，小便黄，五心发热，精神差，口味淡，喜吃腥臭物，消瘦。

3. 体诊：舌红干瘦、少苔或黄苔，脉细数。

【鉴别】肺痨症：咳嗽咯痰、或咳血，潮热盗汗，五心发热，消瘦；舌红少苔，脉细数。

【治则】化毒养阴，理血祛污。

【治法】发病早期宜赶邪、除毒气；中期宜赶毒祛湿，清热和血；后期宜赶毒护宫，清散虚热。

药物疗法：

方1：赶浊化毒汤：四棱草、铁马鞭、路边黄、蛇泡草各10~12g。每日一剂，水煎，分二次服。适用于早期治疗。若带下多色白者加棕根、鸡冠花，小腹灼热加鬼针草，小腹痛甚加小血藤、血当归。

方2：土茯搜山败毒汤：搜山虎15g，石菖蒲15g，葛根15g，野棉花根3~5g，白土茯苓10g，红牛膝15g。每日一剂，水前，分二次服。适用于中期治疗。若腹痛不明显去野棉花根，头脑不蒙去石菖蒲，血亏加鸭脚板、当归；体虚明显同时加用党参15g、尾参15g，沙参10g，茯苓10g，臭牡丹根10g，肉罗汉15g，放入母鸡肚内煮熟，吃鸡肉和汤。

方3：排毒护宫汤：白土茯苓、克马草、冲天炮、斑鸡窝、生桐树根皮、铁马鞭、锯子草、红浮萍各6~10g。适用于重症治疗。每日一剂，水煎，分三次温服。体虚明显者加女儿红、麦冬、棉花根，气阴两虚加孩儿参、沙参，骨蒸劳热重加地骨皮、青蒿。

方4：月家赶毒活血汤：花血藤12g，小杆子9g，红火麻根12g，水浮草12g，红花6g，黄荆条9g，搬倒正9g。适用于中期治疗。每日一剂，水煎，分二次温服。

方5：月家龙船汤：龙船泡根10g，四块瓦10g，女儿红10g，地苦胆6g，小人参10g，牛膝6g，葛根12g，土细辛3g。每剂放3个鸡蛋同煮，吃蛋喝汤，每日一剂。

【服侍】

1. 注意外阴部卫生，勤换内裤，适时清洗外阴。

2. 未满双月有性行为后，立即排尿和用温热水清洗阴器内外，防止产生毒气。

3. 饮食宜清淡，忌食辛辣、腥臭、生冷食物。

4. 鼓励患者保持良好心态，正确对待疾病，积极配合治疗，树立战胜疾病信心。

【预防】戒欲，产后未满双月禁男女同房。一旦不慎同房，在未发病时采用祛毒除污法，防止毒邪入胞宫内。

尔舍症（派乃症）

ex sex zenf

国际音标：e^{55} se^{55} tsen^{35}

【汉语名】派乃症

男人在女人经期与之同房，经毒之气侵犯男人阴器而导致的一种病症，称为派乃症，又称闯红症。

现代医学中的前列腺炎病可参照本症治疗。

【病因】月经毒气。

【病位】男子阴器内。

【病机】女人经期污毒尚未排尽，男人与之交合，火水与经毒相遇产生致毒之气。毒邪经阴器上行至男性精胞，出现小腹痛，尿频、尿不尽、尿混浊或呈膏状，冬季可出现小腹冷、阴缩等症状。

【诊断】

1. 病史：有经期同房史。

2. 主症：小腹痛或冷痛、阴缩，小便不畅，尿混浊或呈膏状，尿不尽，尿频繁。

3. 体诊：舌暗红、苔白腻或黄腻，脉滑。

【鉴别】

1. 尿急症：小腹拘急，热痛，小便频，尿痛，尿急，可有少数伴低热。

2. 滴尿症：小腹急痛，排尿不畅，尿中断，可伴有血尿。

【治则】化毒排浊，活络温茎。

【治法】症轻者用化毒排浊、活络止痛方法治疗，阴虚气候冷者宜用化毒利尿、温茎止痛方法治疗。

药物疗法：

方1：闯红排浊汤：号桐树、女儿红、锯子草、石菖蒲、散血藤、车前草、冲天炮、铁马鞭、白土茯苓各6~10g。小便细长者加水灯草，小便成白膏状加杉奶、五叶通。每日一剂，水煎，分三次服。适用于早期治疗。

方2：排垢温茎汤：山木通10g，赶山鞭10g，号桐根6g，土细辛3g，杉奶3g，白糖10g。阴缩明显者加小茴香、香叶根、香桂皮。每日一剂，水煎，分三次服。适用于伴有虚寒冷痛、阴缩、尿有白膏状物的患者治疗。

方3：温肾化毒汤：茅草根20g，斑鸡窝20g，大小血藤各12g，五加皮12g，胡椒10粒。每日一剂，水煎，分三次服。适用于伴有小腹冷痛、怕冷、小便不畅者治疗。

方4：化毒宽肠汤：三月泡根30g，石榴根皮15g，大小血藤各15g。每日一剂，水煎兑酒，分三次服。适用于伴有小腹隐痛、大便稀烂、排便次数多、便后痛减，或有大便挟有黏液的患者治疗。

【服侍】

1. 忌食酸、辣、酒等热性食物，禁房事。

2. 用温热淡盐水洗阴器，或用温热药坐浴。

3. 多饮水，促进毒邪排除。

4. 小腹痛、小便不利可用食盐炒热，布包热熨小腹部。

5. 分症施护，偏热者，蔬菜以性凉品种为主，如藕、白萝卜、冬瓜等；居住多以凉爽居房为宜，药用以清利品为主。偏冷者，饮食以性温食物为主，如狗肉、小虾、韭菜等；居住多以室内温度偏高为宜；药用以温热之品为主。

【预防】女人经期禁止与其同房，如不慎在同房中出现经血来潮，行房后立即清洗阴器，多饮水，促进排毒。

忙卡老症（奶核症）

manr kaf laox zenf

国际音标：man^{21} $k°a^{35}$ lau^{55} $tsen^{35}$

【汉语名】奶核症

妇女养胎之脏器污浊瘀阻，酿成奶核毒气，积存于乳房而导致的一种病症，称为奶核症。

现代医学中的乳房小叶增生症可参照本症治疗。

【病因】宫内污浊之邪酿成的奶核毒气。

【病位】乳房。

【病机】妇女经潮后，外界污浊邪气上乘胞宫或孕产后胎毒上扰，日久不去变生奶核毒气，经脉络窜于乳房内，乳孔阻塞，奶核毒邪不出而致病。奶核毒气在乳房内形成硬节，小如豆粒，大者如枣核、鸟蛋，硬节阻滞气血、奶汁管道而出现肿痛。在经期时奶核毒气随经血通过经络上涌，故经前或经期更加胀痛。

【诊断】

1. 病史：有心情郁闷或产后乳汁不通史。

2. 主症：一侧或双侧乳房出现硬节，有触痛或胀痛。一个或多个活动，重者出现腋前或腋中隐痛。

3. 体诊：舌边红，苔白，脉弦或弦紧。

【鉴别】

1. 奶疮：有恶寒发热，乳房胀痛、灼痛、红肿，局部硬肿，压痛明显，无明显结节；重者化脓、溃烂。

2. 奶岩：乳房内有硬节，如豆，不痛，推之不活动，月经期无加重现象。后期硬节如石头状，久之溃烂如菜花状；可出现腋下痒子异常硬肿。

【治则】祛毒散结，消肿止痛，调经通络。

【治法】初期有乳房不适或胀时，顺时针方向按摩乳房或热敷乳房，清洗乳头，促进毒邪排出。乳核肿块形成，以祛毒散结为主，兼以调经通络。乳核肿大不明显，胀痛较重时以祛毒散结、消肿止痛为主，配合外熨方法治疗。

药物内服法：

奶核清散汤：红苏麻子 30g，蜂窝草 15g，柑桔叶 7g，红内消 10g，雷旦子 10g，一把伞 15g，土贝母 15g，甘草 5g，每日一剂，水煎，分两次服。

药物外敷疗法：

方1：皮硝 50g，开水冲，热敷患病乳房，每日一次。

方2：鲜桔叶、鲜小血藤叶、鲜冲天炮、雷旦子叶各适量捣烂，加热后敷患处，晚上敷，早上取。

【服侍】

1. 平时清洗乳头，晚上取下胸内衣（乳罩）。

2. 保持心情舒畅，晚上按摩乳房。

3. 忌食辛辣、牛肉、虾等食物。

4. 经期注意保养，保持阴部干燥，不坐热椅和草湿地。哺乳期保持乳腺管通畅，防瘀阻。

【预防】平时保持心情舒畅，常清洗乳头，及时治疗宫内外疾病，防止奶核毒邪产生。

波立垄勒王嘎拉症（小儿胎黄症）

box lirlongx liex wanr gax lax zenf

国际音标： po^{55} li^{21} luŋ^{55} lie^{55} wan^{21} ka^{55} la^{55} tsen^{35}

【汉语名】小儿胎黄症

由妇女在怀孕期间多吃肥甘厚味之品在体内产生胎毒进入胎儿体内，致使小儿出生后皮肤变黄的一种病症，称为小儿胎黄症。

现代医学中的新生儿黄疸症可参照本症治疗。

【病因】 孕妇胎毒邪气。

【病位】 新生儿全身皮肤下血床处。

【病机】 妇女在孕期多吃肥甘厚味之品在体内转化不全，积存部分生成一种致病邪气，病邪通过血液传送给胎儿，使胎儿在母体内患病。胎儿出生后与大气中浊气相杂，使小儿皮肤、白睛出现发黄，轻者淡黄、色鲜，重者深黄、色暗。胎毒在小儿体内影响，致使进奶少，尿黄、精神差，生长发育慢。

【诊断】

1. 病史：母于怀孕期间过食辛辣食物。

2. 主症：胎儿出生后全身皮肤发黄、白睛黄、小便黄、精神差，进奶少，烦燥，生长发育缓慢。

3. 体诊：舌红、苔黄，指纹红。

【鉴别】 先天性胆道阻塞；胎毒病大便色黄，胆道阻塞大便白。

【治则】 祛毒退黄，疏肝利尿。

【治法】 小儿出生后发现全身皮肤、白睛发黄、尿黄者，应尽早确诊，排除胆道阻塞等其它疾病。确诊为胎黄症者，轻度，化散胎毒、利尿退黄，重者，中西医结合治疗。

药物疗法：

方药：胎黄汤：茵陈3g，黄珠子3g，赤芍药3g，地耳草3g，人字草3g，凤尾草3g，甘草1g。每日1剂，水煎，分三次服。

【服侍】

1. 宜通风保温，防止受凉。

2. 出生后适量温热水口服，促进毒邪排出，勤换尿布，适度洗澡。

3. 衣着床被用棉布，使透气利水。

4. 喂药用小勺，缓慢送下。

5. 随时观察小便和大便颜色。

【预防】 妇女在怀孕期间少吃肥甘厚味，平时适当活动，适当增加进水量，促进毒邪排除。

波立热书免姐症（小儿赤风症）

box lir ref sux mianx jiex zenf

国际音标： po⁵⁵ li²¹ ze³⁵ su⁵⁵ mian⁵⁵ tɕie⁵⁵ tsen³⁵

【汉语名】 小儿赤风症

因母体胎毒邪气传递给胎儿，致使胎儿出生后口内生疹的一种病症，称为小儿赤风症。

现代医学中小儿口腔炎可参照本症治疗。

【病因】 赤风胎毒邪气。

【病位】 小儿口腔黏膜。

【病机】 妇女孕期吃多辛辣食品，积存体内化成食毒，与胎气混合产生赤风胎毒邪气，在胞中传递给胎儿，胎儿出生后受自然界之气影响，毒邪破坏小儿口腔黏膜，引起红肿，生米粒样红疹，致使小儿口腔疼痛不能吸奶，烦躁啼哭，重者影响呼吸，甚至危及生命。

【诊断】

1. 病史：母体内热毒气史。

2. 主症：口腔黏膜红肿、生米粒样红疹，不吸奶、烦躁啼哭，重者呼吸急促，面赤紫。

3. 体诊：舌红绛干，虎口指纹深红，重者通关透甲。

【鉴别】白口疮：多于出生后 10 天才发病，病变部位在口腔或舌上，疮面高出、成片融合，色白不易擦去。

【治则】败毒泻火，消肿止痛。

【治法】早发现早治疗。症轻者，外用药洗口腔、局部涂药，重者，结合内服药治疗。

药物内服疗法：

方药：赤风汤：爪黄连 1g，水竹叶 1g，灯心草 1g，黄瓜香 2g，紫草 1g，甘草 1g。每日一剂，水煎，分三次服。

药物外涂疗法：

方 1：棕菌汁：棕树菌 5g，用棉纱布包，在淘米水内浸泡 2 小时，取汁涂患处，每日三至五次。

方 2：牯牛荞头散：地牯牛 3 个，苦荞头 3 个，枯矾 6g。共研细末涂患处，每日二次。

方 3：旱烟枪内烟油涂赤风上，每日一次。

【服侍】

1. 小儿出生三天后，采新鲜黄瓜香 50g，洗净捣烂，加淘米水浸泡约一小时，取药汁洗口腔，每日二次。（预防用药或清洗口腔用）

2. 小儿吸乳困难时，把母乳挤出用调羹喂。

3. 清洗口腔及口内涂药时动作要轻，勿伤口腔黏膜。

4. 口内痰涎多时，要及时用棉签清洗，取侧卧位，防止痰阻塞气道。

【预防】妇女在怀孕期间少吃辛辣食物，小儿出生后用淡盐水清洗口腔。

波立他拔免姐症（小儿红皮症）

box lirtax par mianx jiex zenf

国际音标：po^{55} li^{21} t°a^{55} p°a^{21} mian^{55} tɕie^{55} tsen^{35}

【汉语名】小儿红皮症

胎儿在母体内感染秽浊恶毒之气，致使婴儿出生后皮肤、黏膜发生病变，土家医将此病症称为小儿红皮症，根据所染毒气的不同，分为胎毒红皮症和猴狲疳症。

现代医学中的先天性梅毒病可参照本症治疗。

【病因】胎毒红皮症为酒毒、火毒所致；猴狲疳症为疳毒、梅毒所致。

【病位】臀腿皮肤、口腔、咽喉。

【病机】胎毒红皮症，因酒醉纵欲或孕后过食辛辣肥肉，酒火之毒内蕴，胞内燔灼，胎儿吸饮、感染秽浊恶毒，致婴儿出生后余毒骤发，出现臀腿皮肤焮红紫晕、碎裂。重者可遍及全身，进而口腔溃烂、呼吸困难或咽肿声哑，毒邪内陷，可出现腹满气逆，而成胎惊。

猴狲疳症：由疳毒、梅毒、药毒染于胎元，致婴儿出生后臀肿焮烂、红赤无皮，或全身遍及，久之毒气浸淫内陷，致使儿体消瘦、精神萎靡、音哑鼻塞、气逆腹满、抽搐昏迷。

【诊断】

1. 病史：其父母有不洁房欲史、不良饮食史或其父母患有下疳梅毒恶疾史。

2. 主症：新生儿一月左右出现臀腿或全身皮肤焮红、紫晕、碎裂，口腔溃烂，呼吸困难，咽喉肿，声音嘶哑。重者腹满气逆、抽搐昏迷者，称"胎毒红皮症"；出生后见臀腿皮肤红肿糜烂、或溃烂无皮，形体消瘦、精神萎靡、声音嘶哑、鼻塞者，称"猴狲疳"。

【鉴别】

1. 赤风症：出生后口腔黏膜红肿，呼吸困难，异常啼哭。查：咽喉部、牙床血色深红有粟样红疹，皮肤不红。

2. 外感发热症：高热时全身皮肤鲜红，灼手，伴有清涕、鼻塞、微咳等外感表现，口咽无溃疡。

【治则】败毒退火，祛邪护肤。

【治法】初期积极治疗，采取内服外用相结合的方法治疗，败毒退火、促毒外泄，防止邪毒内陷；重症攻毒止惊，降低风险。

药物疗法：

方1：鸳鸯花3g，芦根3g，钩藤3g，甘草1g，每日一剂，水煎，分三次服。

方2：生大黄磨浓汁加炮磺（硫磺）粉，外涂局部。

方3：猴疳化毒丹：真（珍）珠15g，血（琥）珀25g，飞滑石40g。共为细末，乳汁调服，每次5g，每日3次。

【服侍】

1. 其母孕期、母乳期忌食辛辣、牛肉、鱼虾食物；小儿忌食牛、羊乳。

2. 新生儿宜独居或住新生儿室，保持室内温度28℃左右，防热防冻，防其它病传入。

3. 小儿衣被用细腻柔软棉质材料，病变部位可裸露；外用药温度适中，冬季用罩被保温。

4. 内服药可用母乳调配调味。

5. 适量多喂温水，促进排毒，补充营养增强体质。

【预防】孕前父母忌酒、忌药，平时防受凉感冒；孕期忌食辛辣油腻食物，保持情志舒畅；有下疳、梅毒者，未治愈前要避孕。

第三章 烟毒疾（蔫毒疾）

yanx duf jir

国际音标： jan⁵⁵ tu³⁵ tɕi²¹

【汉语名】蔫毒疾

蔫毒是存于某些动物、植物、矿物中的有毒物质，由于误服、皮肤接触或被动物、虫类咬伤，或刺伤后毒邪引起人体发病的称蔫毒疾。（又称惹来疾）

蔫毒由于种类不同，中毒途径不同，故病机病位不同，临床表现也不相同。如草毒病是人体接触或误用引起，一般发病在皮肤上，以瘙痒、起风团为主；虫毒病是由于毒虫咬伤或误食虫体或分泌物引起，以皮肤红肿、疼痛多见，少数有皮肤紫斑、孔窍出血，甚至心慌、呼吸气促、昏迷；兽毒病是由动物咬伤后，毒涎进入体内而发病，以咬伤伤口及周围皮肤、肌肉红肿溃烂为常见，也有毒涎进入体内引起血液、精神、神志等方面异常；蛊毒病是古病名，由于难找到具体病因，有认为是误食特制有毒动物、昆虫后而出现神志、精神方面或难治性疾病的概括，有的可能是地方病总称；食毒病，是指误食有毒邪物品引起出现中毒症状，以恶心呕吐、心慌气促、神昏为大多数共有症状，重者引起死亡。

根据毒物种类及中毒途径的不同，将蔫毒疾分为食毒病、草毒病、虫毒病、兽毒病、蛊毒病五大类。

第一节 叶嘎毒召辽病（食毒病）

yer gaf duf zaof liaor binf

国际音标： je²¹ ka³⁵ tu³⁵ tsau²¹ liau²¹ pin³⁵

【汉语名】食毒病

因误食毒物或被有毒邪污染之物而引起人体所患的疾病，称为食毒病。包括毒气邪病和毒物中毒病两类疾病。

致病特点：毒气中毒病，是食用物品被毒邪病气污染而引起腹痛、腹泻、恶心呕吐、抽搐、发热等表现。

毒物中毒病，是误食有毒物质而引起人体中毒的一类病症，如误食毒菌、毒物、药物等引起人体气、血、精乱流，肚胃、肠、心、肾、脑功能损伤而出现一派中毒现象的病症。

常见食毒症：毒气邪类中毒症有乌鸦症、泥鳅症、泥鳅惊症、蛇惊症、懒蛇症等；毒物中毒症有药物中毒症、毒蕈中毒症、桐油中毒症、腌菜中毒症、乌肚子中毒症、毒人参中毒症、断肠草中毒症、酒中毒症、砒霜中毒症等。

治疗原则：排毒解毒。

嘎症（乌鸦症）

gar zenf

国际音标：ka²¹ tsen³⁵

【汉语名】乌鸦症

因误食酸腐毒气而产生的一种肚肠病症，称为乌鸦症。

现代医学中的食物中毒类疾病（沙门氏菌属）可参照本症治疗。

【病因】酸腐毒邪（加工保存不当变质食物）。

【病位】肚肠。

【病机】平素体虚、抗病力弱者，误食被酸腐毒邪污染的食物，毒气在肚肠中上窜下乱，上行至头见头痛，眼发黑；下达肚肠致上呕下泻；窜行膀胱经见小便涩痛；入血床引起气血精亏，出现四肢无力，言而气短，语言短缓，指甲变青。

【诊断】

1. 病史：有误食酸腐食物史。

2. 主症：头痛，眼睛发黑，不能饮食，上吐下泻，四肢乏力，语言断续或不能言，发音象乌鸦叫音，小便微涩痛。

3. 体诊：指甲青，舌苔白滑，脉细数。

【鉴别】

1. 羊癫风：突然昏倒，口吐白沫，声音如羊儿叫，发作片刻能自清醒，反复发作。

2. 乌鸦惊症：手足抽搐，不省人事，叫音像乌鸦叫声，但洪亮有力。

【治则】补虚败毒，止吐止泻。

【治法】发现误食酸腐毒邪变质食物，立即催吐；出现吐泻，服用败毒止吐止泻方药；出现气、血、精亏者，用补气益精方药调治。

药物疗法：

方1：鹰爪败毒方：鹰爪风15g，清明花根15g，盘龙参6g，红苏麻6g，刺黄莲12g。吐泻明显者加灶心土30g，土藿香10g，头痛加藁本10g；小便涩痛加车前草10g，水灯草6g。每日一剂，水煎，分二次服。

方2：土人参15g，火硝0.3g，铁马鞭10g，十大功劳10g。每日一剂，水煎，分二次服。

方3：杉树内皮50g。每日一剂，水煎，分三次服。

灯火疗法：

灯心草蘸桐油，分别在百会、风池、曲池、尺泽、中脘穴各点灸一次。

【服侍】

1. 用鸡翅毛刷喉，助催吐排毒。

2. 居住环境通风安静，平卧。

3. 食绿豆粥，少量多次服，忌食油腻、酸辣、生硬食物。

4. 频饮淡盐糖水。

【预防】注意饮食卫生，防止毒邪污染，不吃腐烂变质食物。

尿池没阿汝症（泥鳅翻肚症）

niaof cir mer ax rux zenf

国际音标： ʐiau³⁵ ts°i²¹ me²¹ a⁵⁵ zu⁵⁵ tsen³⁵

【汉语名】泥鳅翻肚症

食毒与寒气病邪侵犯中元，引起气机逆乱、肠腔不通畅而出现的一种病症，称泥鳅翻肚症，又称格阻症。

现代医学中的单纯性、不完全性肠梗阻病可参照本症治疗。

【病因】食毒、寒气病邪。

【病位】中元及大小肠。

【病机】食毒与寒气病邪入肚胃，相互凝结，阻滞中元气机，使肠管气滞血瘀、经络不通，故出现肚子急痛，爬地打滚；因腑气不通、肠腔阻塞而致大便不通；毒邪腐肠，使肠管溃烂、甚至出血和穿孔；毒邪弥漫全腹，出现板状腹，拒按，危及生命。

【诊断】

1. 病史：可有冷热两种食物混合食用史。

2. 主症：突然肚子剧痛，大便不通、腹胀、呕吐粪味物。重者出现肠穿孔、板状腹，拒按。

3. 体诊：舌质红，舌苔黄燥，脉滑实。在背部两侧盐铲骨中间用食指轻轻向上刮几次，可见一条像泥鳅样红杠。

【鉴别】

1. 蛔虫症（长蛇症）：腹痛在脐周，时痛时止，可摸到蛔虫团块，或呕吐蛔虫，手摸腹部或服酸水可缓解疼痛，排便排气通畅。

2. 霍乱症：腹痛、腹胀，伴恶心呕吐；水样泄泻，每日数次或数十次。

【治则】赶毒散寒，理肠通腑。

【治法】早确诊早治疗，一旦确诊用赶毒、散寒、理气、通腑之法治疗，使毒去、腑通，阻止病情发展，防止肠穿孔。服药不理想或见板状腹者，尽快手术治疗。

药物疗法：

方1：通格汤：牛耳血丝黄15g，幼狗柑10g，通条根10g，搜山虎10g，花血藤10g，五虎进10g，岩丸子粉0.5g（冲）。每日一至二剂，水煎，分二次服。

方2：青木香15g，延胡索10g，川楝子10g，乌药10g，牛耳大黄10g，甘草6g，生姜3片。每日一剂，水煎，分二次服。

提筋疗法：

方法：在两盐铲骨中间用食指、中指重掐泥鳅样红杠筋。

手术疗法：

经保守治疗，未见效者可考虑剖腹探查。

银针治疗：

方法：扎中脘、天枢、足三里等穴位。用泻法，每日二次。

【服侍】

1. 如有矢气可适量饮用米汤水；若大便不通、腹胀明显、不打屁，除汤药外，要完全禁食；病情缓解可食粥、面条类软食。

2. 腹痛明显者，不能乱用止痛药，防止病情恶化。

3. 早期可综合治疗，如内服汤药、掐筋、银针等。

4. 平卧，专人服侍，严密观察病情。

【预防】平时饮食宜温食，尽量少吃冰凉食物，禁暴饮暴食及香燥食物。

窝懒迫症（懒蛇症）

wov lanx per zenf

国际音标：wo^{53} lan^{55} p°e^{21} tsen^{35}

【汉语名】懒蛇症

因坏肚肠食毒病邪侵犯肚肠导致的一种病症，称为懒蛇症。

现代医学中的食物中毒类（嗜盐菌）疾病可参照本症治疗。

【病因】坏肚肠食毒病邪（变质鱼虾、鹅肉）等。

【病位】肚肠。

【病机】平时中元亏虚者误食毒邪之食物，致使肚肠功能失调，出现肚子痛，重者恶心、伸舌，流涎，四肢无力，懒言。

【诊断】

1. 病史：有误食不洁食物史。

2. 主症：肚子痛，痛甚时舌头不自然地从口中伸出口外，流涎水，四肢无力，懒言；或有恶心不吐，肠鸣。

3. 体诊：舌质淡胖，舌苔白腻，脉缓。

【鉴别】

1. 霍乱症：恶心呕吐、腹痛腹泻，水样腹泻每日数次或数十次，伴有眼眶凹陷、皮肤干燥、心烦。

2. 长蛇症：腹痛明显、阵发性发作，腹内有团坨，或呕吐蛔虫。

【治则】败毒止痛，补肚益气。

【治法】早期，用败毒止痛、益肚止呕药治疗；后期，用理中益气药调治。

药物疗法：

方1：懒蛇症方：小人参10g，红七毛10g，地苦胆6g，马齿苋10g，海蚌含珠10g，甘草5g，乌金藤10g。灶心土适量与上药共煎。每日一剂，水煎，分二次服。

方2：雄黄1g，大蒜5g。捣烂冲开水服，连用二至四次，病好转后停药。

方3：生姜20g，大蒜20g，茶叶10g。捣烂冲开水服，每日三至四次。

【服侍】

1. 食温、软食品，忌食冰凉、生硬、酸辣食物。

2. 卧床休息，住通风干燥居室，注意保暖。

3. 对症处理，呕吐，用止呕药，痛明显，用止痛剂。

4. 病情缓解后以建中益肚善其后。

【预防】出现中元亏虚时要及时治疗，增强肚肠功能，使正气存内，邪不可干。

窝打则扯症（蛇惊症）

wov dax zer cev zenf

国际音标：wo⁵³ ta⁵⁵ tse²¹ ts°e⁵³ tsen³⁵

【汉语名】蛇惊症

因误食含有蛇惊病邪毒物，伤及三元脏器而出现的一种病症，称为蛇惊症。

现代医学中的急性肠炎伴电解质紊乱可参照本症治疗。

【病因】蛇惊毒邪。

【病位】三元脏器、气、精。

【病机】误食蛇惊毒邪，毒气入肚后，侵入上、中、下三元脏器，扰乱气精。毒入上元见嘴张开，舌头频伸出口如蛇张口吐信样；毒气入中元见肚子胀痛，不欲饮食；毒气入下元见小便自出，量少色黄。

【诊断】

1. 病史：有误食不洁食物史。

2. 主症：腹部胀痛，嘴张开，舌头频伸出口，不欲饮食，小便自出，量少色黄。

3. 体诊：舌嫩红、少津、无苔，脉细弱。

【鉴别】

1. 懒蛇症：腹痛不胀，恶心肠鸣，伸舌流涎，四肢无力，懒言。

2. 泥鳅惊：腹痛剧重难忍，呕吐白沫，四肢抽搐，发凉。

【治则】清败毒邪，理元止惊。

【治法】急则治标，先用灯火疗法止惊，后用败毒、清毒药物调理三元脏器功能。

药物疗法：

方药：蚯蚓20条，雄黄1g，薄荷10g。前二药共研细末；薄荷煎水。取药液冲药粉，分二次冲服。（适用于急性抽惊发作期治疗）

烧灯火法：

方法：选后颈窝、龙节骨的两头与中段两侧各烧一焦灯火（适用抽搐时用）。

【服侍】

1. 腹痛、伸舌、尿失禁时，禁食，惊止后可食粥，忌食辛辣、油腻等刺激食物。

2. 卧床休息，勤换内裤，保持干燥干净。

3. 腹痛时轻按摩腹部（温手）。

4. 病情缓解后以食养为主。

【预防】平时注意饮食卫生，勤洗手，不吃腐烂变质食物。

尿池打则扯症（泥鳅惊症）

niaof cirdax zer cev zenf

国际音标：ʑiau³⁵ ts°i²¹ ta⁵⁵ tse²¹ ts°e⁵³ tsen³⁵

【汉语名】泥鳅惊症

因误食火毒与泥鳅惊邪毒物，伤及肚肠、脑髓而出现的一种病症称为泥鳅惊症。

现代医学中的食物中毒类（肉毒杆菌）疾病可参照本症治疗。

【病因】泥鳅惊邪（腌制不当的肉类食物）与火毒病邪。

【病位】肚肠、脑髓。

【病机】误食毒邪入肚，毒气四处乱窜扰动中元，出现腹痛、呕吐白沫；毒邪从经脉中上冲脑髓，扰乱神志，出现四肢抽动、牙关紧闭；毒邪内郁，影响四肢气血运行而发凉；毒气入尿脬，使开关失灵而见尿无管束、自流。

【诊断】

1. 病史：有误食腌制不当的肉食史。

2. 主症：肚子剧痛难忍，呕吐白沫，四肢抽动，牙关紧闭，四肢发凉，尿失禁。

3. 体诊：舌质深红，少苔，脉细沉实。

【鉴别】

1. 泥鳅翻肚症：肚子剧痛，大便不通，呕吐粪味物，腹胀明显，不打屁，无抽搐征象。

2. 懒蛇症：腹痛较轻，恶心不吐，有吐舌、流涎、懒言，四肢疲倦无力。无抽搐、牙关紧闭危象。

【治则】败毒祛火，醒神止惊。

【治法】早期，用催吐疗法排毒；中期，用祛火败毒药物治疗；后期，用赶毒止惊、醒神开窍之药治疗。

药物疗法：

方1：生姜15g，铁马鞭15g，绿豆50g，鸡爪黄连10g。每日一剂，水煎，与大蒜汁（15g）分三次服。

方2：茶枯20g，生姜20g。茶枯烧存性，生姜捣烂，两药合并入碗中，冲阴阳水灌服，二至三个时辰灌一次。

【服侍】

1. 将患者安置在通风安静恶居室或病房中，有专人服侍，床边加扶栏防跌下床。

2. 饮食以半流汁为主，病情缓解后逐渐过渡到软食，忌食辛辣、油腻食物。

3. 腹痛明显可配合银针、药熨、按摩方法治疗。

4. 急重症患者，应积极组织抢救，防止病情恶化。

【预防】平时注意饮食卫生，不吃腐烂变质食物，特别是腌制肉类食物及来源不明之食物。

鸦片毒召辽症（鸦片烟中毒症）

yax pianx duf zaor laor zenf

国际音标：ja^{55} p°ian^{55} tu^{35} tsau^{21} liau^{21} tsen^{35}

【汉语名】鸦片烟中毒症

因吸食鸦片烟毒物，触动上元虚火、伤及肚肺而产生的一种成瘾性病症，称为鸦片烟中毒症。

现代医学中的慢性吗啡中毒可参照本症治疗。

【病因】鸦烟（洋烟）毒邪。

【病位】肺、肚、脑髓。

【病机】吸入鸦烟或食用烟土（果膏）之毒物，毒邪触动上元（肺）虚火，致使痰饮上溢；毒邪流于周身经络，出现汗出泪涌、伸欠喷嚏、肢节酸麻、呕吐心烦。大量吸食则麻痹大脑，损伤精血，神昏癫倒，不省人事；长久吸食则上瘾，形成慢性长期中毒，致体能下降、肌肉消退。

【诊断】轻者：鼻涕眼泪俱出，阿欠连作，肢节酸麻，四肢无力；重者：肚腹疼痛，呕吐烦心，神昏癫倒，不省人事。

【鉴别】痰饮症：咳嗽吐涎，胸闷喘促或腹痛腹泻。

【治则】理脾化饮，燥湿化痰；中毒者赶毒醒神。

【治法】中毒者，及时用催吐法，促使毒品吐出，或用泻法，促进毒邪排除。危重者，采取清毒、化毒措施，醒神开窍。慢性中毒者，加强饮食营养，促进体力的恢复。

药物内服法：

方1：理脾戒烟饮：生黄芪150g，漂白术120g，结茯苓120g，制半夏120g，西砂仁90g，广橘红150g，生甘草90g，诃黎勒30g，川椒红25g，白芥子250g，干姜90g，北细辛6g。共研细为末，煮大枣半斤，取水为丸如梧子大。每次15g，每日二次，饭后一小时服。（适用于戒鸦片瘾）。

方2：生甘草25g，食盐3g，明矾五3g，鸳鸯花25g，土茯苓25g。煎汤服之，以追余毒。

方3：爬墙草煎汤冷服。

方4：饮活鸭血100～150g，快速解毒。

方5：硼砂（黄色如胶者）研细，冷水调服，可立解烟毒。

方6：滑石、芒硝、生甘草共研细末，冷水调服，解毒效果佳。

催吐排泄法：

法1：柿子或柿饼多服。

法2：明雄6g，生桐油50g，水调顿服。用硬鸡鸭毛蘸桐油扫其咽喉，令吐尽。（适用于吞食鸦烟者催吐）。

法3：麻油或菜油灌肠，促邪毒排出。

灸推疗法：

方法：艾灸气海穴（脐下1寸五分），手推少腹两侧。（用于昏睡者急救）。

【服侍】

1. 成瘾者：帮助患者，树立信心，战胜病魔；加强保护措施，防止自伤或意外伤。

2. 加强营养，针对不同类型虚证，给予食疗方法指导。

3. 居住通风安静安全房间。

【预防】加大宣传力度，认清鸦片是一种毒品，自觉远离其物；医生用于治病时要谨慎，防止上瘾。一旦染毒上瘾，要强行戒治。

土司毒召辽症（毒蕈中毒症）

tux six duf zaor liaor zenf

国际音标： t°u^{55} si^{55} tu^{35} tsau^{21} liau^{21} tsen^{35}

【汉语名】毒蕈中毒症

因误食毒蕈进入肚肠，毒邪扰动胃宫、经血漫弥全身，而出现的一种病症称为毒蕈中毒症。

常见的毒蕈有毒蝇蕈、白帽蕈、马骏蕈、鬼笔蕈、蛤蟆蕈、栗茸蕈等。

现代医学中的毒蕈中毒类疾病可参照本症治疗。

【病因】毒蕈。

【病位】肚胃、肠、心肝、肾、血、脑。

【病机】误食毒蕈进入肚胃中，破坏胃肠膜出现剧烈呕吐、上腹胀痛、剧烈腹泻；毒邪经血运扩散至心、脑，出现多涎、大汗、心跳变弱、瞳仁缩小、谵语、谵妄、烦躁不安等。其中，白帽蕈中毒，其毒邪主要对心、肝、肾、大脑造成损害；对肝作用最强，毒邪潜伏 8~10 小时才出现中毒症状；对肠膜破坏重，出现腹泻（似米汤水样便）、肠出血、便血等症状；损伤大脑而出现昏睡、昏迷、抽搐；损伤肝脏而出现肝肿大、黄疸；伤害血床，出现血压下降、休克；对肾损伤而无尿。一般病程 5~7 天，死亡率高。马鞍蕈中毒，主要是破坏胃肠内膜，出现尿血及贫血，严重时伤肝，造成黄色肝萎缩。

【诊断】

1. 病史：有误食毒蕈史。

2. 主症：共同症状有剧烈恶心呕吐、腹痛腹泻。其中，毒蝇蕈中毒有流涎，大汗出、心跳变慢变弱、瞳仁缩小、谵语、谵妄、烦躁不安、呼吸困难等症状；白帽蕈中毒有腹泻（米汤样便）、便血、昏睡、抽搐、血压下降、肝肿大、黄疸、无尿；马鞍蕈中毒有血尿、便血、黄疸、黄色肝萎缩等症状。

【鉴别】

霍乱症：恶心、呕吐、腹痛，米汤样水泻，伴有发热，有传染性；有疫病接触史。无有误食毒蕈史。

有毒植物中毒：黑麦角中毒，有误食麦角史，食入后有恶心、呕吐、腹痛腹泻，但见血压升高、肌肉震颤，孕妇可致流产、早产。

【治则】排毒解毒、护三元脏器。

【治法】中毒发现较早者，立即用 1：2000~1：4000 高锰酸钾液大量反复洗胃，洗完胃后灌入活性炭及解毒剂；煎服大黄或番泻叶，促进毒物从肠道排除；输液保护三元脏器功能。

药物疗法：

方1：活兔脑髓。生吃，每次一只，每日二至三次。（早期效果好）

方2：地浆水口服数碗。（地浆水制法：取离地面二、三尺深黄泥，入清洁水一桶，用棍搅动，澄去泥砂即成）

方3：爬墙草（墙上蔓生，细叶如爪子样）捣烂煎汤，冷服。

方 4：生甘草、绿豆煎水冷服。

方 5：防风煎汤冷服。

【服侍】

1. 确定为毒蕈中毒者，立即卧床休息，置通风干燥处。

2. 忌食各种食物。

3. 洗胃。插管注意勿入气管内。

4. 头偏向一侧，防止呕吐物进气道中堵气。

5. 温水高位洗肠（剧烈腹泻不用）。

6. 保持静脉输液通畅，便于抢救。

7. 严密观察病情。

8. 及时处理好呕吐物及大便。

【预防】未能识别的蕈均不作食用，不食毒蕈。

桐剥里色士毒症（桐油中毒症）

tongr bor lix ser six duf zenf

国际音标：$tuŋ^{21}$ po^{21} li^{55} se^{21} si^{55} tu^{35} $tsen^{35}$

【汉语名】桐油中毒症

因误食桐油或桐子果，毒邪损伤胃、肠膜及肾脏而出现的一种病症，称为桐油中毒症。

现代医学中的桐油毒蛋白中毒病可参照本症治疗。

【病因】桐油及桐子果。

【病位】胃膜、肠膜、肾。

【病机】误食桐油或桐子仁，毒邪进入胃中，伤及胃膜，出现剧烈呕吐、恶心、心烦；进入肠中，损伤肠膜出现剧烈腹痛，腹泻水样便；毒邪进入血中，流到肾脏、损伤肾脉，出现尿白、尿血，重者气精丢失，出现快速消瘦、明显乏力、头晕等症状。

【诊断】

1. 病史：有误食桐油或桐子果史。

2. 主症：剧烈恶心呕吐、腹泻腹痛、心烦，重者头晕、快速消瘦、疲倦乏力，口干、皮肤干燥。有误食桐油或桐子仁史，呕吐排泄物有桐油气味和油粒珠。

3. 体诊：舌干、舌质淡、苔白，脉细弱。

【鉴别】霍乱症：先有恶心、腹痛，后呕吐、腹泻，大便为米泔水样状；排泄物无桐油气味、无油颗粒珠。

【治则】排毒护胃，化毒保肾。

【治法】催吐、护胃，导泻、护肠，入血则对症治疗、保肾护肾。

药物疗法：

方 1：生甘草 30g，绿豆 50g，水煎频服，每日一至二剂。

方 2：生蛋清 3 个，一次服下。

方 3：凤尾草 50g，面粉 50g。将凤尾草煎汤去渣，加面粉调成稀糊状煮开后温服。

方 4：石榴皮、鸡内金、白及各等分，研细粉服，每次 3g，每日三次（催吐、导泻后服）。

方 5：大岩丸子（秋海棠）、田边菊各 20g 煎服，每日一剂。

方 6：腹痛者，用水木香 6g，滴水珠 3g。研粉，每次服 1g，每日二至三次，缓解停服。

方 7：补水、纠正水电解质平衡；呼衰者立即抢救。

【服侍】

1. 洗胃用温水，动作要轻，防伤食道和胃黏膜。

2. 用鸡鸭羽翅毛刷咽喉助吐，反复用，至毒物吐完为止。

3. 热木炭、灶心土煎煮取液灌肠，反复多次。

4. 食流汁或半流汁饮食，忌食酸碱及辛辣、油腻食物。

【预防】收藏桐油、识别桐子仁，以防误食。

梯枯哈车毒症（腌菜中毒症）

tix kux hax cex duf zenf

国际音标：t°i^{55} k°u^{55} = xa^{55} ts°e^{55} tu^{35} tsen^{35}

【汉语名】腌菜中毒症

因过食腌制青菜，毒气经胃入体散布于血床而导致的一种病症称，为腌菜中毒症。最常见易产生毒气的腌制蔬菜有葵菜、包菜、萝卜叶、青菜、芥菜、白菜、菠菜等。

现代医学亚硝酸盐中毒症可参照本症治疗。

【病因】腌制不当的青叶菜。

【病位】肚胃、血床。

【病机】腌制不透的青菜，过量食下，毒气入肚胃，出现恶心呕吐；毒邪吸收扩散至血床、破坏血液，出现口唇、指甲、舌、耳、面颊呈灰蓝色，伴有头痛头晕、肢体麻木、倦息乏力等症状；严重时出现气急、心跳加快、晕厥、虚脱、四肢发冷、惊厥、昏迷甚至死亡。

【诊断】

1. 病史：有食用腌制不当青叶菜史。

2. 主症：恶心呕吐，口唇、指甲、舌、耳、面颊呈蓝灰（青灰）色，头痛头晕、四肢麻木、倦息乏力。严重时出现气急、心跳快、晕厥、四肢冷、惊厥、昏迷。

3. 体诊：舌紫、脉细弱。

【鉴别】心力衰竭：心衰患者口唇、指甲、舌为暗紫色，面颊不出现或微紫；可伴有下肢水肿，颈部青经显露。

【治则】赶毒排毒，解毒护血。

【治法】迅速洗胃，服泻药，行清洁洗肠；发现口唇、指甲、舌、耳出现蓝灰色，立即用特效解毒药；呼吸衰竭立即抢救。

急救方法：

方 1：1% 美蓝静脉注射，每公斤体重 1 毫克计算，5～10 分钟推完，1 小时后不见好转，再注射一次。口服法：剂量每公斤体重 3～5 毫克，4 小时后可重复用药。

方 2：维生素 C 有助于青紫消失，静脉注射 500 毫克。

方 3：辅酶 A 应用：对辅酶 A 缺乏或食入大量腌菜时，易耗尽体内辅酸 A，所以要适当补充辅酶 A。

方 4：输氧、输血、输液。

方 5：呼吸衰竭、循环衰竭：用呼吸兴奋剂、强心剂、升压药。

方 6：其它对症处理。

【服侍】

1. 洗胃、洗肠要迅速，动作轻巧。

2. 血压下降者，采取平卧位，抬高下肢，运动四肢，促进血液回流。

3. 保持氧气畅通，注意输血、输液反应。

4. 密切观察病情变化。

注：现代研究，腌制不透的青叶菜含有硝酸盐、亚硝酸盐。亚硝酸盐能使红细胞中的血红蛋白氧化成高铁血红蛋白，形成高铁血红蛋白症，出现中毒症状。

【预防】腌制青叶菜应在天凉季节时制作，不用腐败茎叶制作；暑天不吃剩菜；搞好饮食卫生，注意餐具清洁。

乌毒毒召辽症（乌肚子中毒症）

wux dur duf zaor liaor zenf

国际音标：wu^{55} tu^{21} tu^{35} tsau^{21} lian^{21} tsen^{35}

【汉语名】乌肚子中毒症

因误食或超量用乌肚子，毒气经胃入血床、大脑、麻筋而出现的一种病症，称为乌肚子中毒症。

现代医学中的乌头碱中毒可参照本症治疗。

【病因】乌肚子毒气。

【病位】心、血、脑、麻筋。

【病机】误食或过量服用乌肚茎叶，毒物进入肚胃化解成毒气，经血入心、入脑、入麻筋而发生中毒反应。毒气入肚出现恶心呕吐；毒气入麻筋出现口腔麻木、大量流涎、手指麻木、皮肤无感觉、肌肉痛、吞咽困难；入心出现脉律不齐、心慌、心悸、心乱跳动；入脑出现头痛头晕、视物不清、抽搐、昏迷等。

【诊断】

1. 病史：有误食乌肚茎叶或药用量过大史。

2. 主症：恶心呕吐、大量流涎、口腔麻木、头痛头晕、手指麻木、皮肤无感觉、肌肉痛、吞咽困难、视物不清，甚至心乱跳动、抽搐、昏迷等现象。

3. 体诊：脉细弱或细缓。

【鉴别】马桑泡中毒：有流涎、恶心呕吐、腹部不适、全身疼痛，皮肤瘙痒，烦躁不安、心跳减慢、呼吸加快、抽搐、昏迷等症状；有食马桑泡史。

【治则】催吐排毒，泻火解毒。

【治法】催吐洗胃，然后灌入动物炭末以吸毒及时救治，汤药以泻火败毒为主。

药物疗法：

方药：绿豆黄连汤：绿豆100g，鸡爪黄连7g，生甘草15g。每日一剂，水煎，分三次拌红糖服。

现代医学治疗方法：

1. 1/5000 高锰酸钾液或清水洗胃。

2. 静脉输液及注射高渗葡萄糖 40～60ml。

3. 心动过缓时用阿托品注射（对一支蒿中毒有较好的疗效）。

4. 频发性室性期前收缩用奎尼丁，中毒当日每次0.2g，间隔2小时一次，可连用五次。

5. 呼吸衰竭用尼可刹米注射、氧气吸入。

【服侍】

1. 洗胃要用清水或高锰酸钾液，忌用肥皂及碱性水，洗胃完毕灌入动物炭末以吸毒。

2. 平卧，头偏向一侧，防止堵气道。

3. 随时观察病情，及时抢救。

注：现代研究：川乌头、草乌头、蓝乌头含有生物碱乌头碱，过量后引起中枢神经和周围神经兴奋，后产生抑制，可直接作用于心肌，引起心律失常。乌头碱致死量为2～6毫克。

【预防】按规范加工炮制乌肚子，掌握用药量，遵医嘱用药；识别乌肚子，以免误食。

芹菜毒召辽症（毒人参中毒症）

qinr caif duf zaor liaor zenf

国际音标：tɕʻin²¹ tsʻai³⁵ tu³⁵ tsau²¹ liau²¹ tsen³⁵

【汉语名】毒人参中毒症

毒人参又名毒芹，为伞形科植物。因误食毒参茎叶，伤及胃肚麻筋而导致的一种病症称为毒参中毒症。

现代医学毒芹碱中毒可参照本症治疗。

【病因】毒芹毒气。

【病位】口、咽、肚胃、麻筋。

【病机】误食含毒气野芹，伤及口咽、谷道、肚胃内膜，出现口内、咽喉烧灼刺痛、胸部胀闷、恶心呕吐；毒气经血传到麻筋，出现疲乏无力、走路不稳，甚至四肢麻痹、不能活动，呼吸困难。

【诊断】

1. 有误食毒参史。

2. 主症：口、咽部烧灼刺痛、恶心呕吐、胸闷、头痛、头晕，全身无力，走路不稳；重者四肢麻痹，不能活动，呼吸困难。

【鉴别】断肠草中毒：无咽喉烧灼感；有恶心呕吐、腹泻、瞳仁扩大、视物不清，幻视、重视，重者气紧不能出气。

【治则】排毒解毒。

【治法】洗胃、催吐，排毒、解毒。

药物疗法：

方药：甘草煎水兑蜂蜜水服。柿蒂、南瓜蒂煎汤服。

其他疗法：

法1：洗胃，清排胃中毒物。

法2：鸡毛刷喉助吐。

【服侍】

1. 鸡毛刷喉动作要轻；洗胃动作轻巧，反复冲洗。

2. 帮助翻身，防止跌倒。

3. 严密观察病情，及时进行抢救。

【预防】识别毒参、水毒芹，不食含毒野芹。重者及时抢救。

被拉得实克查毒症（断肠草中毒症）

bif lax der sir ker car duf zenf

国际音标：pi^{35} la^{55} te^{21} si^{21} k°e^{21} ts°a^{21} tu^{35} tsen^{35}

【汉语名】断肠草中毒症

因误食断肠草伤及肚肠、脑髓而导致的一种病症称为断肠草中毒症。

现代医学中钩吻中毒可参照本症治疗。

【病因】断肠草毒气。

【病位】肚肠、双眼、脑髓、麻筋。

【病机】误食断肠草入肚肠、伤及胃肠膜，出现恶心呕吐，心烦，腹痛腹泻等症状；毒气经血扩散伤及脑髓，出现全身麻痹；伤及肺经出现呼吸不利，窒息；伤害眼睛出现瞳仁散大，视物不清、幻视、复视。

【诊断】

1. 有误食断肠草史。

2. 主症：烦躁、恐怖不安、胸胀闷、呼吸不畅，恶心呕吐、腹痛、腹泻，瞳仁散大、视物不清、幻视、复视；重者呼吸无力、呼吸不利，窒息。

【鉴别】毒芹中毒：口咽部烧灼刺痛，发热、头痛、头晕、恶心呕吐、乏力；重者举步不稳，四肢麻痹，不能活动，呼吸困难。

【治则】排毒解毒。

【治法】洗胃、催吐、导泻；及时抢救。

药物疗法：

方1：枞树（马尾松树）嫩尖8根，生韭菜100g，生铺地蜈蚣15~30g。共捣烂，冲水半碗，取滤液服。

方2：鲜羊血200g，顿服。

其他救治：

浓茶水洗胃。

【服侍】

1. 用鸡翅毛刷咽喉助吐，或用南瓜蒂、柿蒂煎水服催吐。

2. 生大黄煎水服，导泻排毒。

3. 观察病情变化，及时进行救治。

4. 专人服侍，防止跌倒撞伤。

注：断肠草又叫野葛、苦药、烂肠草。现代研究：断肠草根、茎、叶含有有毒生物碱，对神经毒害大，抑制呼吸中枢及呼吸周围神经，导致呼吸肌麻痹而死亡。

【预防】识别断肠草，避免误食。

热杰症（酒醉症）

ref jier zenf

国际音标：$ze^{35} \, t\varnothing ie^{21} \, tsen^{35}$

【汉语名】酒醉症

因过量饮用高度白酒，毒气伤及胃肚、大脑、肝脏而引起的一种病症，称为酒醉症。现代医学称为乙醇（酒精）中毒。

【病因】酒毒邪气。

【病位】肚肠、血、脑、肝。

【病机】暴饮大量高度白酒，酒毒进入肚胃、伤及胃膜，出现剧烈呕吐；毒气经血入脑出现面红、爱说话、语无伦次、胡言乱语、行走不稳，或昏睡、昏迷、面色白、手足冷；酒毒气入肝，出现肋痛、黄疸。

【诊断】

1. 病史：有大量饮酒史。

2. 主症：剧烈呕吐、呕吐物有酒味，面红，爱说话、语无伦次、胡言乱语，或昏睡、昏迷、面色白、四肢冷。

3. 体诊：舌质红，脉象洪数有力，重者脉细无力。

【鉴别】工业酒精（甲醇）中毒：多为误食所致，中毒者恶心呕吐、全身乏力、精神不振，腹部及四肢疼痛，暂时或永久性失明；重者抽搐、呼吸困难、紫绀、呼吸麻痹致死。

【治则】排毒解毒。

【治法】多饮水，温水洗胃；重者及时抢救。

药物疗法：

方1：金钩汤：金勾果（枳木具）250g，葛花30g，水煎当茶饮。

方2：葛花30g，樟树茎叶100g。水煎当茶饮。

现代救治方法：

1. 纳洛酮1mg肌注。

2. 昏迷者用苯甲酸钠咖啡因注射。

3. 呼吸困难者输氧，必要时行人工呼吸。

4. 如误用工业酒精者酌情静滴或口服碳酸氢钠。

【服侍】

1. 用温水洗胃，剧烈呕吐者可不洗。

2. 卧床休息，保暖通风。

3. 误用工业酒精者，用湿纱布敷盖眼睛或带有色眼镜，避免光线刺激，防止失明。

4. 酒醒后可给予牛乳、绿豆、甘草粥服用，忌食辛辣、油腻食物。

5. 胃出血者忌食。

注：现代研究，甲醇、乙醇对机体毒性主要抑制中枢神经系统，对呼吸、心跳影响明显。甲醇引起脑水肿、视神经萎缩；乙醇对肝脏有明显毒性。

【预防】控制饮酒量，忌暴饮，不饮劣质酒。

砒霜毒召辽症（砒霜中毒症）

pix suanx duf zaor liaor zenf

国际音标： $p°i^{55} suan^{55} tu^{35} tsau^{21} liau^{21} tsen^{35}$

【汉语名】砒霜中毒症

因误食或过量服用砒霜，毒气伤及肚胃、大肠而引发的一种病症，称为砒霜中毒症。现代医学中的砷化合物中毒可参照本症治疗。

【病因】砒霜毒物。

【病位】咽喉、肚胃、血、脑。

【病机】误食或过量食入砒霜，毒邪伤及咽喉、谷道、胃肠黏膜，出现咽喉发干、灼辣，恶心呕吐或吐血，随之腹部胀闷、烧灼疼痛、水样泻或泻黏液血便；毒气扩散入血，出现七窍出血；伤及大脑出现全身麻痹，昏迷；损伤肝脏出现黄疸。

【诊断】

1. 病史：有误食或过量服用砒霜史。

2. 主症：口腔或咽喉糜烂、溃疡、出血，咽喉干、灼辣，剧烈恶心呕吐、呕吐先为食物，后为苦水、鲜血；腹部胀闷、刺痛、全腹绞痛，水样腹泻或黏液血便；血压下降明显，可在中毒后立即发生，也可经过一段时间后发生。血压下降的程度标志机体受害的程度，血压的演变说明整个病程的严重情况。血压正常后可再次下降，反复出现。出血：眼白珠（结膜）出现红丝密布、七窍出血。

3. 体诊：口中恶臭味、皮肤黄疸或青紫，兴奋、狂躁，剧烈头痛头晕，四肢麻木疼痛，不能行走。

【治则】排毒解毒。

【治法】催吐、洗胃、洗肠法。解毒，及时抢救。

药物疗法：

方1：蛇毒（去果实）60g，生绿豆100g。冷开水泡，榨绞取汁服。

方2：岗梅120g煎水服，每日一剂。

方3：防风120g，煎水冷服或研细粉分三次冷开水调服。

现代救治方法：

1. 特效解毒药：①二巯基丙醇，每次每公斤体重 3～5 毫克肌肉注射，当日每4小时一次，第二日病情好转每 6 小时一次，或一日三次，疗程 7～10 日。②二巯基丙磺酸钠，每次每公斤体重 3～5 毫克，首日 3～5 次，次日 2～3 次，3～7 日为一疗程。

2. 加速毒物排泄，配合用硫代硫酸钠每次 1～2 克静脉注射。

3. 增强机体抵抗力：①维生素 C 每日 1～2 克静滴；②维生素 B_1 100 毫克肌注，每日一次；③25－50% 葡萄糖 40－60ml 静脉注射，每日二次，5% 葡萄糖静脉点滴。

4. 对症处理：酸中毒静脉注射乳酸钠，低钾用 10% 氯化钾溶液 5～10ml 加入 5～10% 葡萄糖静滴；烦躁不安用苯巴比妥钠 0.2～0.4 克，肌注；呕吐不止，可用氯丙嗪 25 毫克肌注。

5. 抢救：血压明显下降，用阿拉明 20～100 毫克加入 5% 葡萄糖 500ml 静滴；呼吸衰竭时用尼可刹米、山梗菜碱注射，氧气吸入，人工呼吸；心力衰竭时用西地兰注射。

【服侍】

1. 保护口腔、咽喉黏膜，做好口腔服侍，用淡盐水、茶叶水清洗口腔，或用黄瓜香、天青地白煎水漱口。

2. 催吐、洗胃动作要轻，防止擦伤口腔、咽喉黏膜。

3. 饮食以牛奶、浓米汤为主，多冷服；好转后食稀粥、面条，忌食辣、硬食物。

4. 七窍出血者，冷敷眼、鼻，配合用止血药。

5. 及时清除排泄物。

6. 密切关注血压变化，首日二小时测血压一次，以后四小时一次。休克、呼吸衰竭者及时组织抢救。

7. 专人服侍，防跌倒撞伤。

注：1. 现代研究：砷为一种原浆毒物。毒理作用，一是接触部位的腐蚀作用，引起口腔、食道、胃黏膜糜烂、溃疡、出血；二是对细胞作用，抑制细胞的氧化过程，使组织代谢紊乱，引起细胞的死亡；三是使动脉毛细血管扩张、血管壁通透性增高、血管广泛坏死，出现瘀血和出血；四是对肝脏毒性，引起急性或亚急性黄色肝萎缩、中毒性肝炎；五是引起心脏脂肪浸润；六是抑制红细胞利用氧，造成大脑中枢明显缺氧。2. 快速灵敏砷鉴定：多采用莱因希氏水浴试验（铜片检测），呈灰色或黑色；或用左蔡氏试验（试纸法），变为黄色，均为砷中毒。

【预防】按《毒剧药管理办法》要求严管医用砒霜；医用时准确把握剂量。

第二节　实克查毒病（草毒病）

sir ker car buf binf

国际音标： si^{21} $k°e^{21}$ $ts°a^{21}$ tu^{35} pin^{35}

【汉语名】草毒病

因接触有毒或染毒植物而引起的一类疾病，称为草毒病。

本类病症类似于现代医学过敏性疾病。

致病特点：某种有毒物质对人体的伤害，体质上存在着差异，有的不发病，有的表现轻，有的表现重。轻的只有体表皮肤出现红肿、瘙痒、风团，重的出现中毒反应，以气促、心慌、恶心、呕吐，甚至神志不清，极重者危及生命。因有毒物质种类不同，临床表现也不相同，故有不同的症征。

常见病症：有漆姑症、风团症、青叶菜中毒症、花姑症等。

治疗原则：败毒祛风，理血止痒。

漆日阿夺辽症（漆姑症）

qif raf dor liaor zenf

国际音标： $tci^{35} za^{35} to^{21} liau^{21} tsen^{35}$

【汉语名】漆姑症

因接触土漆（树脂）或野漆树而引起的一种病症，称为漆姑症，又称漆疮。

【病因】漆树毒气。

【病位】多在皮肤，重者在血。

【病机】直接或近距离接触漆或野漆树，毒气从人体毛孔或口鼻入内，窜入皮下，出现皮肤奇痒、红肿，生栗样疹、簇聚成片，重者入血、窜心，引起心慌、心悸。

【诊断】

1. 病史：有接触土漆或野漆树史。

2. 主症：皮肤奇痒、红肿、生栗样小疮，以面、颈手皮肤多见，重者出现心慌心悸、气促。

3. 体诊：舌边红、苔薄黄，脉浮。

【鉴别】麸子症（麻疹）：疫毒之气入侵后，始见流清涕、打喷嚏、流眼泪；继而发热，皮肤出现栗样小疹、不痒，皮肤不红肿，口内生白斑。

【治则】赶毒祛风，消肿止痒。

【治法】轻症早期用外擦外洗法为主，后期多内服药；重症早期内外兼治，内服外洗，综合治疗，重症者，应积极抢救。

药物疗法：

方1：土荆芥10g，岩防风10g，蝉壳6g，红浮萍10g，松萝皮（土荆皮）10g，黄蜂窝（露蜂房）6g，七叶连叶10g。每日一剂，水煎，分二次服。适用于症重者中后期治疗。

方2：活螃蟹，剩饭各适量。捣烂如泥，反复滚擦患处。适用于轻症者早期治疗。

方3：蛇不过（杠板归）、蛇莓、打谷泡叶各适量，洗净捣烂外擦患部，每日二至三次。

【服侍】

1. 保护皮肤，防止溃烂。

2. 宜住阴凉干燥无灰尘、通风条件好地方。

3. 饮食清淡，忌食辣、酒、鱼、虾、蛋、牛肉、魔芋等食物。

4. 密切观察病情，危重者应积极救治。

【预防】避免接触土漆及其家具。

信嘎尔他哈车毒症（青叶菜类中毒）

xinf gax ex tax hax cex duf zenf

国际音标：çin^{35} ka^{55} e^{55} t°a^{55} xa^{55} tse^{55} tu^{35} tse ŋ^{55}

【汉语名】青叶菜类中毒

因食某些青叶菜后在强太阳光下照射而产生的一种病症称为青叶菜中毒症，又称日晒疮。（常见青叶菜有：灰菜、苋菜、菠菜、草籽、青青菜、马齿苋等 10 余种）

现代医学中的植物日光性皮炎可参照本症治疗。

【病因】青叶菜类、强阳光。

【病位】皮肤、血。

【病机】食入的青叶菜经消化吸收进入人体皮肤，在强阳光照射下，共同聚合产生一种伤皮毒气，作用于皮肤，使人体日晒部位皮肤麻木、浮肿、痛疼（灼痛、刺痛、胀痛）、发痒，口唇外翻、流口水；毒邪入血出现皮肤瘀斑；湿热毒盛者，则出现浆液水泡、血泡，紫红色皮疹。

【诊断】

1. 病史：有食青叶菜后暴晒史。

2. 主症：日晒部位麻木，局部浮肿，灼、刺、胀痛，皮肤发痒、发胀，流口水，张口困难。重者皮下瘀斑，豆大浆水泡或血泡，皮肤溃烂。

3. 体诊：皮疹红色或灰白色，面部臃肿，口唇外翻。

4. 其他：尿化验有助诊断。

【鉴别】

1. 亮肿症：全身浮肿，无皮肤痒痛，无皮疹水泡，无吃青菜晒毒太阳史。

2. 大头瘟：肿胀只在头面部，红肿热痛明显，伴发热、头痛、头晕。

【治则】败毒利尿，消肿止痒。

【治法】初期：以清散法为主，排毒于外，防止入内；中后期以利毒赶毒为主，使毒邪从小便出，防止伤血、伤肾。内服外洗相结合。

药物疗法：

方1：山银花 20g，连翘 20g，红浮萍 10g，一把伞 15g，苡仁 12g，克马草子（车前仁）10g，八月瓜藤 10g，丹皮 10g，生甘草 10g。每日一剂，水煎，分三次服。

方2：黄剥皮（川黄柏）100g，煎水 1000ml，放冷湿敷患处。

方3：蛇不过、露蜂房、千里光、山银花、甘草各适量，水煎外洗用。

【服侍】

1. 停食有过敏史的蔬菜，忌食鱼、虾、蛋食物。

2. 避免强日光照射。

3. 内衣裤用棉被柔软之品。

4. 保护皮肤，防损伤、溃烂。

5. 忌用肾脏毒性药物。

【预防】禁食有过敏史的蔬菜；平时将所食蔬菜用冷水浸泡再加工，食后不在强阳光下暴晒。

第三节 铁迫毒病（虫毒病）

tex per duf binf

国际音标： t°e^{55} p°e^{21} tu^{35} pin^{35}

【汉语名】虫毒病

人体被自然界中有毒虫类刺伤、咬伤后而引起的皮肤红肿、疼痛、紫斑，或孔窍出血，甚至喘咳、呼吸急促，昏迷。或在肚肠引起腹痛、消瘦一类疾病称为虫毒病。

土家医把昆虫及部分爬行动物统归属虫类，分为有毒昆虫（如蜘蛛、雷蜂、黄蜂、蚊子、毒蚁、臭虫等）和有毒长虫（如毒蛇、水蛭（蚂蟥）、蜈蚣、蟝虫（蛔虫）等）。

致病特点：虫毒伤人，多为虫类咬伤或刺伤人体皮肤，把毒液注入皮肤内，经血播散全身，导致局部组织肿胀、坏死，到血脉则引起气血紊乱，到脑，引起神识昏糊，入心肺则呼吸气促、心慌等。食用活虫入体内，在肠中长大，出现人体消瘦、腹痛，如虫体打捆抱团引起肠不通、梗阻。因毒虫种类不同，又有不同的症征，因毒邪数量多少，又有轻、中、重不同的证型。

常见病症：有长蛇症、蟝虫拱胆症、黄蜂刺伤症、毒蛇咬伤症、蜈蚣咬伤症、毒虫咬伤症、蜘蛛咬伤症、蚂蟥咬伤症等。

治疗原则：赶毒止痛。

窝儿八症（长蛇症）

wov er bar zenf

国际音标： wo^{53} e^{21} pa^{21} tsen^{35}

【汉语名】长蛇症

因蟝虫伤及肠道而引起的一种病症称为长蛇症，又称腹内蟝虫症。

现代医学中的肠蛔虫病可参照本症治疗。

【病因】蟝虫。

【病位】大小肠。

【病机】因食不洁之物而至蟝虫内生，盘寄肠内而致病，蟝虫内扰、撞击肠壁，出现阵发性腹痛；蟝虫聚团、相互缠绕，使肠气不通，而见腹胀鼓坨，出现急腹痛或呕吐。

【诊断】

1. 病史：有食不洁食物史。

2. 主症：脐周疼痛难忍，肠内梗阻呕吐，贪食，面黄肌瘦，鼻孔作痒。

3. 体诊：痛时腹内有包块，柔软。苔黄白、脉沉紧。

【鉴别】

1. 蟝虫拱胆症：蛔虫入胆道，呕吐苦水，右上腹拱顶样痛、阵发性发作，可出现全身皮肤发黄。

2. 泥鳅症：为食毒寒气阻滞肠道所致，腹痛急，无休止，伴大便不通、呕吐。

【治则】安虫止痛，攻毒杀虫。

【治法】腹痛时以止痛为主，休止时以攻毒杀虫为主。止痛用酸、辣、甜、麻味药，攻毒用通药、杀虫药为主，以防再发。

药物疗法：

方1：安蛔汤：酸枣20g，花椒5g，木姜树皮10g，透身寒3g，干姜3g，黄柏皮10g，金豹参15g。每日一剂，水煎，分二次服。

方2：长蛇症汤：生南瓜子50g，苦楝树皮10g，三棵针10g，核桃树内皮10g，青木香8g，回头青10g。每日一剂，水煎，分二次服。

方3：酸梅子（乌梅肉）15g，苦楝树根皮10g，生南瓜子20g，核桃树皮10g，青木香10g，土大黄6g。每日一剂，水煎，分二次服。

方4：红藤苦楝汤：大红藤60g，苦楝根皮60g，棕树根20g，鸡蛋2~3个。以药煮鸡蛋，熟后服蛋，成人每次3个，儿童药蛋减半。

【服侍】

1. 服用食醋或酸水缓解痛；对小儿患者可用手按腹部，防蛔虫组团。痛止后再服杀虫药，晚上服。

2. 粪便用石灰水进行消毒处理。

【预防】饭前便后洗手，吃生瓜果要洗干净，蔬菜熟后食用。

蛆虫苦胆起列症（蛆虫拱胆症）

caor congr kux danx qix ler zenf

国际音标：ts°au²¹ ts°uŋ²¹ k°u⁵⁵ tan⁵⁵ tç i⁵⁵ lie²¹ tsen³⁵

【汉语名】蛆虫拱胆症

因肠道蛆虫（蛔虫）侵袭苦胆而引起的一种病症，称为蛆虫拱胆症。

现代医学中的胆道蛔虫病可参照本症治疗。

【病因】蛆虫（蛔虫）及其毒邪。

【病位】胆管、胆囊。

【病机】因食不洁食物，致蛆虫在肠中生长繁殖而致病。蛆虫乱动而出现腹痛；上行到肚胃出现呕吐或从口中吐虫；虫向苦胆内钻、卡在胆管，出现右上腹钻顶样痛，恶心呕吐，久之出现全身黄疸，虫死后可出现发热。

【诊断】

1. 病史：有蛆虫病史。

2. 主症：右上腹钻顶样剧痛，阵发性发作，呕吐黄苦水；蛆虫不退，反复发作，蛆虫阻塞胆水，出现全身皮肤、白睛发黄，小便黄；发热、伴口干苦，大便干或色白。

3. 体诊：舌边红、苔黄，脉弦紧或弦数。

【鉴别】

1. 胆热症（慢性胆囊炎）：右上腹胀痛、压痛，肋痛呈隐痛状、进油腻饮食而痛加重，重时可有呕吐苦水，可伴有发热、口干苦、大便干、小便黄。舌红、苔黄腻或黄燥，脉弦数。

2. 肚胃痛：反复上腹隐痛、胀明显，呃气，或吐酸水。上腹压痛，轻柔可减轻。舌苔白，脉缓或弦紧。

【治则】赶毒退虫，利胆止痛。

【治法】止痛、驱虫，开始有阵发性钻顶样痛，为蟯虫钻胆，用酸、麻、苦、甜药退虫；持续性痛，伴发低热为虫死胆中，用清热利胆法，使热退、胆汁排、痛止；出现黄疸为阻塞胆水，宜利胆退黄，排毒止痛。

药物疗法：

方1：酸枣安虫汤：酸枣子30g，马蹄香5g，青鱼胆草10g，黄树皮10g，对月参10g，家花椒6g，花血藤10g，赶山鞭10g，一点血6g，干姜6g，香桂6g。每日一剂，水煎，分二次服。无热象去青鱼胆草、黄树皮；无寒象去干姜、香桂；无体虚去对月参；无手足冷去一点血；目黄、身黄加茵陈蒿、酸筒根、土大黄。

方2：家花椒果皮10g，酸汤煎至300ml，分二次服。用于早期痛明显时服用。

方3：花血藤50g，鸡蛋1个。药蛋共煮，熟后服蛋。用于退出蛔虫体。

【服侍】

1. 专人侍侯，防止跌倒撞伤。

2. 饮食宜清淡，忌食油腻辣味食物及煎蛋。

【预防】平时养成良好卫生习惯，勤洗手，生吃瓜果洗净，发现肠中有蟯虫及时服药驱赶。

窝嘎了热书毒症（蛇伤风毒症）

wov gav laox ref sux duf zenf

国际音标：wo⁵³ ka⁵³ liau⁵⁵ ze³⁵ su⁵⁵ tu³⁵ tsen³⁵

国际音标：$wo^{53} ka^{53} liau^{55} ze^{35} su^{55} tu^{35} tsen^{35}$

【汉语名】蛇伤风毒症

含有风毒的毒蛇咬伤人后出现的病症，称为蛇伤风毒症。（常见风毒蛇有：金环蛇、银环蛇、称杆蛇、百节蛇、九道箍蛇等）

现代医学神经毒蛇咬伤症可按本症治疗。

【病因】风毒类毒蛇毒涎。

【病位】皮肤、麻筋、脑髓。

【病机】人体被金环蛇、银环蛇、称杆蛇、百节蛇、九道箍蛇等其中任一种含有风毒的毒蛇咬破皮肤后，毒液从毒牙注入皮肤内，出现伤口周围麻痒微肿；毒水随血经脉管扩散麻筋、脑髓，出现头晕眼花、眼皮下垂、喉中有异味感，吞咽困难，恶心呕吐，全身酸痛，重者呼吸困难，瞳仁散大，人命终结。

【诊断】

1. 病史：有风毒类蛇咬伤史。

2. 主症：伤口周围麻、痒，不痛，微肿，头晕、眼花、视物模糊、眼皮下垂、咽喉有异味感，呕吐，全身肌肉骨节痛，严重时呼吸困难，瞳仁散大，心跳、呼吸停止。

【鉴别】火毒蛇咬伤：伤口及周围明显肿胀、疼痛，皮肤出现瘀斑、血泡、水疱、肌肉坏死、伤口溃烂。

【治则】放血排毒、祛风攻毒。

【治法】确定被毒蛇咬伤四肢者，立即用绳索、树皮等软条物在受伤近心端捆扎，防止毒邪扩散，同时在伤口周围用瓷瓦针、小刀等锐利物放血、清洗伤口排毒，然后用蛇药外敷吸毒、化毒。捆扎肢端约10分钟放松一下再扎。放毒、排毒、化毒方法完成后内服攻毒药。

药物疗法：

方1：蛇伤药：一点白（鲜叶）30g，大金刀（鲜叶）20g。将药物洗净、捣烂，冲开水100~150ml顿服，每日二剂。

方2：廖罗汁：白辣蓼（鲜品）250g，罗柱叶下风（鲜品）各100g。捣烂兑冷开水150ml，每次服50ml，每日三次。

方3：白辣蓼100g，罗柱叶下风、一点白叶各50g，铁灯台20g（均为鲜品）。鲜药洗净、捣烂，外敷局部。

【服侍】

1. 少活动，患肢尽量下垂，阻止毒邪向上漫延。

2. 忌食酒、辣、鱼、蛋等食物。

3. 清洗保护创口，及时清除坏死组织。

4. 重症患者及时抢救。

【预防】在野外活动时用棍在前方驱赶，避免与毒蛇接触。

窝嘎了米毒症（蛇伤火毒症）

wov gav laox miv duf zenf

国际音标： wo^{53} ka^{53} liau^{55} mi^{53} tu^{35} tsen^{35}

【汉语名】蛇伤火毒症

含有火毒的毒蛇咬伤人后出现的病症，称为蛇伤火毒症。

现代医学血液毒蛇咬伤可按本症治疗。

【病因】火毒毒蛇（竹叶青蛇、五步蛇、犁头蛇、烙铁头）等任何一种毒涎。

【病位】皮肤、肌肉、血液。

【病机】人体被竹叶青蛇、五步蛇、犁头蛇、烙铁头毒蛇咬伤皮肤后，毒液经蛇牙齿注进入肌肉、血液，弥散全身，破坏组织、血液，出现伤口及周围肿胀、发紫、起乌斑、水泡、血泡、肌肉坏死、溃烂，疼痛明显。毒邪进入血液后气血失衡出现怕冷发热，七窍出血。

【诊断】

1. 病史：有火毒类毒蛇咬伤史。

2. 主症：伤口红肿、疼痛，周围皮肤紫斑，起水泡、血泡，伤口肌肉坏死腐烂。全身有恶寒发热，严重时七窍出血。

【鉴别】

1. 蛇伤风毒症：伤人蛇种类不同，伤口牙齿痕不同；症见局部麻、胀、不痛，神识改变，头昏欲卧，昏迷等。

2. 鬼打青症：全身皮肤紫斑、不痛，无水泡、血泡，伤口出血多不止，伴有全身乏力。

【治则】败毒泻火，消肿止痛。

【治法】确定被毒蛇咬伤后，立即在近身体端用绳索捆扎，防止毒邪扩散。并用锐器放血、清洗伤口进行排毒；然后用蛇药外敷吸毒、化毒。捆扎肢端10分钟放松一下再扎。

药物疗法：

方1：一点白（鲜品）50g，三白草（鲜叶）30g，血蜈蚣（鲜品）30g，白辣蓼（鲜品）50g。上药洗净捣烂冲冷开水150ml，每次服50ml，每日三次。

方2：九头狮子草（鲜品）300g，半边莲（鲜品）200g。将药洗净捣烂加冷开水300ml，挤汁内服，每次100ml，每日三次。

方3：山乌龟（鲜品）50g，半边莲（鲜品）50g，水黄连（鲜品）50g。上药洗净捣烂，外敷伤口处。

【服侍】

1. 少活动，早期患肢尽量下垂，以防毒邪扩散。

2. 忌食酒、辣椒、鱼、蛋食物。

3. 清洗保护创口，及时清除坏死组织。

4. 重症患者及时抢救。

【预防】在野外活动或在田间林地劳作时穿高统胶雨鞋，用棍棒在身前、左右两侧驱赶，避免与毒蛇接触。

火偞马嘎波西症（雷蜂蜇伤症）

hox lox max gaf bor xif zenf

国际音标： $xo^{55} lo^{55} ma^{55} ka^{53} po^{21} çi^{35} tsen^{35}$

【汉语名】雷蜂蜇伤症

土雷蜂或大雷蜂（马蜂）刺蜇伤人体后引起的一种病症称，为雷蜂蜇伤症。

现代医学中的马蜂刺伤中毒症可参照本症治疗。

【病因】雷蜂毒刺及毒液。

【病位】皮肤及血液。

【病机】在野外活动或摘取蜂窠时不慎被雷蜂蜇伤，毒箭蜇入皮下，毒气入于肌肉筋脉，蜇处出现红点、疼痛、肿胀；毒气入内、破坏神明，出现心慌头昏，昏迷；毒入腰子、尿脬，致小便黄或小便解不出；毒气入肺，则呼吸困难、声音嘶哑。蜇的箭数越多，全身中毒症状越重。

【诊断】

1. 病史：有大雷蜂刺伤皮肤史。

2. 主症：蜇处有红点、疼痛、肿胀、心慌、头昏，小便黄或解不出小便；重者呼吸困难、声音嘶哑、昏迷。

【鉴别】毒虫咬伤：有毒虫咬伤史、局部红肿广、起水泡、痛不甚，局部易溃烂。

【治则】败毒活血，消肿止痛。

【治法】蜇伤后立即拨出毒针，用碱水清洗伤处，外敷鲜药，配合内服药，以驱毒外出。

药物疗法：

方1：铁蒿子15g，三颗针20g，败酱草20g，野菊花15g，过路黄15g，大血藤20g，克马草20g，蓑衣藤20g，汁儿根20g，虎耳草15g，绿豆50g。水煎，每日一剂，分三次服，适用于重度患者。

方2：汁儿根200g。捣烂后加人奶外擦患处，每日三至五次。

方3：人头发轻轻摩擦患处。

方4：莫加草200g，鲜品捣烂外擦患处，每日三次。

方5：小五叶藤叶200g，鲜品，捣烂敷患处，每日三次。

【服侍】

1. 拨出毒针，用淡碱性水或肥皂水洗伤口。

2. 暴露刺伤部位，防止衣裤擦伤。

3. 饮食清淡，忌食辛辣、酒等刺激食物。

4. 重症患者及时抢救。

【预防】远离雷蜂穴窝处，不扰动蜂窝处，不追捉雷蜂。

蜈蚣嘎波西症（蜈蚣咬伤症）

wur gongr gaf box xix zenf

国际音标：wu²¹ kuŋ²¹ ka³⁵ po⁵⁵ çi⁵⁵ tsen³⁵

【汉语名】蜈蚣咬伤症

因蜈蚣咬伤后而出现的一种病症称为蜈蚣咬伤症。

【病因】蜈蚣毒针毒液。

【病位】人体皮肤。

【病机】蜈蚣咬伤人体，毒液传入肌肉筋脉，致伤处红肿、痛、痒，久之毒气化火，腐肉成脓而出现溃烂。

【诊断】

1. 病史：有蜈蚣咬伤史。

2. 主症：伤处红肿、痛、痒，溃烂，重者心慌心悸、头晕、恶心。

【鉴别】毒蜘蛛咬伤症：伤处起水泡、有刺痛感，周围皮肤肿胀。

【治则】排毒败毒，消肿止痛。

【治法】立即用水冲洗，就地扯解药外敷；重者配合内服药以解毒。

药物疗法：

方1：半边莲20g，指甲花叶或根25g，山苦瓜20g，大刺茄根20g，瓜蒌根20g，瓜子金20g，青木香20g，八角连20g，马蹄香6g，白花蛇舌草20g。上药切细，加入白酒2斤，密封浸泡七天备用。每次30ml内服，每日三次。

方2：手指甲磨浓汁敷涂患处。

方3：地胡椒、半边莲、红辣蓼、大青叶、薄荷叶各30~50g，捣烂涂敷局部，每日一次。

方4：雄黄5g，大蒜子5g。共捣烂外敷患处，每日换药二次。

方5：取公鸡口中唾液，蘸涂患处，每日3～5次。

【服侍】

1. 轻症：保护伤口，防止污染发生，忌饮酒，不吃蛇肉。

2. 重症：平卧休息，防止吵闹，食用绿豆粥助解毒排毒，配合内服药以败毒稳心。

【预防】在野外活动时高度警惕，捕捉时运用工具，不用手抓。

空底思尼嘎症（喉蚁症）

kongx dix six nir gar zenf

国际音标：$k^{\circ}uŋ^{55}\ ti^{55}\ si^{55}\ ni^{21}\ ka^{21}\ tsen^{35}$

【汉语名】喉蚁症

因蛾虫毒邪侵犯咽喉出现的一种病症，称为喉蚁症。

现代医学中的慢性咽炎，喉结核病可参照本症治疗。

【病因】蛾虫毒邪。

【病位】咽喉部。

【病机】吃不洁饮食或接触蛾虫染毒于手，致使蚁虫毒邪入口停于喉咙处，浸食喉壁、肌肉，出现喉部痛痒、起小点，久之则出现喉咙肿胀、溃烂或生小麻点，声音嘶哑，吞咽困难，双侧蛾子肿大，牙齿呈淡红色，头皮松软；蚁毒侵入鼻腔部，喉咙溃烂、气道阻塞，重者心跳快、气急。

【诊断】

1. 病史：有误食蚁虫毒邪史。

2. 主症：喉咙痛痒、起小点，吞咽有阻塞感，声音嘶哑，牙齿变淡红色；重者喉咙肿胀、溃破后起小麻点，双侧蛾子肿大，头皮软松；漫延至鼻腔者出现气急、心跳加快。

【鉴别】蛾子症：一侧或双侧蛾子肿大，或有脓点、咽红，可伴有发烧、咽干、咽喉痛。

【治则】杀蚁败毒，利咽清喉。

【治法】早期毒在咽喉，局部红肿时杀虫败毒，清热消肿，促进蚁毒排出；出现溃烂者，以败毒生肌为主，内服外用相结合。

药物疗法：

方1：花椒根或花椒子10g，大蒜子15g，五倍子4g，红藤10g，犁头草12g，上搜山虎10g，开喉箭10g。水煎，每日一剂，分二至三次服。

方2：雄黄5g，梅片、核桃叶或壳8g，硫黄5g。核桃叶或壳焙干，再加入雄黄、梅片研成粉末，吹涂患处，每日三至四次。

方3：壁蜘蛛、推车虫、地虱子各5g，研粉吹涂患处，每日二至三次。

【服侍】

1. 饮食宜稀，不吃冷、硬食物，忌食辛辣、鱼虾、蛋类、雄鸡、魔芋豆腐等食物。

2. 生黄瓜香、天青地白，鲜品捣汁嗽口。

3. 注意口腔卫生，有脓液时随时吐出，不吞下入肚。

【预防】饮食清洁卫生，有飞蛾虫污染食物不吃，捉飞蛾要洗手。

第四节　谢写毒病（兽毒病）

xief xiev binf binf

国际音标： ç°ie³⁵ ç°ie⁵³ tu³⁵ pin³⁵

【汉语名】兽毒病

有毒兽类动物咬伤人体而引发的疾病，称为兽毒病。

含有毒邪的家畜、野兽咬伤人体后，毒邪侵入人体局部或全身而发病，在外出现伤口周围红肿疼痛，麻木出血；在内可出现神识异常，昏迷，抽搐、不省人事。

常见病症：有疯狗症、鼠猫咬伤症、熊伤症、虎伤症等。

治疗原则：攻毒镇邪。

哈列癫子嘎波西症（癫狗咬伤症）

hax lier danx zix gaf box xix zenf

国际音标： xa⁵⁵ lie²¹ tian⁵⁵ tsi⁵⁵ ka³⁵ po⁵⁵ çi⁵⁵ tsen³⁵

【汉语名】癫狗咬伤症

患癫病的狗咬伤人体后出现的一种病症称为癫狗咬伤症。

现代医学中的狂犬病可参照本症治疗。

【病因】癫狗毒邪。

【病位】人体皮肤、血床、脑髓。

【病机】家狗染上癫病瘟毒，咬伤人体，发病后出现怕声、怕水、怕光、抽搐，重者昏迷，甚至危及生命。

【诊断】

1. 病史：有被癫狗咬伤史。

2. 主症：伤口疼痛、出血，发病后出现怕声、怕光、怕水，抽筋、昏迷，不省人事。

3. 体诊：伤口红肿，有尖齿痕；发病后神识不清，抽搐、昏迷。

【鉴别】

1. 蛇惊：高热，四肢抽搐，口吐白沫，弄舌，无怕声、怕光、怕水现象。

2. 上马惊：头痛、呕吐、手足舞动，口眼歪斜。

【治则】败瘟赶毒，醒神开窍。

【治法】被癫狗咬伤后立即清洗伤口，尽早排毒外出，防止毒邪入内，外用药物提毒、化毒，处理伤口，及时给予攻毒药内服败毒，防止发病。一旦发病后立即救治。

药物疗法：

方1：斑蝥7个，红娘3个，紫竹根1尺，车前草30g。每日一剂，水煎，分三次服。

方2：真人参15g，茯苓10g，川芎10g，生铺地香15g，紫竹马鞭25g。水煎，每日一剂，分三次服。

方3：铁马鞭 20g，紫竹根 25g。水煎，每日一剂，分三次服。用于咬伤后预防性服药。

方4：钓鱼杆 15g，黄瓜香 20g，紫竹马鞭 40g，犁头尖 15g，豆豉 15g。水煎，每日一剂，分二次服。

附：非癫狗咬伤治疗：

方1：百步登、马桑泡嫩尖鲜品各 50g 捣烂敷伤口上。

方2：路边葱、狗牙齿鲜品各 50g，捣烂敷伤口上。化脓溃烂者加马桑叶。

方3：大铁马鞭、灯笼果叶、红屋儿肠草鲜品各 50g，共捣烂敷患处。

方4：胡椒细粉 3~6g、人耳屎 1~2g，调匀敷伤口上。

【服侍】

1. 狗咬伤后立即用水冲洗伤口，促进毒排除；如确定为癫狗所伤，立即用锐器放血，并配合服汤剂，防止发病。

2. 注意伤口清洁，防止发性（发炎）。

3. 忌食狗肉。

4. 居住处要安静、远离水，室内避光，防止抽搐。

5. 抽搐时协助灌服药，注意防药水入气道；中垫棉布，防止咬舌。

【预防】发现癫狗立即处死，防止咬伤人；平时远离狗，做好个人防护。如被狗咬伤，立即治疗，并注狂犬疫苗。

磨热嘎波西症（猫鼠咬伤症）

mor rer gaf box xix zenf

国际音标： mo²¹ ze²¹ ka³⁵ po⁵⁵ çi⁵⁵ tsen³⁵

【汉语名】猫鼠咬伤症

因猫鼠咬伤或抓伤的一种病症，称为猫鼠毒伤症。

【病因】猫鼠毒邪。

【病位】皮肤、精床。

【病机】猫鼠咬伤、抓伤人体后，毒邪进入人体内，引起伤口周围红肿疼痛，或脓肿；毒邪经精管道流入痒子内，出现痒子肿大疼痛；毒邪进入肝内，出现黄疸。

【诊断】

1. 病史：有鼠猫咬伤或抓伤史。

2. 主症：伤口及周围红肿疼痛，或脓肿，痒子肿大疼痛，黄疸。

【鉴别】蚊虫咬伤：伤口小，伤口微痒、微红或微肿，痒子不肿大，无黄疸发生。

【治则】败毒消肿，护肝退黄。

【治法】一旦被伤，立即在四肢伤部近端扎带，并用凉开水或盐水洗净伤口，然后用 5% 石碳酸局部腐蚀；重者给清解热毒药外敷；痒子肿大者内服清解热毒剂。

药物疗法：

方1：猫屎草、狗牙齿、线鸡尾各 50g，生品，捣烂外敷，每日一次。

方2：山乌龟、八角连、蛇莓各 50g，生品，洗净捣烂外敷。

方 3：山银花 10g，野菊花 10g，五爪龙 10g，蛇不过 10g，金线吊葫芦 10g，冲天炮 10g，天葵子 10g，甘草 5g。（小儿减量）每日一剂，水煎，分二次服。适用于脓肿、痒子肿痛者治疗。

方 4：生石灰水或茶叶、甘草煎水洗伤口。

方 5：烟屎少许敷伤处，每日一次。

【服侍】

1. 防伤口沾水，以免引起发性（感染）。

2. 溃烂化脓者要清洗换药。

3. 危重患者，要及时抢救。

【预防】不与猫挑斗，不用手直接抓鼠，防止被猫鼠咬伤。

第五节　土司毒病（蛊毒病）

tux six duf binf

国际音标： $t^\circ u^{55}\ si^{55}\ tu^{35}\ pin^{35}$

【汉语名】蛊毒病

蛊毒，在土家医病因学说中指的是一种特殊致病的毒邪气，包含人工特制的一类含有多种有毒物质的混合型毒物和某些地方性水、土中固有的毒物或毒气等。

蛊毒邪气致病，常见有药蛊毒气和水蛊地毒气两种。其中药蛊毒为人工制作而成。旧社会聚集在贫困落后的土家族部落的少数民族为保护自己、制服恶人，少数懂得一些医药知识的人将有毒动植物（兽、虫、花、草等）采集回家、晾干研末，制成蛊毒，称为药蛊毒气。一旦被人欺凌或形成不可调和的矛盾时，或防止外来恶人入侵，便将药蛊通过某种途径（食物、饮水）暗地施加于人，或在周围大面积水井中施药蛊防外人入侵，使其中毒患病。若造成误伤，便拿出解药为其治疗。水蛊地毒为天然毒气，即某些地域的土壤、水中固有的致病毒物（如沙水、铅、锌、汞等）污染水源，饮用该水而使人患病，称为水蛊地毒气。

蛊毒病，是指误食药蛊毒或水蛊地毒而引起的一类慢性中毒性疾病，土家医称为蛊毒病，又称中蛊或染蛊。

致病特点：出现不明原因身体疼痛、感觉异常、腹胀、体瘦等。

常见病症：有金蚕蛊、花草蛊症、泥鳅蛊症、蛤蟆蛊症、水蛊症等二十余种。

治疗原则：破蛊赶毒。

科麻妈蛊症（金蚕蛊症）

kox mar max gux zenf

国际音标： $k^\cdot o^{55}\ ma^{21}\ ma^{21}\ ku^{55}\ tsen^{35}$

【汉语名】金蚕蛊症

因误食金蚕蛊毒而引起的以胸腹绞痛为主要表现的病症，称金蚕蛊症。

【病因】金蚕药蛊毒气。

【病位】上元胸部及中元腹部、体表肌肤、七窍。

【病机】误食金蚕蛊毒，到肚胃后乱窜，伤及肚胃内皮，出现上元胸及中元肚胃绞痛或阵痛；毒邪入肠见腹泻；毒邪进入人体肌肤而出现全身肿胀，全身不适，沉重感；毒邪入内则发热；毒邪伤及脉管血液，使血涌脉伤，见七孔出血，重者危及生命。

【诊断】

1. 病史：有误食金蚕蛊毒气史。

2. 主症：胸腹绞痛，浑身肿胀，腹泻发热，重者七窍出血，人事不清，甚至危及生命。

3. 体诊：皮肤烫手，腹痛拒按，全身皮肤肿胀，压之无凹陷；舌诊见舌暗红、苔黄干；脉洪大。

【鉴别】烧心症：心窝处灼痛，嗳气，吐酸水，口干苦。

【治则】解毒消肿，止痛止泻，清热止血。

【治法】

药物疗法：

方1：刺猪毛（针）切断，炒黄研细末，瓶装备用。每次服3g，每日二次，凉开水送服。

方2：石榴皮（秋后）50g，每日一剂，水煎取汁分二次服。连服七天。

【服侍】

1. 饮食清淡，富有营养。

2. 注意休息，避免重体力劳动。

3. 禁房事，忌食酒、牛肉、鱼虾等腥膻食物。

【预防】不饮池中陈水及不干净井水，不随意吃陌生人送的食物及茶水。

尿池蛊症（泥鳅蛊症）

niaof cir gux zenf

国际音标：niau^{35} ts°i^{21} ku^{55} tsen^{35}

【汉语名】泥鳅蛊症

因误食泥鳅蛊毒而引起肠动腹痛的一种病症，称泥鳅蛊症。

【病因】泥鳅蛊毒。

【病位】肚肠。

【病机】泥鳅蛊毒入肚肠后引起中元功能紊乱，出现心慌、上腹不适、恶心嗳气；毒邪可引气上窜咽喉，下经肠到肛门，患者自觉有四、五条泥鳅乱动不已，使肚肠不得安宁，出现阵发性腹痛，严重时出现持续性腹部剧痛，呕吐。

【诊断】

1. 病史：有误食泥鳅蛊毒邪史。

2. 主症：腹部不适，阵发性腹痛，嗳气，自觉腹内有泥鳅上下窜动，重时腹部剧痛。

3. 体诊：腹软拒按，手摸腹皮冷，耳听有肠鸣；舌质淡红、苔白；脉沉实。

【鉴别】霍乱症：腹痛，腹胀，恶心呕吐，水样腹泻，每日数次。

【治则】解毒消气，理肠止痛。

【治法】

药物治疗：

方药：茶枯 15～20g，冲阴阳水（在柴火中烧存性，取出放碗中，上盖小碗，从边倒入开水），待药液变温后一次服下。每日一次，连服七日。

捉泥鳅解蛊法：

医生在患者腹部窜动地方用拇指和食指揩、捉、提。

【服侍】

1. 饮食宜稀软、糊状，以米、面食为主，少吃多餐。

2. 禁房事、忌饮酒和忌肉鱼等腥膻食物。

3. 腹冷时腹部热敷。

4. 症状重时要专人服侍，防跌伤。

【预防】不饮室外池中水、井里生水，不随意在陌生人家中就餐、饮水。

卡普实克查蛊症（花草蛊症）

kax pux sir ker car gux zenf

国际音标：kˀaˢˢ pˀuˢˢ siʔˡ kˀeʔˡ tsˀaʔˡ kuˢˢ tsenˢˢ

【汉语名】花草蛊症

因误食花草蛊毒而引起胸胁胀痛病症，称花草蛊症。

【病因】花草药蛊毒。

【病位】上元胸胁部。

【病机】误食花草药蛊毒在人体上元胸胁部散开，分布到经络中，致使经络阻滞不通、气血阻滞，出现胸胁绞痛、肿胀、胸闷；入血后在血脉中走动，可出现七孔流血、昏迷。

【诊断】

1. 病史：有误食花草药蛊史。

2. 主症：胸胁部绞痛、胸闷、胸胀，重者七窍流血。

3. 体诊：胸胁部肿胀；舌暗、苔白；脉洪弦。

【鉴别】胆石症：右胁下痛并放射致背，呕吐苦水，阵发性发作，重时出现黄疸。

【治则】解毒开胸，理气消肿。

【治法】

药物疗法：

方 1：幼桃 7 个，斑蝥（麸炒）5g，大戟 10g。共研细粉，以浓米汤为丸，每丸重 2g，每次 1 丸，每日三次。温开水送服。

方 2：大苧荠 200g。切片晒干研粉，每次 10g，每天一次，早上空腹服，温开水送下。

方 3：胎头发炭，棕丝炭、松柏叶炭各 1g，热童子尿冲服。适用于七窍流血者。

【服侍】

1. 饮食宜软，食易消化食物，忌食酒、肉、及腥膻食物。

2. 卧床休息，禁房事。

3. 专人服侍，防摔倒。

4. 密切观察病情变化，如出现七窍流血、昏迷，及时组织抢救。

【预防】不饮池、井里静止的水，不随意在陌生人家就餐、饮水。

泽蛊症（水蛊症）

cer gux zenf

国际音标：$ts^\circ e^{21}\ ku^{55}\ tsen^{35}$

【汉语名】水蛊症

因误食水蛊毒后引起以腹膨胀、皮肤现红蜘蛛样斑为主要表现的病症称为水蛊症，又称蜘蛛蛊。

【病因】药蛊毒、地水蛊毒、蜘蛛蛊毒。

【病位】人体中、下元部。

【病机】中药蛊毒发病急，中地蛊毒及蜘蛛蛊毒发病缓慢。蛊毒入体内后首先伤及肚肠，出现厌油、纳差、身体消瘦；继而伤肝，可出现眼睛黄、皮肤黄、小便黄；最后影响体内水门、血门，出现腹膨大、青筋显露或皮肤上生血蜘蛛斑、四肢瘦小，严重时皮肤起红点，甚至呕血，昏迷。

【诊断】

1. 病史：有误食、长期食用有毒药、有毒水史。

2. 主症：腹部膨大如撮箕状，腹壁青筋显露，四肢消瘦，自觉腹中有水声振动。

3. 体诊：腹部皮肤白亮，绿脉外暴或长血蜘蛛斑，敲腹为实音，手压水向对侧让开，舌暗红、苔黄厚；脉弦滑。

【鉴别】

1. 棉花肚症：全腹胀大，腹内隐痛，腹壁厚，手压如按棉花状有弹性、柔软、无让性，压痛，无绿脉显露，伴发低热（下午高），盗汗，全身消瘦。

2. 气胀症：腹胀难受，大便干结难解或稀软排不尽，放屁后腹胀减轻，敲腹呈空音。

【治则】解药蛊，化地蛊，杀蜘蛛蛊，利水消肿。

【治法】

药物方法：

方1：内治：肥猪头（生用）30g，藤藤菜根（生）30g，猪瘦肉半斤，共煮至肉熟透，食肉和汤，每日一剂，分三次服。

方2：外治：活癞蛤蟆一只，白胡椒12粒，共捣烂敷肚脐上，每日一次。

【服侍】

1. 加强营养，忌食酒、肥肉、辣椒，宜淡盐，食易消化食物。

2. 注意休息，适度锻炼，避免重体力劳动。

3. 有呕血、黑便时要卧床休息。

4. 禁房事。

附：蛊毒病常见症象、特殊诊法及通用治疗方药

由于蛊毒成份十分复杂，中蛊毒者临床表现千奇百怪，患者就诊时，医生难以确诊是否中蛊或中何蛊毒。土家医通过长期摸索，积累了丰富经验，总结出了一套特有的诊断方法和蛊毒病的通用治疗方药。

【常见症象】肠鼓转动，大便中有小虫；腹大如鼓，四肢细小；腹胀腹痛，持续高热，说胡话，做恶梦，大便稀溏，黏液挟血；头部紧痛，胸闷烦燥；面色苍黄、无血色；眼珠乱转、露白睛；呕吐不止；孕妇小产、流血不止；脚肚抽筋、时发时止；头昏目眩，耳叫如蝉鸣者；肚内走动，如杠如块；肚腹肿硬，胸胁肋痛；耳闻虫叫，眼见虫飞等。

【特殊诊法】

1. 嚼黄豆诊法：生干黄豆 3～5 粒，嘱患者反复咀嚼。患者觉得越嚼越香、脆香可口，证实已中蛊。

2. 嚼甘草诊法：炙甘草 6g，嘱患者慢嚼咽汁。汁入肚立即呕吐者为中蛊。

3. 含银蛋诊法：熟鸡蛋一个，置银品入蛋中。嘱患者含在口中，半小时后取出，若银品、鸡蛋变黑为中蛊。

4. 刮虎口诊法：医生用拇指指甲刮患者虎口，从患者拇指内侧沿虎口刮至食指中端，患者虎口若现红色丝条状纹为中蛊。

【通用治蛊毒方药】

方 1：苏荷生地汤（随脉、症加减）：苏叶 30g，薄荷 30g，生地 25g，玄参 25g，青蒿 25g，连翘 25g，槐花 20g，柴胡 18g，川芎 7g，黄花 10g。每日一剂，水煎，分三次服。

随脉加减：肝脉洪大加白芍；心脉强加麦冬；脾脉强加茨菰菜、天花粉；肺脉强加黄芩、沙参；肾脉强重用生地、玄参。

随症加减：大便秘加黄柏、黄芩、茨菰菜，重用槐花；小便赤涩加栀子、茯苓，重用玄参；肝火旺加白芍，重用柴胡；头痛加白芷；热咳咳血加百合、麦冬、白芍（生），苏叶、蒲荷减半；风寒咳嗽加当归、干姜、半夏、陈皮、白芷，去玄参、连翘、槐花、青蒿、生地；体弱伴泻者加百合、茯苓、麦冬、砂仁、白术、干姜，去玄参、连翘、柴胡、黄芩、青蒿、生地；实火炎上加黄芩、黄柏、茯苓、白芍、泽泻、天冬、石膏、花粉、知母，重用槐花、玄参，去苏叶、蒲荷。

方 2：雄黄 6g，石菖蒲 15g，独大蒜一个。每日一剂，水煎，分三次服。

方 3：马兜铃 60g，成竹笋 60g。每日一剂，水煎当茶饮。

方 4：苏叶、薄荷、茨菰菜各 30g。每日一剂，水煎当茶饮。

方 5：雄黄 25g，菖蒲 200g，大蒜果 200g，共捣烂如泥，拌温水泡澡，每次泡 30 分钟，一日一浴。

【预防】不饮池中及井里静止水，不在陌生人家中就餐；不居住在有水蛊地毒的地域；不用病人的碗、筷，减少接触。

下篇　治毒方子药物

导读　本篇是《土家医毒气病学》主要组成部分，包括治毒方子和药物二个章节。治毒方子，按毒气病治法分为十五类。每个方由土家语方名、常用名、药物组成、功效、主治、五部分组成，从土家医治毒方中选择常用方二百一十九个（不包括病症后附方）；治毒药物按功效、主治分为十八类，每类药由概述、药物种类组成，每种药包括土家医药名、常用名、别名、来源、性味、功效、主治、用量、备注、附注等内容。共收载常用治毒药物400种。

　　土家医治毒方子和药物是土家医历史以来首次把散在各种书本、文献、手抄本、口碑资料按条目进行详细分类整理研究，形成本书方药具体内容，可能对科学研究和临床应用有一定的裨益。

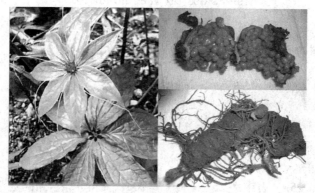

汉语名：铁灯苔；土家语名：写灯台 xiev denx tair
国际音标：çie^{53} ten^{55} t'ai^{21}

第一章　毒气病诊业方子（治毒气病方子）名录

duf qix binf zenx nier huanx zix

国际音标：tu^{35} tç°i^{55} pin^{35} tsen^{55} ẓie^{21} xuan^{55} tsi^{55}

【汉语名】治毒气病方子

　　土家医治毒方子数量多，初步统计有800余个，常用方子有500余个，本书在方子章节中收录有方名二百一十九个，在病症中摘录无方名一百七十个，共收载三百八十九个治毒方子。

　　治毒方子分类：按用法分为内服剂、外洗剂；按剂型分为糊剂、粉散剂、油剂、酒剂等；按作用分为祛风毒剂、散寒毒剂、赶湿毒剂、清热毒剂、退火毒剂、抗瘟毒剂、散气毒剂、败血毒剂、化痰毒剂、拔脓毒剂、利尿毒剂、攻恶毒剂、解兽毒剂、破蛊毒剂、杀虫毒剂、解食毒剂。共十五类。

治毒方子组成配伍：方子组成多为复方，单方很少。基本上按主、帮、客、信配伍原则所组成，一般为主药加主药、主药加帮药、或主药加帮药加信药所组成，少数为主药加客药、主药加信药组成。

治毒药物剂型选择，一般多用汤剂，水煎服，每日一剂。遵循煎服法，注意某些药物先煎后下、生药取汁服、粉散冲服等。急性毒邪病救治多用分散剂，吹鼻醒神，含服通心，吞服止痛、止呕、止泻、止血以应急。慢性毒气病，毒邪已减退需续服排毒的，可加工成水丸、蜜丸、膏剂、酒剂等。

治毒方子过去多有方无名，为了便于交流，作者给予部分命名，并按组成、功效、主治进行分类，便于理论研究和指导临床应用。

第一节　热书毒阿业方子（祛风毒方子）

ref suxduf far nier huanx zix

国际音标：ze^{35} su^{55} tu^{35} a^{21} zie^{21} $xuan^{55}$ tsi^{55}

【汉语名】祛风毒方子

热书坨坨泽（风坨水）

ref sux tor tox cer

国际音标：ze^{35} su^{55} $t°o^{21}$ $t°o^{55}$ $ts°e^{21}$

【汉语名】风坨水
【组成】肤麻草 25g，石南藤 25g，水菖蒲 20g，艾叶 12g，路路通 20g。
【用法】水煎泡洗，每日两剂，早晚各泡洗一次。
【功效】祛风败毒，消坨止痒。
【主治】风坨症。症见皮肤瘙痒，身体某部位或全身起黄豆或绿豆大小的风坨，继而连成片，其颜色与本色相同，重者伴心慌、胸闷、头昏。

皮辽得辽箭干药（破伤搜风煎）

pir liaor der liaor jianf ganx yaof

国际音标：$p°i^{21}$ $liau^{21}$ te^{21} $lious^{21}$ $tçian^{35}$ kan^{55} jau^{35}

【汉语名】破伤搜风煎
【组成】麻根 125～250g，蝉蜕 15～30g，九里香 30～60g。
【用法】上药加井水 1000ml，煎至 200ml，每日一剂，分三次口服。
【功效】攻毒熄风，止惊醒神。
【主治】破伤风症。症见怕风，怕光，昏迷抽搐，角弓反张。

斑阿捏汤（斑娘汤）

banx ar niex tanx

国际音标：pan^{55} a^{21} ʑie^{55} tʰan^{55}

【汉语名】斑娘汤

【组成】斑蝥 7 个，红娘 3 个，车前草 10 根。

【用法】水煎服，每日一剂，分二次服。

【功效】攻熄风毒，利尿排毒。

【主治】癫狗咬伤症。症见怕风、怕水、怕声，神志轻度不清。

热书阿嘎汤（风燥汤）

ref sux ax gar tanx

国际音标：ze^{35} su^{55} a^{55} ka^{21} tʰan^{55}

【汉语名】风燥汤

【组成】山芝麻子、白鲜皮、地骨皮各 10g。

【用法】水煎服，每日一剂，分二次服。

【功效】祛风解毒，润肤止痒。

【主治】皮肤瘙痒症。症见皮肤干燥、起干壳，外无疹子，内痒难受。

娥稍是嘎思额阿汤（娥稍毛痒汤）

ngor saox sif gax six ngar tanx

国际音标：ŋo^{21} sau^{55} si^{35} ka^{55} si^{55} ŋa^{21} tʰan^{55}

【汉语名】娥稍毛痒汤

【组成】飞娥树根皮 12g，铁乌稍 10g，红毛七 6g，刺老苞根皮 12g。

【用法】水煎内服，每日一剂，分三次服。

【功效】祛解风毒，清热消肿。

【主治】关节热痹痛症。症见关节红肿、屈伸不利、疼痛。

麻妈毒表业汤（透疹汤）

mar max duf biaov nier tanx

国际音标：ma^{21} ma^{55} tu^{35} piau^{53} ʑnie^{21} tʰan^{55}

【汉语名】透疹汤

【组成】水蜈蚣、浮萍、水竹叶、水杆子、水灯草各 20g

【用法】水煎服，每日一剂，分二次服。

【功效】祛解风毒，托里透疹。

【主治】风疹内陷症。症见皮红瘙痒，心烦，风疹隐于皮下不透。

实他拔信嘎汤（紫斑汤）

sir tar par xinf gax tanx

国际音标： si²¹ tʰa⁵⁵ pʰa²¹ çin³⁵ ka⁵⁵ tʰan⁵⁵

【汉语名】紫斑汤

【组成】灰苋菜300g（取汁熬膏约2汤匙），加雄黄、丹砂、腻粉麝香、虾蟆、硫磺、矾石粉各3g。

【用法】共研粉，加入灰苋菜膏中混匀，后涂患处，如稠加醋调用，每日涂一次。

【功效】祛解风毒，退斑散瘀。

【主治】紫癜风症。症见皮下紫癜，微痛。

热书欵服老号汤（老号祛风汤）

ref sux eif hur laox gax tanx

国际音标： ze³⁵ su⁵⁵ ei³⁵ xu²¹ lau⁵⁵ xau³⁵ tʰan⁵⁵

【汉语名】老号祛风汤

【组成】老鹳草30g，号桐树根皮18g，八角枫3g。

【用法】水煎服，每日一剂，分二次服。

【功效】祛解风毒，消肿止痛。

【主治】风湿关节痛。症见关节肿痛，呈游走性。

热书格节灵仙汤（风节灵仙汤）

ref sux gex jief lenr xianx tanx

国际音标： ze³⁵ su⁵⁵ ke³⁵ tçie³⁵ len²¹ çian⁵⁵ tʰan⁵⁵

【汉语名】风节灵仙汤

【组成】味牛膝12g，九节风、秦艽、威灵仙各9g。

【用法】水煎服，每日一剂，分二次服。

【功效】祛解风毒，清热止痛。

【主治】风湿痹痛症。症见四节走窜性痛，局部热，微肿胀。

科巴热书心汗汤（头风汤）

kox bax ref sux xinx hanx tanx

国际音标： ko⁵⁵ pa⁵⁵ ze³⁵ su⁵⁵ çin⁵⁵ xan⁵⁵ tʰan⁵⁵

【汉语名】头风汤

【组成】爬山虎30g，川芎、当归各9g，大枣3枚。

【用法】水煎服，每日一剂，分二次服。

【功效】祛解风毒，活络止痛。

【主治】偏头痛。症见头部一侧阵发性胀痛，常与精神、气候变化有关。

清阳地细止业汤（清阳止痛汤）

qinx yanr dif xix zix nief tanx

国际音标： tˢɕin⁵⁵ jan²¹ ti³⁵ ɕi⁵⁵ tsi⁵⁵ ʑie²¹ tˢan⁵⁵

【汉语名】清阳止痛汤

【组成】野升麻6g，白芷6g，葛根9g，石膏6g，川芎9g，陈皮6g，法半夏6g，薄荷3g。

【用法】水煎服，每日一剂，分二次服。

【功效】祛解风毒，通阳止痛。

【主治】偏头痛症。为精神紧张或受冷风吹头部而出现的头部一侧牵扯性疼痛。

里提梅屁屁（地梅散）

liv tir meir pif pix

国际音标： li⁵³ tˢi²¹ mei²¹ pˢi³⁵ pˢi⁵⁵

【汉语名】地梅散

【组成】点地梅300g，焙干研粉备用。

【用法】以茶油调敷患处，每日涂一次。

【功效】祛解风毒，祛腐止痒。

【主治】粪毒病、湿毒霉症。症见脚叉腐烂、起水泡，奇痒。

千里杠板汤（千里杠板汤）

qianx lix gongf banx tanx

国际音标： tɕian⁵⁵ li⁵⁵ kan³⁵ pan⁵⁵ tˢan⁵⁵

【汉语名】千里杠板汤

【组成】漆大菇叶、杠板归、千里光、盐肤木叶各30~60g。

【用法】水煎外熏洗，每日一至二次。

【功效】祛解风毒，止痒。

【主治】草毒病风团症（过敏性皮炎）。症见皮肤接触草毒后怪痒，或起风团，重时心烦。

方名免姐拉欸風气汤（赤游风汤）

mianx jiex lax eix hongx qif tanx

国际音标： mian⁵⁵ tɕie⁵⁵ la⁵⁵ ei⁵⁵ xuŋ⁵⁵ tɕˢi³⁵ tˢan⁵⁵

【汉语名】赤游风汤

【组成】岩爬藤12g，白英藤9g，搜骨风9g，鱼腥草10g。

【用法】水煎服，每日一剂，分二次服。

【功效】祛散风毒，赶赤游风。

【主治】游走风症。症见皮肤红肿、疼痛，全身游走，愈后脱皮。

四楞菊卡普汤（四楞菊花汤）

sif lenr jir kax pux tanx

国际音标： si^{35} len^{21} tɕi^{21} k°a^{55} p°u^{55} t°an^{55}

【汉语名】四楞菊花汤

【组成】四楞草 15g，隔山橇叶 15g，白菊花 12g。

【用法】水煎服，每日一剂，一分三次服。

【功效】祛热风毒，消肿止痒。

【主治】暴风客眼症（风火眼）。

第二节　务气起毒姐方子（散寒毒方子）

wuf qif qix dufjive huanx zix

国际音标： wa^{35} tɕ°i^{35} tɕ°i^{55} tu^{35} tɕie^{53} xuan^{55} tsi^{55}

【汉语名】散寒毒方子

窝捏瘪症汤（阴蛇症汤）

wov nief biev zenf tanx

国际音标： wo^{53} ʑie^{35} pie^{53} tsen^{35} t°an^{55}

【汉语名】阴蛇症汤

【组成】山胡椒 10g，木子树根 15g，藤豆根 5g，铁灯台 3g，乌苋 3g，岩丸子 5g，青木 10g。

【用法】水煎，每日一剂，分三次服。

【功效】散败寒毒，行气止痛。

【主治】阴蛇症。症见肚子胀，心里如针刺痛，面色铁青，手足发乌、冰凉。

务气起恶他答煎（冷痢煎）

wuf qif qix wor tax dar jianx

国际音标： wu^{35} tɕ°i^{35} tɕ°i^{55} wo^{21} t°a^{55} ta^{21} tɕian^{55}

【汉语名】冷痢煎

【组成】小杆子 10g，厚朴 10g，三月泡根 10g，铁线草 10g，瞿麦 10g，平术 10g，青木香 6g，柑子皮 5g。

【用法】水煎，每日一剂，分二次服。

【功效】散寒毒，调中元。

【主治】冷痢症。症见屙脓血，里急后重，腹部疼痛，饮食减少，少气懒言，疲倦怯冷，日久不愈。舌苔腻，脉虚。

里利鲁嘎皮泽（地虎骨碎汁）

liv lif lux gax pir cer

国际音标： li⁵³ li³⁵ lu⁵⁵ ka⁵⁵ pºi²¹ tsºe²¹

【汉语名】地虎骨碎汁

【组成】葡地虎 15g，骨碎补 15g，路边草 20g，川乌 6g，收山虎 12g，大气草 15g。

【用法】共捣烂兑酒服，一日三次；同时可用大叶粑菜捣烂敷患处。

【功效】散败寒毒，托骨收口。

【主治】附骨疽（冷气流）。症见患处疼痛，溃烂后流白脓或清水，久不收口。

宋葩古铺吉米屁屁（鱼辣爪龙散）

songf pax gux puf jir mif pif pix

国际音标： suŋ³⁵ pºa⁵⁵ ku⁵⁵ pºu³⁵ tɕi²¹ mi³⁵ pºi³⁵ pºi⁵⁵

【汉语名】鱼辣爪龙散

【组成】细鱼辣叶 9g，麻柳叶 9g，五爪龙 9g，大路边黄叶 9g，铁马鞭 6g，白蒿 6g，三月泡叶 6g，韭菜蔸 5g，梅片 3g。

【用法】共研细末，取药粉适量吹入口中患处，每日三次。

【功效】散寒败毒，敛疮生口。

【主治】白口疮症。症见口中或舌上生粟样白色小疮，溃烂流涎水，不吸奶，疼痛，烦躁干呕。

务气起热书科巴地汤（风寒头痛汤）

wuf qif qix ref sux kox bax dif tanx

国际音标： wu³⁵ tɕºi³⁵ tɕºi⁵⁵ ze³⁵ su⁵⁵ kºo⁵⁵ pa⁵⁵ ti³⁵ tºan⁵⁵

【汉语名】风寒头痛汤

【组成】五匹风 15g，紫苏 10g，马蹄草 12g，生姜 6g，葱白 3g。

【用法】每日一剂，水煎，分二次服。

【功效】散寒毒，止头痛。

【主治】寒性头痛风症。症见恶寒怕冷，头部紧痛如抽动状。

柴黄汤（柴黄汤）

cair huanr tanx

国际音标： tsºai³⁵ xuaŋ²¹ tºan⁵⁵

【汉语名】柴黄汤

【组成】岩柴胡、一支黄花各 9g。

【用法】水煎服，每日一剂，分二次服。

【功效】散寒败毒，解肌表热。

【主治】小伤寒症。症见恶寒发热，头身痛，关节酸楚，咽不适；舌边红，苔白，脉弦。

没胡惊風汤（肚胀惊汤）
mer hur jinx hongx tanx
国际音标： me²¹ xu²¹ tɕin⁵⁵ xuŋ⁵⁵ t°an⁵⁵

【汉语名】肚胀惊汤
【组成】麦芽子10g，鸡合子皮10g，一窝蛆10g，野山茶10g，土荆条8g，土虫10g，血当归5g。
【用法】水煎服，每日一剂，分二次服。
【功效】散寒毒，熄风止惊。
【主治】肚肠惊症。症见肚子饱胀，屙青黑色稀大便，面色苍白，不思饮食，四肢抽风。

第三节　卡别列姐业方子（赶湿毒方子）

kax biex liexjive nier huanx zix
国际音标： k·a⁵⁵ pie⁵⁵ lie⁵⁵ tɕie⁵³ ʑie²¹ xuan⁵⁵ tsi⁵⁵

【汉语名】赶湿毒方子

屁剥忙紧岔他屁屁（慢痢停散）
pif bor manr jinx caf tax pif pix
国际音标： p°i³⁵ po²¹ man²¹ tɕin⁵⁵ ts°a³⁵ t°a⁵⁵ p°i³⁵ p°i⁵⁵

【汉语名】慢痢停散
【组成】地锦15g，隔山消（米炒）10g，大叶泡子10g，石榴皮10g，三月泡叶10g，滴水珠3g。
【用法】上药烘干研细末，过细筛，每次内服5g，米汤水送服，每日三次。
【功效】赶化毒湿，收肠止泻。
【主治】慢痢症。症见反复腹痛腹胀，便后减轻，大便稀，有黄白色黏液，伴纳差，精神差。舌淡胖，边有齿痕，脉缓。

弄固得姐毒撇汤（赶浊化毒汤）
longf gux derjiev duf piev tanx
国际音标： luŋ³⁵ ku⁵⁵ te²¹ tɕie⁵³ tu³⁵ p°ie⁵³ tan⁵⁵

【汉语名】赶浊化毒汤
【组成】四棱草、铁马鞭、路边黄、蛇泡草各10~12g。
【用法】水煎服，每日一剂，分二次服。忌食腥臭、化物。
【功效】赶邪浊，除毒气。

【主治】大月家病（初期）。症见妇女产后同房，觉腹痛、五心发热、纳差。

莫胡踏搜山毒撇汤（土茯搜山败毒汤）

mor hur tar soux sanx duf piev tanx

国际音标：mo²¹ xu²¹ t°a²¹ səu⁵⁵ san⁵⁵ tu³⁵ p°ie⁵³ t°an⁵⁵

【汉语名】土茯搜山败毒汤

【组成】搜山虎 15g，石菖蒲 15g，葛根 15g，野棉花根少许（5g），白土茯苓 10g，红牛藤 15g。

【用法】水煎服，每日一剂，分三次服。忌食腥臭、辛辣食物。

【功效】赶化毒湿，清热活血。

【主治】大月家病（中期）。症见妇女腹胀痛，小腹热，带下多，口干，消瘦，乏力，喜吃腥臭物。

尔舍姐那茎倮会汤（排垢温茎汤）

ex sexjiev naf jinx lox huif tanx

国际音标：e⁵⁵ se⁵⁵ tɕie⁵³ la³⁵ tɕin⁵⁵ lo⁵⁵ xui³⁵ t°an⁵⁵

【汉语名】排垢温茎汤

【组成】木通、赶山鞭、号桐树根、土细辛、杉树油、白糖各 3 ~ 9g。

【用法】水煎服，每日一剂，分三次服。

【功效】赶利湿毒，温茎止痛。

【主治】闯红病。症见男子小腹痛、冷，阴缩，小便次数多、浑浊或呈膏状。

免姐夺了弄固得姐那汤（闯红排浊汤）

miax jiex dor liaor longf gux derjiev naf tanx

国际音标：mia⁵⁵ tɕie⁵⁵ to²¹ liau³⁵ luŋ³⁵ ku⁵⁵ te²¹ tɕie⁵³ ʐa³⁵ t°an⁵⁵

【汉语名】闯红排浊汤

【组成】号桐树、女儿红、锯子草、水菖蒲、散血藤、车前草、夏枯草、铁马鞭、白土茯苓各 6 ~ 10g。

【用法】水煎服，每日一剂，分三次服。

【功效】赶排浊毒，活络止痛。

【主治】闯红病。症见男子小腹痛，小便不畅浑浊或尿后流白色膏状物。

我卡普毒撇汤（菁银解毒汤）

ngox kax pux duf piev tanx

国际音标：ŋo⁵⁵ k°a⁵⁵ p°u⁵⁵ tu³⁵ p°ie⁵³ t°an⁵⁵

【汉语名】菁银解毒汤

【组成】鲜生地 30g，鲜茅根 30g，大青叶 30g，山银花 15g，上天梯 12g，鲜桑叶

10g，白梓皮 15g，三棵针 10g，黄珠子 10g，白英 15g，炒谷芽 10g，水竹叶 10g，甘草 6g。

【用法】水煎服，每日一剂，分三次服。

【功效】赶利湿毒，清热凉血。

【主治】食毒疮。症见食陈旧米、麦、苞谷等物后出现腹胀不适，皮肤搔痒、弥漫潮红肿胀，或胸闷气，大便干、小便黄。舌红苔白腻。

实克查毒他拔不实方（草毒皮疹方）
sir ker car duf tax par bur sir huanx

国际音标：si²¹ k°e²¹ ts°a²¹ tu³⁵ t°a⁵⁵ p°a²¹ pu²¹ si²¹ xuan⁵⁵

【汉语名】草毒皮疹方

【组成】山银花 18g，土连翘 18g，红浮萍 10g，一把伞 15g，车珠子 12g，车前草 10g，五叶通 10g，生甘草 10g，紫草 10g。

【用法】水煎服，每日一剂，分三次服。

【功效】赶利湿毒，清热消肿。

【主治】湿毒疡。症见吃灰菜、波菜后晒太阳出现皮肤刺痒、紫红、肿胀、灼痛，伴胸闷、干咳、大便干、小便赤。

切嘎消此业药（消疮搽剂）
qief gaf xiaox civ nier yaof

国际音标：tҫie³⁵ ka⁵⁵ ҫiau⁵⁵ ts°i⁵³ nie²¹ jau³⁵

【汉语名】消疮搽剂

【组成】马桑叶粉 10g，冰片 5g，挂金灯 10g，青黛 5g。

【用法】共研细末，与鸡蛋清调敷患处，每日一至二次。

【功效】赶泄湿毒，清热收水。

【主治】黄水疮。症见皮肤生疮，流黄水，起黄痂，久不愈合。

窝龟汤（蛇龟汤）
wov guix tanx

国际音标：wo⁵³ kui⁵⁵ t°an⁵⁵

【汉语名】蛇龟汤

【组成】小蛇参（全草）10g，地苦胆 10g，乌龟七 10g。

【用法】水煎服，每日一剂，分二次服。

【功效】赶湿热毒，止泻止痢。

【主治】痢疾症、热邪腹泻症。症见腹胀痛，大便带脓血，里急后重，或水样泻，肛门灼热，泻后痛不减。

卡白毒他拔思额阿汤（湿毒皮痒汤）

kax bex duf tax par six ngar tanx

国际音标： kᵒa⁵⁵ pe⁵⁵ tu³⁵ tᵒa⁵⁵ pᵒa²¹ si⁵⁵ ŋa²¹ tᵒan⁵⁵

【汉语名】湿毒皮痒汤

【组成】土茯苓 30g，白鲜皮 12g，金银花 15g，甘草 6g。

【用法】水煎服，每日一剂，分二次服。

【功效】赶湿热毒，止痒收口。

【主治】湿热疮毒症。症见皮肤红痒，流水，成块溃烂，久不收口。

破挫捏拢风湿汤（双桑风湿汤）

pof cox niex longx hongx sir tanx

国际音标： pᵒo³⁵ tsᵒo⁵⁵ ʑie⁵⁵ luŋ⁵⁵ xuŋ⁵⁵ si²¹ tᵒan⁵⁵

【汉语名】双桑风湿汤

【组成】白马桑、桑寄生、鹰爪风、五加皮、海风藤、伸筋草各 9g，鸡心七 12g，木通 6g。

【用法】水煎服，每日一剂，分三次服。亦可泡酒服。

【功效】赶湿风毒，理筋止痛。

【主治】风湿筋骨痛症。症见患处肿胀，关节不利，活动受限。舌红苔白腻，脉濡。

白屈王嘎拉退捏汤（白屈退黄汤）

ber qir wanr gax lax tuif niex tanx

国际音标： pe²¹ tɕᵒi²¹ wan²¹ ka⁵⁵ la⁵⁵ tᵒui³⁵ ʑie⁵⁵ tᵒan⁵⁵

【汉语名】白屈退黄汤

【组成】白屈菜 3g，一把伞 9g，商陆 9g，臭草根 9g，茵陈 15g。

【用法】水煎服，每日一剂，分三次服。

【功效】赶利湿毒，消肿退黄。

【主治】瘟黄症（黄疸肝炎）。症见眼、皮肤暗黄，小便黄，全身水肿，腹胀，大便溏等。舌胖大，苔白腻，脉沉。

车阿卡普（迎车花汤）

cexar kax pux tanx

国际音标： tsᵒe⁵⁵ a²¹ kᵒa⁵⁵ pᵒu⁵⁵ tᵒan⁵⁵

【汉语名】迎车花汤

【组成】迎春花、车前草各 15g。

【用法】水煎服，每日一剂，分两次服。

【功效】赶通淋毒，清热利湿。

【主治】小便不利症。症见小便点滴难解，频数，茎中热痛。

没胡业汤（胀满汤）

mer hur nier tanx

国际音标： me^{21} xu^{21} zie^{21} $t^\circ an^{55}$

【汉语名】胀满汤
【组成】鲜金鸡尾巴草根90g，醉鱼草、羊蹄各30g。
【用法】水煎，每日一剂，分两次冲酒空腹服。
【功效】赶利尿毒，消肿除满。
【主治】下满症。症见下腹胀满，下肢水肿，压之没指。

尔车利剥止业汤（利尿止泻汤）

ex cex lif bor ziv nief tanx

国际音标： e^{55} $ts^\circ e^{55}$ li^{35} po^{21} tsi^{53} zie^{21} $t^\circ a^{55}$

【汉语名】利尿止泻汤（狗牙菜不见于索隐）
【组成】狗牙菜（鲜）30g，冲天炮、海金砂、仙鹤草、水灯草各15g。
【用法】水煎服，每日一剂，分二次服。
【功效】赶排湿毒，清热消肿。
【主治】热泻水肿症。症见夏季泄泻，身肿发热，而热势不显。

格欻梯铁迫胡消汤（盆虫消肿汤）

geix tix tex per hur xiaox tanx

国际音标： kei^{55} $t^\circ i^{55}$ $t^\circ e^{55}$ $p^\circ e^{21}$ xu^{21} ςiau^{55} $t^\circ an^{55}$

【汉语名】盆虫消肿汤（盆儿草、虫笋、大葫芦不见于索隐）
【组成】盆儿草、虫笋、大葫芦各30g，野薄荷15g，蚕豆花9g。
【用法】水煎，每日一剂，分二次服。
【功效】赶湿热毒，利水消肿。
【主治】亮肿症。症见发热水肿，水肿从眼皮开始，后到全身。

梨罗窝捏药（梨罗洗剂）

lir lor wox niex yaof

国际音标： li^{21} lo^{21} wo^{55} zie^{55} jau^{35}

【汉语名】梨罗洗剂（桉叶、按叶均不见于索隐）
【组成】梨罗根30g，花椒9g，桉叶15g。
【用法】煎水外洗，每日一次。
【功效】赶去湿毒，杀虫止痒。
【主治】皮肤湿疹。症见皮肤生疮，流水，痒。

猪金汤（猪金汤）

zux jinx tanx

国际音标： tsu⁵⁵ tɕin⁵⁵ t°an⁵⁵

【汉语名】猪金汤（猪鼻孔不见于索隐）

【组成】猪鼻孔 30g，海金砂 30g。

【用法】水煎服，每日一剂，分二次服。

【功效】赶去湿毒，排石止痛。

【主治】尿管结石症。症见小便不利，阵痛，或伴恶心呕吐。

胡了退捏汤（退肿汤）

hur liaor tuif niex tanx

国际音标： xu²¹ liau²¹ t°ui³⁵ ʐie⁵⁵ t°an⁵⁵

【汉语名】退肿汤（此药不见于索隐）

【组成】蛇倒退 15g，矮地茶、车前草、苎麻根、三百棒各 9g。

【用法】水煎服，每日一剂，分二次服。

【功效】赶去湿毒，利水消肿。

【主治】亮肿症。症见面部、眼皮水肿明显明亮状，伴腰痛，乏力。

第四节　杀格唉毒清捏方子（清热毒方子）

safgeix duf qinx niex huanx zix

国际音标： sa³⁵ kei⁵⁵ tu³⁵ tɕ in⁵⁵ ʐie⁵⁵ xuan⁵⁵ tsi⁵⁵

【汉语名】清热毒方子

宋惊风汤（鲤鱼风汤）

songf jinx hongx tanx

国际音标： suŋ³⁵ tɕin⁵⁵ xuŋ⁵⁵ t°an⁵⁵

【汉语名】鲤鱼风汤

【组成】半边莲 10g，田边菊 10g，水灯草 10g，隔山消 10g，土细辛 10g。

【用法】水煎服，每日一剂，分二次服。

【功效】清败热毒，赶风水，温下元。

【主治】鲤鱼风症。症见高热，手抓脚动，口动不停，伸舌，口流清水，面色苍白，腹胀，四肢冷。

梅毒克卡熏方（梅毒烟熏方）

meir dur kex kar xinx huanx

国际音标： mei²¹ tu²¹ kˑe⁵⁵ kˑa²¹ ɕin⁵⁵ xuan⁵⁵

【汉语名】梅毒烟熏方

【组成】杨梅核30g（放在清水粪内浸一个月，取出漂净晒干研末），青果核30g（晒干研细末），茶叶15g，朱砂3g，斑蝥2个，水银2g。

【用法】共研细合匀，装在旱烟斗内，当作烟吸。另可用老鸦酸、青藤叶各300g煎汤洗患处；若疮有开口处，用蜈蚣一条研末，与上药用火纸包卷，点燃熏伤口。

【功效】清热攻毒，杀虫平疮。

【主治】皮肤梅毒症。

聂味丹毒饮（七味丹毒饮）

nier weix danx dur yenx

国际音标： nie²¹ wei⁵⁵ tan⁵⁵ tu²¹ jen⁵⁵·

【汉语名】七味丹毒饮

【组成】散血莲15g，大风药15g，黄瓜香15g，乌苞莲15g，见肿消15g，侧耳根15g，一把伞15g。

【用法】水煎，兑酒服，每日一剂，分三次兑酒服。

【功效】清败热毒，除丹平疮。

【主治】丹毒症。症见皮肤突然红，起水泡，渗液，皮色如染丹脂状，伴有全身发冷发热。

踏布借被拉切嘎汤（左转肠痈汤）

taf buf jief bif lax qief gax tanx

国际音标： tˑa³⁵ pu³⁵ tɕie³⁵ pi³⁵ la⁵⁵ tɕˑie³⁵ ka⁵⁵ tˑan⁵⁵

【汉语名】左转肠痈汤

【组成】白花蛇舌草30g，野菊花30g，左转藤30g，甘草6g。

【用法】水煎服，每日一剂，分三次服。

【功效】清败热毒，消肿止痛。

【主治】肠痈初期。症见发热，右下腹痛，伴恶心呕吐。

蒙思思叶实瓜石托饮（马齿八月大蒜饮）

mongr six six yer sirkuax sir tof yiex

国际音标： muŋ²¹ si⁵⁵ si⁵⁵ je²¹ si²¹ kua⁵⁵ si²¹ tˑo³⁵ jen⁵⁵

【汉语名】马齿八月大蒜饮

【组成】马齿苋50g，八月瓜根30g，大蒜9g。

【用法】水煎服，红痢兑红糖，白痢兑白糖。每日一剂，分三次服。

【功效】清败热毒，化湿除痢。

【主治】赤白痢症。症见腹痛、腹胀、大便呈陈状，色以红白相杂为主，每日数次；舌红苔黄腻、脉滑。

龟铺汤（龟龙汤）
guix puf tanx
国际音标： kui^{55} p°u^{35} t°an^{55}

【汉语名】龟龙汤

【组成】水黄连 10g，山乌龟（米炒）10g，岩丸子 10g，隔山消（米炒）10g，百味连（米炒）5g，青根 10g。

【用法】水煎服，每日一剂，分二次服。

【功效】清败热毒，宽肠止痛。

【主治】嘎痛症。症见大便干呈颗粒或干稀交替出现，伴有黄色或白色黏液。腹胀明显，腹痛无定处，时发时止，反复发作，口干苦。舌质红、舌苔黄，脉滑数。

倮格欸惊风止业汤（清热止惊汤）
lox geir jinx hongx ziv nier tanx
国际音标： lo^{55} kei^{21} tçin^{55} xuŋ^{55} tsi^{53} zie^{21} t°an^{5}

【汉语名】清热止惊汤

【组成】南天竹 3g，血蜈蚣 3g，水灯草 3g，制螃蟹七 3g，蛾蚂蝗 3g。

【用法】水煎服，每日一剂，分三次服。

【功效】清败热毒，熄风止惊。

【主治】小儿高热惊风症。症见高热不退，面红耳赤，两眼上吊，四肢抽动，甚至角弓反张，口吐痰涎，昏迷不醒。

丹毒索利（丹毒清）
danx dur sof lif
国际音标： tan^{55} tu^{21} so^{35} li^{35}

【汉语名】丹毒清

【组成】山银花 12g，土连翘 10g，一把伞 10g，黄珠子 10g，紫草 10g，三棵针 12g，草连 10g，大青叶 15g。

【用法】水煎服，每日一剂，分三次服。

【功效】清败热毒，凉血散丹。

【主治】丹毒症。症见恶寒发热，局部红肿疼痛，边界清楚，中央有水疱，皮肤发红如染丹脂，重者神错谵语。

毒撇倮块池保业汤（排毒护宫汤）

duf piev lox kuaix cir baov nier tanx

国际音标： tu³⁵ pʰie⁵³ lo⁵⁵ kʰuai⁵⁵ tsʰi²¹ pau⁵³ ʑie²¹ tʰan⁵⁵

【汉语名】排毒护宫汤

【组成】白土茯苓、车前草、冲天炮、斑鸠窝、生桐树根、铁马鞭、锯子草、红浮萍各6～10g。

【用法】水煎服，每日一剂，分三次服。

【功效】清败热毒，护宫养阴。

【主治】真月家病。症见五心发热，小腹热甚，消瘦明显。

背花实填业屁屁（祛腐生肌背花散）

beif huax sir tianr nier pif pix

国际音标： pei³⁵ xua⁵⁵ si²¹ tʰian²¹ ʑie²¹ pʰi³⁵ pʰi⁵⁵

【汉语名】祛腐生肌背花散

【组成】大红花9g，铧口菜30g，四大天王15g，大蓟15g，向日葵盘20g，山豆根20g，冰片60g。

【用法】焙干研细末，撒涂患处，每日一次。

【功效】清败热毒，生肌收口。

【主治】背花疮症（中、后期）。症见皮肤溃疡流脓，脓根不出，或久不收口。

牯牛青麦屁屁（牯牛荞头散）

gux niur qinx mer pif pix

国际音标： ku⁵⁵ ʑiu²¹ tɕʰin⁵⁵ me²¹ pʰi³⁵ pʰi⁵⁵

【汉语名】牯牛荞头散

【组成】地古牛3个，苦荞头3个，枯矾6g。

【用法】将前二味烘干，合枯矾共研细末，涂于疮面。

【功效】清败热毒，敛疮收口。

【主治】口疮。症见舌生疮，溃烂，舌、口腔痛。

炸气切嘎窝泽（口疮洗汁）

zaf qix qief gax wox cer

国际音标： tsa³⁵ tɕʰi⁵⁵ tɕʰie³⁵ ka⁵⁵ wo⁵⁵ tsʰe²¹

【汉语名】口疮洗汁

【组成】鱼秋串15g，天青地白15g，银花15g，雨点草2g。

【用法】捣烂取汁，兑淘米水洗疮面，每日二至三次。

【功效】清败热毒，平疮生口。

【主治】鹅口疮。症见小儿口腔溃疡，疮面有白色物，不吸奶，烦躁啼哭。

克所垅疔疮汤（三角疔疮汤）
kex sox longx denx cuanx tanx

国际音标： kᵒe⁵⁵ so⁵⁵ luŋ⁵⁵ ten⁵⁵ tsᵒuan⁵⁵ tᵒan⁵⁵

【汉语名】三角疔疮汤
【组成】一口印 6g，三角枫 10g，白蜈蚣 10g，豆瓣还阻 10g。
【用法】水煎服，每日一剂，分二次服。
【功效】清败热毒，消肿止痛。
【主治】疔疮，瘰疬。

箭英切嘎消汤（箭英消疮汤）
jianf yinx qief gaf xiaox tanx

国际音标： tɕian³⁵ jen⁵⁵ tɕᵒie³⁵ ka³⁵ ɕiau⁵⁵ tᵒan⁵⁵

【汉语名】箭英消疮汤
【组成】一支箭 30g，一把伞 30g，鱼鳅串 30g。
【用法】水煎服，每日一剂，分二次服。
【功效】清败热毒，消肿止痛。
【主治】热毒疮症。

倮此此汤（人字汤）
lov cix cix tanx

国际音标： lo⁵³ tsᵒi⁵⁵ tsᵒi⁵⁵ tᵒan⁵⁵

【汉语名】人字汤
【组成】人字草 15~30g。
【用法】水煎服，每日一剂，分二次服。
【功效】清解热毒，发表散热。
【主治】小伤寒症（轻度）。症见微恶寒、发热。

普他二拉实克查汤（叶藤草汤）
puf tax ef lax sir ker car tanx

国际音标： pᵒu³⁵ tᵒa⁵⁵ e³⁵ la⁵⁵ si²¹ kᵒe²¹ tsᵒa²¹ tᵒan⁵⁵

【汉语名】叶藤草汤
【组成】三百树叶 30g，二花藤 60g，车前草 30g。
【用法】水煎服，每日一剂，分二次服。
【功效】清解热毒，利尿通淋。
【主治】尿急症。症见小腹灼热，小便热痛，尿频尿急等小便不利。

筋实风气格欸业汤（筋肉热痹汤）

jinx sir hongx qix geir nier tanx

国际音标：tɕin⁵⁵ si²¹ xuŋ⁵⁵ tɕ°i⁵⁵ kei²¹ ʑie²¹ t°an⁵⁵

【汉语名】筋肉热痹汤

【组成】大叶马尾连、鸳鸯花、地枇杷根、钻岩筋、刺楸皮、五加皮各10g。

【用法】水煎服，每日一剂，分二次服。

【功效】清解热毒，开痹止痛。

【主治】风湿热痹症。症见全身轻度发热，肌肉关键酸痛，局部红肿等。

上棒格欸聋捏方（肺热咳嗽方）

sanf pongx geir longx niex huanx

国际音标：san³⁵ p°uŋ⁵⁵ kei²¹ luŋ⁵⁵ ʑie⁵⁵ xuan⁵⁵

【汉语名】肺热咳嗽方

【组成】小石韦、吉祥草、猪鬃草、五匹风、刺黄连各12g。

【用法】水煎服，每日一剂，分二次服。

【功效】清解热毒，止咳化痰。

【主治】肺热咳嗽症。症见发热、咳嗽，吐黄痰，胸闷或胸痛。

毒败惊风止业汤（败毒止惊汤）

duf baif jinx hongx zix nier tanx

国际音标：tu³⁵ pai³⁵ tɕin⁵⁵ xuŋ⁵⁵ tsi⁵⁵ ʑie²¹ t°an⁵⁵

【汉语名】败毒止惊汤

【组成】小四块瓦、开口箭、白龙须、三加皮、五加皮、大通草各10g。

【用法】水煎服，每日一剂，分三次服。

【功效】清解热毒，镇静止惊。

【主治】热毒惊风症。症见高热抽搐。

窝科巴八字（蛇头泥）

wox kox bax bar zif

国际音标：wo⁵³ k°o⁵⁵ pa⁵⁵ pa²¹ tsi³⁵

【汉语名】蛇头泥

【组成】小木倍子、山裔苔、一枝黄花各适量。

【用法】捣烂外敷，每日一剂。

【功效】清解热毒，消肿止痛。

【主治】蛇头疔。症见指尖红肿疼痛，如蛇头状，久之溃烂流脓。

若王嘎拉连科思布里汤 （土黄金星汤）

rov wanr gax lax lianr kox six buf lif tanx

国际音标：zo⁵³ wan²¹ ka⁵⁵ la⁵⁵ lian²¹ kʰo⁵⁵ si⁵⁵ pu³⁵ li³⁵ tʰan⁵⁵

【汉语名】土黄金星汤

【组成】土黄连 12g，海金砂、石韦、鸡脚金星、灰苋菜各 10g。

【用法】水煎，每日一剂，分三次兑甜酒服。

【功效】清解热毒，排石通淋。

【主治】下元湿热，尿路结石症。症见小腹阵痛，小便灼痛、频数。

杀格欸清垄止业汤 （清热止咳汤）

saf geix qinx longx zix nier tanx

国际音标：sa³⁵ kei⁵⁵ tɕʰin⁵⁵ luŋ⁵⁵ tsi⁵⁵ ʑie²¹ tʰan⁵⁵

【汉语名】清热止咳汤

【组成】五匹风、枇杷叶、车前草各 30g，陈皮 6g，桑皮 15g，苏叶各 10g。

【用法】水煎服，每日一剂，分二次服。

【功效】清解热毒，宣肺止咳。

【主治】热咯症。症见微热，咽喉痛痒，咳嗽痰不易出。

文王痔欸夫汤 （文王去痔汤）

wenr wanr zif eif hux tanx

国际音标：wen²¹ wan²¹ tsi³⁵ ei³⁵ xu²¹ tan⁵⁵

【汉语名】文王去痔汤

【组成】文王一支笔 15g。

【用法】炖猪大肠服，每日一剂。

【功效】清解热毒，消肿止痛。

【主治】内外痔疮症。症见肛门灼痛，便血，或有痔外脱出。

空底地米马桶实克查汤 （咽痛夏枯汤）

kongx dix dif mix max sir ker car tanx

国际音标：kʰuŋ⁵⁵ ti⁵⁵ ti³⁵ mi⁵⁵ ma⁵⁵ si²¹ kˑe²¹ tsˑa²¹ tˑan⁵⁵

【汉语名】咽痛夏枯汤

【组成】鲜白毛冲天炮 30～60g。

【用法】水煎服，每日一剂，分三次含服。

【功效】清解热毒，消肿利咽。

【主治】蛾子症。症见咽喉肿痛，单侧或双侧乳蛾肿大，声哑等。

二连山鞭实克查（二连山鞭草）

ef lianr sanx bianx sir ker car

国际音标： e^{35} $lian^{21}$ san^{55} $pian^{55}$ si^{21} $k°e^{21}$ $ts°a^{21}$

【汉语名】二连山鞭草

【组成】百味莲6g，雄黄连6g，赶山鞭10g。

【用法】水煎服，每日一剂，分二次服。

【功效】清解热毒，舒筋止痛。

【主治】发热身痛症。症见身灼热，全身肌肉痛，口干燥等。

升麻黄果聋捏汤（米果百咳汤）

Senx mar huanr guox longx niex tanx

国际音标： Sen^{55} ma^{21} $xuan^{21}$ kuo^{55} $lu\eta^{55}$ $\underset{\cdot}{z}ie^{55}$ $t°an^{55}$

【汉语名】米果百咳汤

【组成】米升麻根、黄果皮各15g，土薄荷15g。

【用法】煎水服，每日一剂，分二次服。

【功效】清解热毒，镇咳止嗽。

【主治】鸡叫咳症。症见干咳少痰，咳嗽连续，重时咳得面红耳赤，咳的时间长。

实克查所垅上棒格欸汤（三草肺热汤）

sir ker car sox longx sanf pongx geir tanx

国际音标： si^{21} $k°e^{21}$ $ts°a^{21}$ so^{55} $lu\eta^{55}$ san^{35} $p°u\eta^{55}$ kei^{21} tan^{55}

【汉语名】三草肺热汤

【组成】肺经草15g，鱼腥草15g，冲天炮12g。

【用法】水煎服，每日一剂，分二次服。

【功效】清解热毒，宣肺止咳。

【主治】肺热咳嗽症（轻度）。症见微发热，胸闷咳嗽，咳痰不爽，或少量黄痰。

风湿格欸业汤（热痹汤）

hongx sir geir nier tanx

国际音标： $xu\eta^{55}$ si^{21} kei^{21} $\underset{\cdot}{z}ie^{21}$ $t°an^{55}$

【汉语名】热痹汤

【组成】刺黄莲20g，木防己10g，地骨皮10g。

【用法】水煎服，每日一剂，分三次兑酒服。

【功效】清解热毒，撒湿利节。

【主治】风湿热痹痛症（类风湿关节肿痛）。症见关节红肿、疼痛、肿胀，活动受限等。

格欵清上棒润汤（清热润肺汤）

geir qinx sanf pongx ruenf tanx

国际音标： kei²¹ tɕʰin⁵⁵ san³⁵ pʰuŋ⁵⁵ zuen³⁵ tʰan⁵⁵

【汉语名】清热润肺汤

【组成】岩核桃 15g，肺筋草 12g，黄玉竹 15g，兔耳风 6g，桑白皮 12g。

【用法】水煎服，每日一剂，分二次服。

【功效】清解热毒，养肺止咳。

【主治】肺热咳嗽（恢复期）。症见燥咳少痰，久咳不止。

去布里捏布芩七汤（双豆芩七汤）

qif buf lif niex longx qinr qir tanx

国际音标： tɕʰi³⁵ pu³⁵ li³⁵ ʑie⁵⁵ luŋ⁵⁵ tɕʰin²¹ tɕʰi²¹ tʰan⁵⁵

【汉语名】双豆芩七汤

【组成】岩黄芩 6g，豌豆七 10g，胡豆连 18g。

【用法】水煎服，每日一剂，分二次服。

【功效】清解热毒，觸痹止痛。

【主治】风湿热痹症。症见骨节痛，局部红肿，关节屈伸不利；舌红，苔黄，脉数。

二拉惹芝泽哭扣汤（四藤麻扣汤）

ef lax rev zix cer kur kouf tanx

国际音标： e³⁵ la⁵⁵ ze⁵³ tsi⁵⁵ tsʰe²¹ kʰu²¹ kʰəu³⁵ tʰan⁵⁵

【汉语名】四藤麻扣汤

【组成】细野麻根 12g，小血藤 10g，络石藤 10g，扣子七 6g，木通 6g。

【用法】水煎服，每日一剂，分二次服。（忌食牛、羊肉、辛辣食物）。

【功效】清解热毒，活络止痛。

【主治】风湿热痹症。症见筋骨痛，四肢麻木，局部皮肤热，口干小便黄；舌红，苔黄脉数。

上矮芙蓉汤（鱼腥芙蓉汤）

sanf ngaix hur yongr tanx

国际音标： san³⁵ ŋai⁵⁵ xu²¹ juŋ²¹ tʰan⁵⁵

【汉语名】鱼腥芙蓉汤

【组成】鲜鱼腥草 30g，芙蓉花 15g。

【用法】水煎服，每日一剂，分二次服。

【功效】清解热毒，消肿散脓。

【主治】肺痈症（初期）。症见发热，胸闷胸热，咳吐黄痰，口干燥；舌红苔黄脉滑数。

败酱赤苡汤（败酱赤苡汤）

baif jianx cir yix tanx

国际音标： pai^{35} tɕian^{55} tsʰi^{21} ji^{55} tʰan^{55}

【汉语名】败酱赤苡汤

【组成】败酱草 15g，赤芍、生苡仁各 9g。

【用法】水煎服，每日一剂，分二次服。

【功效】清解热毒，通腑止痛。

【主治】肠痈症。症见右小腹剧痛，恶心呕吐，大便不通，发热。舌深红，苔黄腻，脉滑数。

忙切嘎汤（乳痈汤）

manr qief gax tanx

国际音标： man^{21} tɕʰie^{35} ka^{55} tʰan^{55}

【汉语名】乳痈汤

【组成】乳腺草 30g，橘叶 12g，一把伞（一把伞）30g，生甘草 6g。

【用法】水煎服，每日一剂，分二次服。

【功效】清解热毒，消肿散结。

【主治】乳痈症（早期）。症见一侧或双乳胀痛、红肿，内有硬结，压痛明显，或患侧腋下长痒子。

泽索格欸毒切嘎汤（湿热毒疮汤）

cer sor geir duf qief gaf tanx

国际音标： tsʰe^{21} so^{21} kei^{21} tu^{35} tɕʰie^{35} ka^{35} tʰan^{55}

【汉语名】湿热毒疮汤

【组成】骨鸡头、野菊花各 15g，土茯苓 30g，苍耳草 9g，甘草 3g。

【用法】水煎服，每日一剂，分二次服。

【功效】清解热毒，祛湿止痒。

【主治】湿热毒疮症。症见皮肤生小疮，溃烂流水，瘙痒，反复发水。舌红，苔黄腻，脉滑数。

尔车杀格欸剥汤（热淋汤）

ex cex saf geix bor tanx

国际音标： e^{55} tsʰe^{55} sa^{35} kei^{55} po^{21} tʰan^{55}

【汉语名】热淋汤

【组成】活血莲、车前草各 9g，斑鸡窝叶 3g。

【用法】水煎服，每日一剂，分二次服。

【功效】清解热毒，利尿通淋。

【主治】尿急症。症见小便急，尿痛，频数，或小腹胀痛，小便不利。舌红、苔黄腻，脉数。

扁担黄虎汤（扁担黄虎汤）
bianxdanr huanr hux tanx

国际音标： pian^{55} tan^{21} xuan^{21} xu^{55} tʰan^{55}

【汉语名】扁担黄虎汤

【组成】扁担七、黄瓜香、拦路虎各 100 ~ 200g 鲜品。

【用法】捣烂拌酒外敷，每日一次。

【功效】清解热毒，消肿止痛。

【主治】疖症、疮症（早期）。症见疖疮红、肿、硬、痛。

空底地胡消捏汤（咽痛消肿汤）
kongx dix dif hur xiaox niex tanx

国际音标： kuŋ^{55} ti^{55} ti^{35} xu^{21} ɕiau^{55} ʑie^{55} tʰan^{55}

【汉语名】咽痛消肿汤

【组成】挖耳草、板蓝根、土牛膝各 12g。

【用法】水煎服，每日一剂，分二次服。

【功效】清解热毒，消肿利咽。

【主治】咽喉热肿症。症见咽喉痛、干燥，喉中灼棘感，声音浊。

沙土贝母汤（虾贝汤）
sax tux beif mux tanx

国际音标： sa^{55} tʰu^{55} pei^{35} mu^{55} tʰan^{55}

【汉语名】虾贝汤

【组成】鲜虾子草 30g，大贝母 9g。

【用法】水煎服，每日一剂，分二次服。

【功效】清解热毒，止咳化痰。

【主治】肺热咳嗽症。症见轻恶热，胸闷，咳吐黄痰。舌红，苔黄厚，脉滑。

尔他面姐若翁且汤（红叶羊耳清肺汤）
ex tax mianf jiex rof ongr qief tanx

国际音标： e^{55} tʰa^{55} mian^{35} tɕie^{55} zo^{35} uŋ^{21} tɕʰie^{35} tʰan^{55}

【汉语名】红叶羊耳清肺汤

【组成】映山红叶 30g，鱼腥草 24g，胡颓子叶 15g，羊耳菊 9g。

【用法】水煎服，每日一剂，分二次服。

【功效】清解热毒，宣肺止咳。

【主治】肺热咳嗽症。症见恶寒轻，发热重，胸微痛，胸闷气促。舌红苔黄干，脉滑数。

胡消地止细汤（消肿止痛汤）

hur xiaox dif ziv xif tanx

国际音标： xu^{21} $çiau^{55}$ ti^{35} tsi^{55} $çi^{21}$ $t°an^{55}$

【汉语名】消肿止痛汤

【组成】荷叶七 12g，鱼腥草 12g，瓜蒌根 10g，一把伞 10g。

【用法】水煎服，每日一剂，分二次服。

【功效】清解热毒，消肿止痛。

【主治】痈肿疮毒症。症见皮肤局部红肿硬、灼痛。舌红，苔黄干，脉数。

实克查所垅二匹聋止汤（三草二匹止咳汤）

sir ker car sox longx niex pir longx ziv tanx

国际音标： si^{21} $k°e^{21}$ $ts°a^{21}$ so^{55} $luŋ^{55}$ zie^{35} $p°i^{21}$ $luŋ^{55}$ tsi^{55} $t°an^{55}$

【汉语名】三草二匹止咳汤

【组成】痄积草、癞子草、五皮风、车前草各 15g，陈皮 3g。

【用法】水煎服，每日一剂，分二次服。

【功效】清解热毒，宣肺止咳。

【主治】肺热咳嗽症。症见微恶热，全身不适，咽喉干痒，咳嗽少痰，或少量黄痰。舌红，苔薄黄。

两半针丁汤（两半针丁汤）

lianx banf zenx denx tanx

国际音标： $lian^{55}$ pan^{35} $tsen^{55}$ ten^{55} $t°an^{55}$

【汉语名】两半针丁汤

【组成】婆婆针、半边莲、半枝莲、地丁草各 30g，冬瓜子 60g，青木香 15g。

【用法】水煎服，每日一剂，分二次服。

【功效】清解热毒，通肠止痛。

【主治】肠痈症。症见右下腹痛明显，压痛，或有包块，或发热，大便不通。舌红苔黄厚，脉数。

高银饮（高银饮）

gaox yinr yenv

国际音标： kau^{55} ien^{21} jen^{53}

【汉语名】高银饮

【组成】高粱泡根 15g，银花 9g。

【用法】水煎服，每日一剂，分二次服。

【功效】清解热毒，解肌表热。

【主治】重伤风症。时行感冒，症见恶风发热，头身痛，咽喉痛，口干。舌边红、苔黄，脉浮数。

树书卡普地胆汤（雪花地胆汤）

suf sux kax pux dif danx tanx

国际音标： su^{35} su^{55} k°a^{55} p°u^{55} ti^{35} tan^{55} t°an^{55}

【汉语名】雪花地胆汤

【组成】雪花草 10g，地苦胆 6g。

【用法】水煎服，每日一剂，分二次服。

【功效】清解热毒。利咽止痛。

【主治】蛾子症。症见咽喉肿痛，口渴，吞咽不适等。舌红苔黄，脉数。

風气地捏汤（风痛汤）

hongx qix dif niex tanx

国际音标： xuŋ^{55} tç°i^{55} ti^{35} ʑi^{55} t°an^{55}

【汉语名】风痛汤

【组成】接骨藤 15g，抱石莲、络石藤、白毛藤各 6g。

【用法】水煎服，每日一剂，分二次服。

【功效】解毒消肿，祛风止痛。

【主治】肿痛风症（痛风性关节炎）。症见关节红肿剧痛，时发时止，休止时无症状。

黄冬汤（黄冬汤）

huanr dongx tanx

国际音标： xuan^{21} tuŋ^{55} t°an^{55}

【汉语名】黄冬汤

【组成】双飞蝴蝶 30g，黄蘗 10g，天冬 10g，白茅根 10g。

【用法】水煎服，每日一剂，分二次服。

【功效】清解热毒，消痈化痰。

【主治】肺痈症。症见发热，上午轻下午重，咳嗽胸痛，大量脓痰，腥臭等。舌红降，苔黄腻，脉滑数。

切嘎消捏汤（平疮消痈汤）
qief gaf xiaoxef lax tanx
国际音标： tɕʰie³⁵ ka³⁵ ɕiau⁵⁵ ʐie⁵⁵ tʰan⁵⁵

【汉语名】平疮消痈汤
【组成】黄构皮叶 30g，菊花、散血草、过路黄、满天星各 12g。
【用法】水煎服，每日一剂，分二次服。
【功效】清解热毒，消肿平疮。
【主治】痈肿疮毒症。症见红肿痛，结痂下面有脓液。

铧败灭活二拉汤（铧败活血汤）
huar baif miev hof niex tanx
国际音标： xua²¹ pai³⁵ mie⁵³ xuo³⁵ e⁵⁵ la⁵⁵ tʰan⁵⁵

【汉语名】铧败活血汤
【组成】铧口尖、败酱草各 15g，活血藤 10g。
【用法】水煎服，每日一剂，分二次服。
【功效】清解热毒，消肿止痛。
【主治】肠痈初期。症见低热、右中腹痛连心窝下痛，恶心呕吐等。舌红苔黄，脉数。

毛七上矮汤（毛七鱼腥汤）
maor qir sanf ngaix tanx
国际音标： mau²¹ tɕʰi²¹ san³⁵ ŋai⁵⁵ tʰan⁵⁵

【汉语名】毛七鱼腥汤
【组成】猪毛七 30g，苇茎 30g，鱼腥草 30g，白茅根 30g。
【用法】水煎，每日一剂，分二次服。
【功效】清解热毒，止咳化痰。
【主治】肺热毒症。症见咳嗽，咳血，吐黄脓，胸闷气促，伴午后发热重等。舌深红苔黄燥，脉数。

胡消捏汤（消肿平消汤）
hur xiaox niex tanx
国际音标： xu²¹ ɕiau⁵⁵ ʐie⁵⁵ tʰan⁵⁵

【汉语名】消肿平消汤
【组成】裤丹泡 15g，小苦荬菜 15g，紫花地丁 15g，葫芦瓜 20g。
【用法】水煎服，每日一剂，分二次服。

【功效】清解热毒，消肿止痛。

【主治】气子毒肿症（急性睾丸炎）。症见睾丸肿大疼痛、发红，可伴发热。

灯笼上棒清捏汤（灯笼清肺汤）

denx longr sanf pongx qinx niex tanx

国际音标： ten^{55} luŋ^{21} san^{35} pʻuŋ^{55} tɕʻin^{55} ʑie^{55} tʻan^{55}

【汉语名】灯笼清肺汤

【组成】肺筋草30g，锦灯笼全草、桑叶、根皮各9g。

【用法】水煎服，每日一剂，分二次服。

【功效】清解热毒，止咳化痰。

【主治】肺热咳嗽。症见口咽干燥，喉痒咳嗽，黏痰难出。舌红苔黄，脉浮数。

热书消上棒清捏汤（消风清肺汤）

ref sux xiaox sanf pongx qinx niex tanx

国际音标： ze^{35} su^{55} ɕiau^{55} san^{35} pʻuŋ^{55} tɕʻin^{55} nie^{55} tʻan^{55}

【汉语名】消风清肺汤

【组成】蟛蜞菊50g，大力子、三匹风、大青叶、桑白皮各9g。

【用法】水煎服，每日一剂，分二次服。

【功效】清解热毒，宣肺止痛。

【主治】肺热咳嗽。症见全身低热，干咳频作，声嘶，咽喉肿痛。舌红苔黄，脉浮数。

第五节　米毒撒方子（退火毒方子）

miv duf piev huanx zix

国际音标： mi^{53} tu^{35} pʻie^{53} xuan^{55} tsi^{55}

【汉语名】退火毒方子

格欻散空底痛汤（散热开咽汤）

geir sanf kongx dix tangf tanx

国际音标： kei^{21} san^{35} kuŋ^{55} ti^{55} tʻuŋ^{35} tʻan^{55}

【汉语名】散热开咽汤

【组成】润喉草15g，上搜山虎10g，见风消10g，三棵针10g，黄珠子10g，开喉箭6g，灰包菌10g，山豆根10g，四两麻5g，甘草3g。

【用法】水煎服，每日一剂，分四次含服。

【功效】退火败毒，消肿利咽。

【主治】锁喉症。症见发热、恶寒、头身痛，咽痛不能进食，乳蛾肿大，颌下生"丸子"。

空底书风气屁屁（锁喉风散）

kongx dix suv hongx qix pif pix

国际音标： k°uŋ⁵⁵ ti⁵⁵ su⁵³ xuŋ⁵⁵ t°çi⁵⁵ p°i³⁵ p°i⁵⁵

【汉语名】锁喉风散

【组成】蛇皮 5g，满天星 8g，梅片 1g。

【用法】焙干，共研细末，涂患处，每日三至四次。

【功效】退火败毒，利咽消肿。

【主治】锁喉风症。症见喉咙红肿疼痛，吞咽和呼吸困难，流口水，言语不清。

功劳珠子汤（功劳珠子汤）

gongx laor zux zix tanx

国际音标： kuŋ⁵⁵ lau²¹ tsu⁵⁵tsi⁵⁵ t°an⁵⁵

【汉语名】功劳珠子汤

【组成】十大功劳、黄珠子、朱砂根、岗梅、淡竹叶、木通、射干、甘草各 10g，生石膏 12g。

【用法】水煎服，每日一剂，分三次服。

【功效】退火败毒，清分肉热。

【主治】咽喉肿痛症。症见咽喉乳蛾肿大，吞咽困难，口流涎水，伴高热、头痛、全身痛。舌质红，苔黄燥或黄厚，脉洪数。

米剥泽（火痢汁）

miv bor cer

国际音标： mi⁵³ po²¹ ts°e²¹

【汉语名】火痢汁

【组成】地苦胆、百味莲各 9~12g。

【用法】上药磨水服或研细粉服。每日一剂，分三至四次服。

【功效】退火败毒，止痢止泻。

【主治】火痢症。症见腹痛，里急后重，肛门灼热，大便脓血，小便短红。舌苔黄腻、脉滑快。

树书梅丝汤（雪丝汤）

suf sux meir six tanx

国际音标： su³⁵ su⁵⁵ mei²¹si⁵⁵ çie³⁵ t°an⁵⁵

【汉语名】雪丝汤

【组成】雪里梅 16g，丝茅草根（鲜品）40g，土牛膝（鲜品）25g，土茯苓、滑石、一把伞、鸳鸯花、蛤蚂草、扁竹各 15g，黄剥皮、万年藤、七星剑、土防风、水通草各

12g，黄栀子、上天梯各 9g，甘草 6g。

【用法】加水 1500 毫升，文火煎取 500 毫升，二煎加水 1000 毫升，煎取 400 毫升，两次药液混匀，每次服 150 毫升，每日服三次，分两天服完，六天为一个疗程。

【功效】泻火解毒，利水通淋，调和气血。

【主治】尿急病。症见尿频、尿急、尿痛、尿黄而短。

色迫被拉叶谢汤 （肚肠腑实汤）

ser per bif lax yer xief tanx

国际音标： se²¹ p°e²¹ pi³⁵ la⁵⁵ je²¹ t°an⁵⁵

【汉语名】肚肠腑实汤

【组成】牛耳大黄 12g，搜山虎 9g，大通条 6g，仔柑壳 9g，皮硝 9g，甜草 3g。

【用法】皮硝冲服；余药水煎，牛耳大黄后下，每日一剂，分三次服，大便通停用。

【功效】退火败毒，泻实通便。

【主治】中、下元腑实证。症见腹胀满、不通气、腹痛拒按，按之硬，大便干燥不解为多见。舌红苔黄燥，脉实。

米退色通汤 （退火通便汤）

miv tuif ser tongx tanx

国际音标： mi⁵³ t°ui³⁵ se²¹ t°uŋ⁵⁵ t°an⁵⁵

【汉语名】退火通便汤

【组成】黄剥皮、苦参根、木香、大通条、三月泡蔸、血蜈蚣各 3~6g。

【用法】水煎服，每日一剂，分三次服。

【功效】退火败毒，行气通便。

【主治】火气郁结之大便闭。症见腹胀痛，大便干呈颗粒，夹脓血或黄色黏液或带血，虽大便不干燥，便不易解，伴口干渴。舌红苔黄，脉滑数。

热惹书饮 （老鼠风饮）

rer ref sux yinx

国际音标： ze²¹ ze³⁵ su⁵⁵ jen⁵⁵

【汉语名】老鼠风饮

【组成】龙胆草 10g，三爪风 10g，五爪风 10g，勾藤 10g，水灯草 10g，羊胡子草 10g，搜山虎 5g，过岗龙 10g。

【用法】水煎，每日一剂，分三次服。

【功效】退火败毒，熄风止惊。

【主治】老鼠风症。症见发高烧，眼睛红，肚子胀痛，恶心作呕，手抓足爬，口咬人、吵人，手足冷，脸色苍白，口唇发乌，昏睡，四肢抽风。

窝惊風屁屁（蛇惊散）

wox jinx hongx pif pix

国际音标： wo^{53} tɕin^{55} xuŋ^{55} p°i^{35} p°i^{55}

【汉语名】蛇惊散

【组成】雄黄 1g，白颈蚰蚰 20g，薄荷 15g。

【用法】雄黄研细末，土虫焙干研细末，再用薄荷 15g 煎水兑二味药粉内服，每日二次，每日一剂。

【功效】退火败毒，消胀止惊。

【主治】蛇惊症。症见舌头反复伸吐，如蛇张口吐舌样，肚子胀痛，不欲饮食，小便自出、量少色黄。

尿池惊風汤（泥鳅惊汤）

naof cir jinx hongx tanx

国际音标： niau^{35} ts°i^{21} tɕin^{55} xuŋ^{55} t°an^{55}

【汉语名】泥鳅惊汤

【组成】绿豆 50g，鸡爪黄莲 10g，铁马鞭 15g，大蒜汁 10g，生姜 15g。

【用法】水煎后去渣兑大蒜汁灌服，每日一剂，分三次服。

【功效】退火败毒，止痛镇惊。

【主治】泥鳅惊症。症见肚子剧痛，手足抽动，牙关紧闭，呕吐白沫，四肢发凉，尿失禁。

没朴那切嘎磨剂（腰带疮磨剂）

mer pur laf qief gaf mor jix

国际音标： me^{21} p°u^{21} la^{35} tɕ°ie^{35} ka^{35} mo^{21} tɕi^{55}

【汉语名】腰带疮磨剂

【组成】铁灯台 500g，雄黄 30g。

【用法】两药磨水处擦患处，每日二至三次。

【功效】退火败毒，止痒止痛。

【主治】腰带疮症。症见皮肤水泡，泡底发红，灼痛，奇痒，或伴全身发烧、无力、纳差等。多发于胸、腰、胁间等部位。

窝丹败毒方（蛇丹败毒方）

wov danx baif dur huanx

国际音标： wo^{53} tan^{55} pai^{35} tu^{21} xuan^{55}

【汉语名】蛇丹败毒方

【组成】紫花胆 12g，土连翘 15g，黄珠子 10g，一把伞 15g，生地 30g，五叶通 10g，鬼见羽15g，车前草10g，大青叶10g，草黄连10g。

【用法】水煎服，每日一剂，分三次服。

【功效】退火败毒，凉血利湿。

【主治】蛇丹症。症见突然皮肤起红色水疮，逐渐增多，排列成条状，疼痛难忍，有灼辣感。

米夺恶踏拍方（火流外敷方）
miv duor wor tar pex huanx
国际音标： mi^{55} tuo^{21} wo^{21} t°a^{21} p°e^{55} xuan^{55}

【汉语名】火流外敷方

【组成】鸟不落10g，烂篱巴树根10g，六月雪10g。

【用法】上药用鲜品捣烂敷患处，每日换药一次。

【功效】退火败毒，消肿止痛。

【主治】火流症。患处红肿疼痛、局部灼热，伴全身发热恶寒、头痛、口干、不欲食，小便黄；晚期溃破，周围呈红色，流黄色脓水，疼痛剧烈，形体消瘦，患肢活动不便。

切嘎拍捏方（疮敷方）
qief gaf pex niex huanx
国际音标： tç°ie^{35} ka^{35} p°e^{55} ʐie^{55} xuan^{55}

【汉语名】疮敷方

【组成】铁扫帚、五月藤、小血藤、大黄、乌苋各80g。

【用法】上药捣烂外敷患处，每天换药一次。

【功效】退火败毒，凉血活血。

【主治】疮症（初期）。症见局部皮肤红肿灼热，疼痛明显，可触及肿物，伴有恶寒发热头胀痛，食欲差。苔白腻，脉滑数。

串边对口方（串边对口方）
cuanf bianx duif koux huanx
国际音标： ts°uan^{35} pian^{55} tui^{35} k°əu^{55} xuan^{55}

【汉语名】串边对口方

【组成】半边天、小对叶草、黄瓜香各100g。

【用法】取鲜药洗净捣烂如泥，外敷患处，每日换药一次。

【功效】退火败毒，消肿止痛。

【主治】对口疮症。症见疮头黑小，周围红肿硬，剧痛。

贯头地加方（贯头地加方）

guanf tour dif jiax huanx

国际音标：kuan³⁵ tʰəu²¹ ti³⁵ tɕia⁵⁵ xuan⁵⁵

【汉语名】贯头地加方

【组成】贯头尖、地五加、大路边黄、冲天炮、车前草各80g。

【用法】洗净捣烂如泥，外敷患处，每日换药一次。

【功效】退火败毒，消肿止痛。

【主治】脚背穿掌症。症见足背红肿剧痛，久之化脓。

地加串边方（地加串边方）

dif jiax cuanf bianx huanx

国际音标：ti³⁵ tɕia⁵⁵ tsʰuan³⁵ pian⁵⁵ xuan⁵⁵

【汉语名】地加串边方

【组成】地五加、半边钱、芭焦兜各100g。

【用法】芭焦兜在火中煨，与余药共捣烂如泥加淘米水外敷患处，每日换药一次。

【功效】退火败毒，消肿箍脓。

【主治】脚背穿掌症。

马桑他拔尔他方（马桑皮叶方）

max sanx tax par ex tax huanx

国际音标：ma⁵⁵ san⁵⁵ tʰa⁵⁵ pʰa²¹ e⁵⁵ tʰa⁵⁵ xuan⁵⁵

【汉语名】马桑皮叶方

【组成】马桑叶、小皮叶、满天星、天青地白各80g。

【用法】取鲜药捣烂如泥，外敷患处，每日换药一次。

【功效】退火败毒，消肿止痛。

【主治】天蛇毒症。

二尖天星方（二尖天星方）

ef jianx tianx xinx huanx

国际音标：e³⁵ tɕian⁵⁵ tʰian⁵⁵ ɕin⁵⁵ xuan⁵⁵

【汉语名】二尖天星方

【组成】茅草尖、小血藤嫩尖、满天星各50～100g。

【用法】取鲜药洗净捣烂如泥，外敷患处，每日换药一次。

【功效】退火败毒，箍脓消肿。

【主治】天蛇毒症。症见指头红肿剧痛。

屁他喇叭方（勾叶喇叭方）

pif tax lax bar huanx

国际音标： $p^\circ i^{35} t^\circ a^{55} la^{55} pa^{21} xuan^{55}$

【汉语名】勾叶喇叭方

【组成】大刺叶、喇叭花叶、空心泡叶、三叶泡叶各 50～100g。

【用法】取鲜药洗净捣烂如泥，外敷患处，每日换药一次。

【功效】退火败毒，消肿止痛。

【主治】天蛇毒症。

米疔屁屁（火疔散）

miv denx pif pix

国际音标： $mi^{53} ten^{55} p^\circ i^{35} p^\circ i^{55}$

【汉语名】火疔散

【组成】丝瓜叶 10g，明矾 5g，雄黄 5g。

【用法】研细末外敷患处，每日换药二次。

【功效】退火败毒，消肿止痛。

【主治】火疔症（中、后期）。红斑，疔如钱眼，头脚金红色，烧灼样疼痛等。

绊丸屁屁（绊丸散）

panf yanr pif pix

国际音标： $p^\circ an^{35} jan^{21} p^\circ i^{35} p^\circ i^{55}$

【汉语名】绊丸散

【组成】地螺丝 10g，鸡爪黄连 10g，阵天雷 10g，路边黄 10g，野棉花根 10g，梅片 2g。

【用法】上药焙干（梅片不焙）共研细末，涂敷患处，每日涂二次。

【功效】退火败毒，散结生肌。

【主治】绊疡症化脓溃烂（后期）。症见阳子窝有肿坨，四肢活动艰难，畏寒发热，重者化脓溃烂，久不收口。

拉土香里阿实泽（瓜香地白汁）

laf tux xianx liv ar sir cer

国际音标： $la^{35} t^\circ u^{55} \varsigma ian^{55} li^{53} a^{21} si^{21} ts^\circ e^{21}$

【汉语名】瓜香地白汁

【组成】小黄瓜香（全草）10 根，天青地白（全草）10 根。

【用法】将药物洗净，加淘米水共捣烂涂患处每日 10 余次。

【功效】退火败毒，生肌收口。

【主治】白口疮症。症见口舌生疮、溃疡。

米伤波西泽（火伤汁）

miv sanx box xix cer

国际音标： mi⁵³ san⁵⁵ po⁵⁵ çi⁵⁵ ts°e²¹

【汉语名】火伤汁

【组成】九灵光、铁马鞭、细献鸡尾、钓鱼杆叶、刺果叶、马桑叶、蛇皮子、香油各50～80g。

【用法】上药烘干研末，香油调匀，涂刷患处，每日二至三次。

【功效】退火败毒，凉肤止痛，生肌长皮。

【主治】火伤症（早期）。症见皮肤红肿，灼痛，起水泡，或皮损肉烂。

泽格欶米格欶西泽（水火烫伤散）

cer geir miv geir xix cer

国际音标： ts°e²¹ kei²¹ mi⁵³ kei²¹ çi³⁵ ts°e²¹

【汉语名】水火烫伤散

【组成】凤尾草 10g，满天星 10g，青菜七 10g。

【用法】上药焙干研细末，外撒患处，每日一次。

【功效】退火败毒，收口生肌。

【主治】水火烫伤症。症见皮肤发红，起水泡，火烧火辣痛；重者起大泡，皮肤成焦黄或呈炭黑样凹陷。

米糯布巴捏药（火眼贴敷剂）

miv lof bux bax niex yaof

国际音标： mi⁵³ lo³⁵ pu⁵⁵ pa⁵⁵ ẓie⁵⁵ jau⁵⁵

【汉语名】火眼贴敷剂

【组成】满天星、黄瓜香各 50～80g。

【用法】两药洗净捣烂，加鸡蛋清调匀，贴敷在眼睛上，一日换一次。

【功效】退火败毒，消肿明目。

【主治】火眼症。症见白眼珠红肿，布满血丝，胀痛，畏光，不能自然睁开眼睛，泪水多，眼皮微肿，伴口干，心烦等。

嚣子毒败捏汤（刷嚣败毒汤）

yif zix duf baif niex tanx

国际音标： ji³⁵ tsi⁵⁵ tu²¹ pai³⁵ ẓie⁵⁵ t°an⁵⁵

【汉语名】刷嚣败毒汤

【组成】犁头尖 15g，黄瓜香 15g，六月凉 10g，路边黄 15g，苦麻菜 10g，克马草

15g，败酱草 15g。

【用法】水煎，每日一剂，分三次服。

【功效】退火败毒，活血止痛。

【主治】刷翳症。

宋疗方（鱼疗方）

songf denx huanx

国际音标：suŋ^{35} ten^{55} xuan^{55}

【汉语名】鱼疗方

【组成】梅片 5g，鸭舌 1g，麝香 0.6g，称砂 1.2g，炉甘石 0.9g。

【用法】上药共研细末，加香油调匀，涂患处，每日二至三次。

【功效】退火败毒，散疗消肿。

【主治】眼鱼疗症。症见眼珠中间凸出一黑色斑点，剧痛，眼花，有重影或眼珠开裂如花，失明。

空底书惊风屁屁（锁喉风散）

kongx dix suv jinx hongx pif pix

国际音标：kʰuŋ^{55} ti^{55} su^{53} tɕin^{55} xuŋ^{55} pʰi^{35}pʰi^{55}

【汉语名】锁喉风散

【组成】开喉箭 12g，灰包菌 10g，上搜山虎 10g，润喉草 15g，见风消 10g，四两麻 5g，三棵针 10g，黄珠子 10g，山豆根 10g。

【用法】每日一剂，水煎，分三次服。

【功效】退火败毒，消肿开喉。

【主治】锁喉风症。症见咽喉红肿疼痛，吞咽或呼吸困难，流涎，言语不出。

空底切嘎救驾汤（喉痈救驾汤）

kongx dix qief gaf jiuf jiaf tanx

国际音标：kuŋ^{55} ti^{55} tɕʰie^{35} ka^{35} tɕiu^{35} tɕia^{35} tʰan^{55}

【汉语名】喉痈救驾汤

【组成】大救驾 12g，三两银 12g。

【用法】水煎服，每日一剂，分三次服。

【功效】退火败毒，利喉消肿止痛。

【主治】蛾子症。症见乳蛾肿大，喉生块蛾，咽喉两侧乳蛾红肿，疼痛，吞咽困难，可伴发热。

野菊地胆汤（野菊地胆汤）

yex jir dif danx tanx

国际音标： je⁵⁵ tɕ°i²¹ ti³⁵ tan⁵⁵ t°an⁵⁵

【汉语名】野菊地胆汤

【组成】野菊花 15g，地苦胆 10g，火炭母 10g，土牛膝 10g，犁头尖 2g，一支箭 10g，河风草 15g。

【用法】每日一剂，水煎，分三次含服。

【功效】退火败毒，消肿止痛。

【主治】蛾子症。

米败灭散汤（败火散血汤）

miv baif miev sanf tanx

国际音标： mi⁵³ pai³⁵ mie⁵³ san³⁵ t°an⁵⁵

【汉语名】败火散血汤

【组成】三棵草 30g，车前子、光明草、菊花各 9g，龙胆草 12g

【用法】水煎服，每日一剂，分三次服。

【功效】退火解毒，消肿止痛。

【主治】红眼病。症见眼珠红丝满布，眼睑红肿，睁不开眼。

邪池切嘎屁屁（痈疮散）

xier cir qief gaf pif pix

国际音标： ɕie²¹ ts°i²¹ tɕ°ie³⁵ ka³⁵ p°i³⁵ p°i⁵⁵

【汉语名】痈疮散

【组成】大母猪藤、隔山撬、天花粉各 100g。

【用法】研粉冷开水调敷患处，每日一次。

【功效】退伙败毒，消肿排脓。

【主治】各种痈肿疮毒。

泽捏垅惹剥汤（两水脓痢汤）

cerʑiex longx ref bor tanx

国际音标： ts°e²¹ ʑie⁵⁵ luŋ⁵⁵ ze³⁵ po²¹ t°an⁵⁵

【汉语名】两水脓痢汤

【组成】水马桑、马齿苋各 30g，水黄连 15g，银花藤 30g。

【用法】水煎服，每日一剂，分三次服。

【功效】退火败毒，清肠止痢。

【主治】火痢症。症见发高热、腹痛，下利脓血，每日数十次。舌红降，脉细数。

米败切嘎消汤（败火消痈汤）

miv baif qief gaf xiaox tanx

国际音标：mi⁵³ pai³⁵ tɕ°ie³⁵ ka³⁵ ɕiau⁵⁵ t°an⁵⁵

【汉语名】败火消痈汤

【组成】鸡腿草 30g，一把伞 15g，野菊花 10g，鸳鸯花 15g，甘草 5g。

【用法】水煎，每日一剂，分三次冲红糖服。

【功效】退火败毒，消肿止痛。

【主治】腿部火流症（深部脓疡）。

米毒八至（火毒泥）

miv duf bar zif

国际音标：mi⁵³ tu²¹ pa²¹ tsi³⁵

【汉语名】火毒泥

【组成】刺黄连、刘寄奴、一把伞、芙蓉叶、野烟、犁头草各 50～100g。

【用法】共捣烂如泥敷患处，每日换药一次。

【功效】退火解毒，消肿止痛。

【主治】各种痈肿疮毒。

剥么中毒辽汤（毒痢汤）

Bor mor zongf dur liaor tanx

国际音标：po²¹ mo²¹ tsuŋ³⁵ tu²¹ liau²¹ t°an⁵⁵

【汉语名】毒痢汤

【组成】仙鹤草、百味莲、麻布七、水竹叶、水灯草、伏龙肝、生石膏、苦麻菜各 20g。

【用法】水煎服，每日一剂，分三次服。

【功效】退火败毒，止泻止痢。

【主治】毒痢症。

疔毒汤（疔毒汤）

denx dur tanx

国际音标：ten⁵⁵ tu²¹ t°an⁵⁵

【汉语名】疔毒汤

【组成】罗钱树皮、刺楸皮各 15g，独话 12g，生地、黄连各 9g，石菖蒲 6g。

【用法】水煎服，每日一剂，分三次服。

【功效】退火解毒，消疔止痛。

【主治】疔疮症。症见红肿、剧痛，伴全身发热，四节酸痛等。

他拔康窝泽（皮康洗剂）

tax par kanx wox cer

国际音标： $t°a^{55}$ $p°a^{21}$ $k°an^{55}$ wo^{55} $ts°e^{21}$

【汉语名】皮康洗剂

【组成】秋胡豆、小菊花、蛇倒退、蛇蜕、蜂房、兰按叶各 100～200g。

【用法】水煎外洗患处，每日一至二次。

【功效】退火败毒，止痛止痒。

【主治】草毒病热毒疮。症见皮肤痒，流水。

恶直汤（飞娥汤）

Ngor zir tarx

国际音标： $ŋo^{21}$ tsi^{21} $t°an^{55}$

【汉语名】飞娥汤

【组成】独灯台、鲜百合、节节草、赤小豆各 15g，车前子 9g。

【用法】水煎服，每日一剂，分三次服。

【功效】退火败毒，消肿止痛。

【主治】蛾子症。症见乳娥肿大，咽喉肿痛。

捏垅连米泻汤（双连泻火汤）

niex longx lanr miv xief tanx

国际音标： nie^{55} $luŋ^{55}$ $lian^{21}$ mi^{53} $çie^{35}$ $t°an^{55}$

【汉语名】双连泻火汤

【组成】胡豆连 3g，雄黄连 6g。

【用法】共研细末，每日一剂，分两次冲服。

【功效】退火败毒，止泻止痢。

【主治】火痢症、热泻症。症见脓血便，里急后重，腹痛，或水泻不止，肛门灼热。

毒撇惊风止泽（拔毒止惊汁）

duf piev jinx hongx cex ziv cer

国际音标： tu^{35} $p°ie^{53}$ $tçin^{55}$ $xuŋ^{55}$ $ts°e^{55}$ tsi^{55} $ts°e^{21}$

【汉语名】拔毒止惊汁

【组成】莲花对座草、五爪金龙各 15g。

【用法】捣烂，取汁服，每小时服半汤勺。

【功效】退火拔毒，定惊止搐。

【主治】疔疮走癀症。症见局部焮肿、剧痛，高热抽搐。

写日阿列碰胡消捏汤（铁鸡消肿汤）

xiev rar lier pongf hur xiao niex tanx

国际音标： çie⁵³ za²¹ lie²¹ pu ŋ³⁵ xu²¹ çiau⁵⁵ ʑie⁵⁵ tʰan⁵⁵

【汉语名】铁鸡消肿汤

【组成】铁线鸡尾10g，玄参6g，牛蒡子6g，山栀子10g。

【用法】水煎服，每日一剂，分二次服。

【功效】退火败毒，消肿止疼。

【主治】痈疖。症见红肿，伴恶寒发热，全身酸痛。

弃布机纳空底痛汤（豆根开喉汤）

qif buf jix lar kongx dix tongf tanx

国际音标： tɕʰi³⁵ pu³⁵ tɕi⁵⁵ la²¹ kʰuŋ⁵⁵ ti⁵⁵ tʰuŋ³⁵ tʰan⁵⁵

【汉语名】豆根开喉汤

【组成】蝇子草、山豆根、开喉箭各9g。

【用法】水煎服，每日一剂，分二次服。

【功效】退火败毒，开咽利喉。

【主治】咽喉肿痛症。症见咽干发火、疼痛，进食困难，或声音嘶哑。

石托雄黄方（蒜雄方）

sir tof xongr huanr huanx

国际音标： si²¹ tʰo³⁵ çuŋ²¹ xuan²¹ xuan⁵⁵

【汉语名】蒜雄方

【组成】大蒜、雄黄、血余、鸡蛋清各30g。

【用法】共捣烂如泥，加鸡蛋清调匀外敷，每日换药一次。

【功效】退火败毒，消肿止痛。

【主治】天蛇毒症。

第六节　时裘毒败捏方子（抗瘟毒方子）

sir qif duf baif niex huanx zix

国际音标： si²¹ tɕʰi³⁵ tu³⁵ pai³⁵ ʑie⁵⁵ xuan⁵⁵ tsi⁵⁵

【汉语名】抗瘟毒方子

谷踏汤（升浮汤）

gur tar tanx

国际音标： ku²¹ t°a²¹ t°an⁵⁵

【汉语名】升浮汤

【组成】花杆子根 10g，红浮萍 10g，粉葛 13g，椿树白皮 10g，天丁 7g。

【用法】水煎服，每日一剂，分三次服。

【功效】抗瘟提毒，发表透疹。

【主治】麸子症（麻疹）。症见发热口渴，皮肤灼手，皮下隐疹，耳垂冷，口内白斑。

败毒惊风社汤（败毒熄风汤）

baif dur jinx hongx sef tanx

国际音标： pai³⁵ tu²¹ tɕin⁵⁵ xuŋ⁵⁵ se³⁵ t°an⁵⁵

【汉语名】败毒熄风汤

【组成】七叶一支花、大青叶、板蓝根、连翘、生地 12g，双勾 9g，甘草 3g。

【用法】水煎服，每日一剂，分三次服。

【功效】抗瘟降毒，熄风止惊。

【主治】夏脑瘟症。症见高热不退、神错、抽搐，小儿多见。舌质红，脉数。

空底阿实屁屁（白喉散）

kongx dix ar sir pif pix

国际音标： k°uŋ⁵⁵ ti⁵⁵ a²¹ si²¹ p°i³⁵ p°i⁵⁵

【汉语名】白喉散

【组成】刺黄连、蜂窝球、地牯牛各 10g，梅片 2g。

【用法】烘干研末（梅片不需烘烤），涂咽喉部，每日三至四次。

【功效】抗瘟降毒。

【主治】白喉症。症见喉咙有白膜，咽喉肿痛、声音嘶哑，流涎不止，小儿不吸奶，大人吞咽困难，烦躁不安，气促。

毒黄汤（毒黄汤）

dur huanr tanx

国际音标： tu²¹ xuan²¹ t°an⁵⁵

【汉语名】毒黄汤

【组成】二郎箭、茵陈各 12g，虎杖 15g，铧头草、满天星、南天竹各 9g，青木香 6g。

【用法】水煎服，每日一剂，分三次服。

【功效】抗瘟降毒，退黄清热。

【主治】瘟黄症（传染性肝炎），症见身热神昏，皮肤深黄，腹膨胀。

败瘟汤（败瘟汤）

baif wenx tanx

国际音标： pai³⁵ wen⁵⁵ tʰan⁵⁵

【汉语名】败瘟汤

【组成】毛和尚、金钱草、三百棒、车前草各 30g。

【用法】水煎服，每日一剂，分三次服。

【功效】退瘟败毒，清热除黄。

【主治】瘟病黄疸。症见身热，全身深黄，小便黄。

麻妈宋清汤（麻疹清鱼汤）

mar max songf qinx tanx

国际音标： ma²¹ ma⁵⁵ suŋ³⁵ tɕʰin⁵⁵ tʰan⁵⁵

【汉语名】麻疹清鱼汤

【组成】木银花 15g，连翘 10g，竹叶 10g，荆芥 9g，苏叶 10g。

【用法】水煎服，每日一剂，分二次服。

【功效】抗瘟败毒，发表透疹。

【主治】小儿麸子症。症见麻疹隐隐欲出，身热不退。

灵铁迫屁屁（灵虫散）

lenr tex per pif pix

国际音标： len²¹ tʰe⁵⁵ pʰe²¹ pʰi³⁵ pʰi⁵⁵

【汉语名】灵虫散

【组成】灵虫 1~2 条。

【用法】焙干研末，每日一剂，一次性冲服。

【功效】抗瘟败毒，补虚升陷。

【主治】小儿麸子内陷症。

时黄汤（时黄汤）

sir huanr tanx

国际音标： si²¹ xuan²¹ tʰan⁵⁵

【汉语名】时黄汤

【组成】刺黄连 30g，虎杖 30g，白马骨 20g，栀子 10g，鸡矢藤 10g，茵陈 15g。

【用法】水煎服，每日一剂，分二次服。

【功效】抗瘟降毒，清热退黄。

【主治】瘟黄症。症见发热，皮肤黄。

捏垅连时黄汤（两连时黄汤）

niex longx lianr sir huanr tanx

国际音标： nie^{55} luŋ^{55} lian^{21} si^{21} xuan^{21} tʰan^{55}

【汉语名】两连时黄汤
【组成】岩黄连、虎杖、半边莲各 15g。
【用法】水煎服，每日一剂，分二次服。
【功效】抗瘟降毒，清热退黄。
【主治】瘟黄症（急性黄胆性肝炎）。

柴龙茵茶汤（柴龙茵茶汤）

cair longr yinx car tanx

国际音标： tsʰai^{21} luŋ^{21} jin^{55} tsʰa^{21} tʰan^{55}

【汉语名】柴龙茵茶汤
【组成】柴龙胆 15g，茵陈 15g，栀子 10g，虎杖 12g，茶叶根 6g，兰草花 6g，田基黄 15g。
【用法】水煎服，每日一剂，分三次服。
【功效】抗瘟降毒，退黄利水。
【主治】瘟黄重症。症见发热，全身深黄，腹胀便秘，小便不通。

课体卡他拔汤（豇豆树皮汤）

kof tix kar tax par tanx

国际音标： kʰo^{35} tʰi^{55} kʰa^{21} tʰa^{55} pʰa^{21} tʰan^{55}

【汉语名】豇豆树皮汤
【组成】豇豆树皮 30g。
【用法】水煎服，每日一剂，分二次服。
【功效】除温败毒，退热止呕。
【主治】温病大伤寒症。症见壮热，呕吐。

泽哭垅汤（麻咳汤）

cer kur longx tanx

国际音标： tsʰe^{21} kʰu^{21} luŋ^{55} tʰan^{55}

【汉语名】麻咳汤
【组成】野米辣子鲜果 15～18g，鲜高粱泡根 12～15g，鲜鸳鸯花藤 9～12g，鲜碎鱼草根 12～15g，甘草 9～12g。
【用法】水煎，每日一次，早晚空腹服。
【功效】抗麻毒，止咳嗽。

【主治】小儿麸子症。适用于小儿麻疹后咳嗽不止者。

科巴瘟汤（脑瘟汤）
kox bax wunx tanx
国际音标： ko^{55} pa^{55} wun^{55} t°an^{55}

【汉语名】脑瘟汤
【组成】散痰木 30g，大青叶、板蓝根各 30~60g。
【用法】水煎服，每日一剂，分三次服。
【功效】抗脑瘟，退热气。
【主治】夏脑瘟症（乙脑）。症见高热不退，风动欲抽。

黄所垅阿实科汤（三黄白金汤）
huanr sox longx ar sir kov tanx
国际音标： xuan^{21} so^{55} luŋ^{55} a^{21} si^{21} k°o^{55} t°an^{55}

【汉语名】三黄白金汤
【组成】路边黄、虎杖、三白草、马蹄金、水黄连各 15g。
【用法】水煎服，每日一剂，分二次服。
【功效】败毒利湿，退黄消胀。
【主治】时气黄疸。症见腹胀，小便不利。

铺地叶下珠汤（铺地珠汤）
Pux dif yer xiaf zux tanx
国际音标： p°u^{55}ti^{35} je^{21}çia^{35}tsu^{55} t°an^{55}

【汉语名】铺地珠汤
【组成】铺地锦、叶下珠、铁苋菜各 15g。
【用法】水煎服，每日一剂，分三次服。
【功效】抗瘟降毒，止泻止痢。
【主治】毒痢症。症见高热，四肢算楚，大便见脓血，腹痛，里急后重。

瘟夺恶他答汤（瘟痢汤）
wenx dor wor tax dar tanx
国际音标： wen^{55} to^{21} wo^{21} t°a^{55} ta^{21} t°an^{55}

【汉语名】瘟痢汤
【组成】铺地锦 15g，马齿苋 30g，牛血连 15g。
【用法】水煎服，每日一剂，分三次服。
【功效】抗瘟降毒，止血止痢。
【主治】毒痢症。症见脓血便，伴发热身痛。

波立热书毒汤（小儿风毒汤）

box lir ref sux duf tanx

国际音标： po^{55} li^{21} ze^{35} su^{55} tu^{35} t'an^{55}

【汉语名】小儿风毒汤

【组成】白花狗牙瓣15g，银花、连翘、大青叶、一把伞、丹皮、赤芍、败酱草各9g。

【用法】水煎服，每日一剂，分二次服。

【功效】败瘟清热，散风消疹。

【主治】小儿赤风症。症见发热、干咳、颈后生小痒子，全身皮肤生栗样小疹。

第七节　破蛊毒诊业方子（破蛊毒方子）

pof gux dur zenx nier huanx zix

国际音标： p°o^{35} ku^{55} tu^{21} tsen^{55} ʑie^{21} xuan^{55} tsi^{55}

【汉语名】破蛊毒方子

刮金消蛊汤（刮金消蛊汤）

kox guaf jinx xiaox gux tanx

国际音标： kua^{35} tɕin^{55} ɕiau^{55} ku^{55} t°an^{55}

【汉语名】刮金消蛊汤

【组成】刮金板根3g，土茯苓9g，土知母、土大黄、木通、棕树根、水皂角各6g，五谷子根9g。

【用法】水煎服，每日一剂，分二次服。以酒引服。

【功效】破毒消积，化瘀散块。

【主治】水蛊、血蛊。症见腹胀大、硬，青筋显露，面暗淡无气色，口干心烦，大便干不通，小便少。

务给垅造块汤（九牛造块汤）

wuf gex longr caof kuaix tanx

国际音标： wu^{35} ke^{55} luŋ^{21} ts°au^{35} k°uai^{55} t°an^{55}

【汉语名】九牛造块汤

【组成】九牛造（醋炙）3g，制朱砂七6g，红石耳12g，白芥子12g。

【用法】水煎服，每日一剂，分三次服。

【功效】破毒消水，活血化瘀。

【主治】水蛊症。症见腹胀，胸隔不利，腹大如鼓，青筋显露，呼吸不利，不能平卧，小便少。舌暗苔白，脉沉细。

信嘎皮卡老消屁屁（破瘀消积散）

xinf gax pir kaf laox xiaox pif pix

国际音标： çin³⁵ ka⁵⁵ pʰi²¹ kʰa³⁵ lau⁵⁵ çiau⁵⁵ pʰi³⁵ pʰi⁵⁵

【汉语名】破瘀消积散

【组成】制干漆5g，茯苓10g，水蛭、月季花各20g，当归10g，川芎10g，桂枝5g。

【用法】共研细末，每次服3～5g，每日服四次，开水冲服。

【功效】破毒消聚，破血化瘀。

【主治】水蛊症。症见腹胀胁痛、胁下肿块硬结，腹上青筋暴露，胸上赤蜘蛛痣，面部黑。

蛊皮没消汤（破蛊消胀汤）

gux pir mer xiaox tanx

国际音标： ku⁵⁵ pʰi²¹ me²¹ çiau⁵⁵ tʰan⁵⁵

【汉语名】破蛊消胀汤

【组成】钓鱼杆30g，救兵粮根20g，铁筷子根10g，红旱莲5g，黄玉竹20g，牛血连10g，地耳草10g，红枣20g。

【用法】水煎服，每日一剂，分二次服。

【功效】破蛊毒，消臌胀。

【主治】水蛊症。症见腹臌胀，精神差。喜吃生豆、生米。

土司毒汤（蛊毒汤）

tux six duf tanx

国际音标： tʰu⁵⁵ si⁵⁵ tu³⁵ tʰan⁵⁵

【汉语名】蛊毒汤

【组成】雄黄3g（细末冲服），大蒜、菖蒲各20g。

【用法】水煎服，每日一剂，分三次服。

【功效】破蛊毒，驱邪气。

【主治】中蛊毒。

实松机纳汤（石松汤）

sir songx jix lar tanx

国际音标： si²¹ suŋ²¹ tçi⁵⁵ la⁵⁵ tʰan⁵⁵

【汉语名】石松汤

【组成】石松根50g。

【用法】水煎服，每日一剂，分三次服。

【功效】破蛊毒，退热气。

【主治】中蛊毒。

桃子蛊屁屁（桃蛊散）

taor zir gux pif pix

国际音标：t°an²¹ tsi²¹ ku⁵⁵ p°i³⁵ p°i⁵⁵

【汉语名】桃蛊散

【组成】未成熟桃子 50g，斑蝥（麦麸炒）25g，生大戟 50g。

【用法】烘研末，用米汤调匀，搓成桃核大小丸子，每日一次，每次一丸。

【功效】破蛊毒，祛邪气。

【主治】中蛊毒。

第八节　谢写毒姐方子（驱兽毒方子）

xief xiex dufjiev huanx zix

国际音标：çie³⁵ çie⁵⁵ tu³⁵ tçie⁵³ xuan⁵⁵ tsi⁵⁵

【汉语名】驱兽毒方子

窝嘎色（蛇伤药）

wov gav ser

国际音标：wo⁵³ ka⁵³ se²¹

【汉语名】蛇伤药

【组成】一点白（鲜叶）30g，大金刀（鲜叶）20g。

【用法】洗净捣烂，冲开水（100~150毫升）服，每日二剂，分二次服。

【功效】驱蛇火毒，消肿活脉。

【主治】毒蛇咬伤（风火毒症）。

热书米窝毒方（风火蛇毒方）

ref sux miv wox duf huanx

国际音标：ze³⁵ su⁵⁵ mi⁵³ wo⁵³ tu³⁵ xuan⁵⁵

【汉语名】风火蛇毒方

【组成】半边莲、九斤菟、避蛇参、七叶一支花、山苦瓜、血蜈蚣各 10~15g。

【用法】水煎服，每日一剂，分二次服。另可用七叶一支花、山苦瓜鲜品捣烂外敷伤口。

【功效】驱除蛇毒，退火邪。

【主治】五步毒蛇咬伤。症见局部红肿、剧痛，伴心慌、气短或七窍出血。

汗黄连日阿克尺汤（汗黄莲葱汤）

hanf huanr lianr rav ker cir tanx

国际音标： xan³⁵ xuan²¹ lian²¹ za⁵³ k°e²¹ ts°i²¹ t°an⁵⁵

【汉语名】汗黄莲葱汤

【组成】大汗 12g，黄叶、白莲、五灵脂、大葱各 9g。（另可用大汗 24g，雄黄、白莲各 9g，捣烂混匀外敷伤口）

【用法】水煎服，每日一剂，分三次服；外敷每日换药一次。

【功效】驱蛇毒，止疼痛。

【主治】毒蛇咬伤。

复方日阿此巴泥（复方大箭泥）

hur huanx rax cix bax nir

国际音标： xu²¹ xuan⁵⁵ za⁵⁵ ts°i⁵⁵ pa⁵⁵ ʐei²¹

【汉语名】复方大箭泥

【组成】大箭、乌莓根、降龙草、八角连、黄荆叶各 30~80g。

【用法】捣烂外敷，每日换药一次。

【功效】驱蛇毒，消肿痛。

【主治】毒蛇咬伤。

岩青窝利汤（岩青蛇虎汤）

ngair qin wov lif tanx

国际音标： ŋai²¹ tç°in³⁵ ka⁵⁵ wo⁵³ li³⁵ t°an⁵⁵

【汉语名】岩青蛇虎汤

【组成】小岩青菜 10g，小蛇参 6g，虎杖根 6g，四匹箭 40g。

【用法】水煎服，每日一剂，分三次服，药渣可外敷伤口。

【功效】驱除蛇毒，消肿止痛。

【主治】毒蛇咬伤，毒虫咬伤。

蓼莫他色米面糊（蓼猫糊）

liaor mor tax ser mianf hur

国际音标： liau²¹ mo²¹ t°a⁵⁵ se²¹ mian³⁵ xu²¹

【汉语名】蓼猫糊

【组成】蓼辣子、猫抓刺各 6g，一口血 10g，雄黄、大蒜各 3g。

【用法】鲜品共捣烂外敷，每日换药一次。

【功效】驱除蛇毒，消肿止痛。

【主治】毒蛇咬伤。

克卡克莲糒糊（烟角莲浆）

kex kar kex lianr mianf hur

国际音标： $k°e^{55}$ $k°a^{21}$ $k°e^{55}$ $lian^{21}$ $mian^{35}$ xu^{21}

【汉语名】烟角莲浆

【组成】四楞野烟（烟）、石荠菜、八角莲各 50～100g。

【用法】鲜品捣烂敷患处，每日换药一次。

【功效】驱蛇毒，止疼痛。

【主治】毒蛇咬伤。

窝嘎实翁浆糊（蛇伤生肌糊）

wov gav sir ongf jianf hur

国际音标： wo^{53} ka^{53} si^{21} $uŋ^{35}$ $tɕian^{35}$ xu^{21}

【汉语名】蛇伤生肌糊

【组成】青活麻、毛冬瓜、青藤香、刺老包根各 30～80g。

【用法】鲜品捣烂外敷，每日换药一次。

【功效】驱蛇毒，生肌肤。

【主治】毒蛇咬伤。症见皮肤溃烂，久不收口。

胡樱弃布里尔他泥（胡樱豆叶泥）

hur yinx qif buf lix ex tax nir

国际音标： xu^{21} jin^{55} $tɕ°i^{35}$ pu^{35} li^{55} e^{55} $t°a^{55}$ $ʐie^{21}$

【汉语名】胡樱豆叶泥

【组成】细梗胡枝子、剪刀草、樱桃叶、黄豆叶各 30～80g。

【用法】捣烂调蛋清外敷，每日换药一次。

【功效】驱除蛇毒，败火消肿。

【主治】蛇咬伤。症见伤口周围红肿疼痛。

伞机纳虎杖尼（伞掌泥）

sanx jix lar hux zanf nir

国际音标： san^{55} $tɕi^{55}$ la^{21} xu^{55} $tsan^{21}$ $ʐie^{21}$

【汉语名】伞掌泥

【组成】兔耳伞根、虎掌、苎麻（根皮）各 30～90g。

【用法】鲜品共捣烂外敷，每日换药一次。

【功效】驱除蛇毒，消肿止痛。

【主治】毒蛇咬伤。

胡豆胆参糈糊（胡豆胆参糊）

hur douf danx senx mianf hur

国际音标： xu^{21} $təu^{35}$ tan^{55} sen^{55} $mian^{35}$ xu^{21}

【汉语名】胡豆胆参糊

【组成】秋胡豆、地苦胆、蛇参、南蛇藤各 30～80g。

【用法】捣烂外敷，每日换药一次。

【功效】驱蛇毒，消肿痛。

【主治】毒蛇咬伤，症见局部红肿疼痛。

泽慈菇糈糊（水慈糊）

cer cir gux mianf hur

国际音标： $ts°e^{21}$ $ts°i^{21}$ ku^{55} $mian^{35}$ xu^{21}

【汉语名】水慈糊

【组成】水慈菇、鱼腥草各 50～100g。

【用法】捣烂外敷，每日换药一次。

【功效】驱蛇毒，止疼痛。

【主治】一般毒蛇咬伤。

麻虎窝嘎汤（麻虎蛇伤汤）

mar hux wov gav tanx

国际音标： ma^{21} xu^{55} wo^{53} ka^{53} $t°an^{55}$

【汉语名】麻虎蛇伤汤

【组成】麻脚杆、虎杖根各 10g，一窝蛆 10g。

【用法】水煎服，每日一剂，分二次服。

【功效】驱蛇毒。活麻筋。

【主治】毒蛇咬伤。

铜灵乌柏拉拔汤（铜灵乌柏须汤）

tongr lenr wux ber lax par tanx

国际音标： $t°uŋ^{21}$ len^{21} wu^{55} pe^{21} la^{55} $p°a^{21}$ $t°an^{55}$

【汉语名】铜灵乌柏须汤

【组成】铜脚灵仙（鲜根）15g，乌柏树根须 15～30g。

【用法】水煎服，每日一剂，分二次服。

【功效】驱蛇毒，降火气。

【主治】毒蛇咬伤。

【备注】铜脚灵仙鲜有毒，用量不超过24g。副反应有眼花，轻反应 1～2 时候后自行消失，重反应用米泔水解之。

斑兰细辛汤（斑兰土辛汤）

banx lanr xif xinx tanx

国际音标： pan⁵⁵ lan²¹ çi³⁵ çin⁵⁵ tʰan⁵⁵

【汉语名】斑兰土辛汤

【组成】斑叶兰 3～6g，牡蒿叶 6g，土细辛 3g，鸳鸯花 9～12g。

【用法】水煎，每日一剂，分二次空腹服。

【功效】驱蛇毒，泻浊气。

【主治】毒蛇咬伤。

第九节　铁迫毒布捏方子（杀虫毒方子）

tiex per duf buf niex huanx zix

国际音标： tʰie⁵⁵ pʰe²¹ tu³⁵ pu³⁵ ʑie⁵⁵ xuan⁵⁵ tsi⁵⁵

【汉语名】杀虫毒方子

思额阿切嘎屁屁（疥疮散）

six ngar qief gax pif pix

国际音标： si⁵⁵ ŋa²¹ tçʰie³⁵ ka⁵⁵ pʰi³⁵ pʰi⁵⁵

【汉语名】疥疮散

【组成】硫黄 100g，蜘蛛香 50g，马钱子 30g，金毛狗脊 50g，木鳖子 50g，花椒 30g，蛇床子 30g，向日葵 60g，雄黄 50g，细辛 30g，炉甘石 100g，白矾 50g，冰片 10g。

【用法】研细末，取适量药粉调茶油敷患处，一日三至四次。

【功效】杀虫祛毒，止痒生肌。

【主治】疥疮。症见红色栗样小疮，奇痒难受，后期疮头变黑色。

科巴阿实霉汤（白头霉汤）

kox bax ar sir meir tanx

国际音标： kʰo⁵⁵ pa⁵⁵ a²¹ si²¹ mei²¹ tʰan⁵⁵

【汉语名】白头霉汤

【组成】苦参 20g，枯矾 10g，七倍子 10g。

【用法】烤干研细，加木子油一两调匀涂患处，每日二次。

【功效】杀虫毒，止痒去屑。

【主治】白头霉。症见头部生小疮，瘙痒，抓破后溃烂，流少量黄水，结白痂；症见融合成片，头发脱落，流脓滴水、腐臭。

铜壳子癣恶踏夜泽（铜钱癣外擦剂）

tongr kor zix xianx wor tar yef cer

国际音标： t°uŋ²¹ k°o²¹ tsi⁵⁵ ɕian⁵⁵ wo²¹ t°a²¹ je³⁵ ts°e²¹

【汉语名】铜钱癣外擦剂

【组成】构皮树叶100g。

【用法】鲜叶捣烂（干品焙干研末），醋调外搽患处，每日6~8次。

【功效】杀虫祛毒，止痒软皮。

【主治】铜钱癣。症见患处瘙痒，癣呈圆或卵圆形，高出皮肤，摸之有粗糙感，色暗红。

娥直消屁屁（消蛾散）

ngor zir xiaox pif pix

国际音标： Do²¹tsi²¹ɕiau⁵⁵ p°i³⁵ p°i⁵⁵

【汉语名】消蛾散

【组成】开喉箭15g，蜘蛛2个。

【用法】蜘蛛焙干研末，以开喉箭煎水冲服。每日一剂，分三次服。

【功效】杀蛾败毒，消肿清音。

【主治】乳蛾肿大。症见咽喉肿痛，声音嘶哑等。

空底思尼嘎屁屁（喉蚁散）

kongx dix six nir gar pif pix

国际音标： kuŋ⁵⁵ ti⁵⁵ si⁵⁵ ʑi²¹ ka²¹ p°i³⁵ p°i⁵⁵

【汉语名】喉蚁散

【组成】花椒根皮或籽10g，大蒜块15g，五倍子4g，红藤10g，犁头草12g，上搜山虎10g，开喉箭10g。

【用法】每日一剂，水煎，分二次服。

【功效】杀蚁祛毒，消肿开喉。

【主治】喉蚁病。症见喉咙痒，有小坑点，吞咽时有阻塞感，声音嘶哑，牙齿淡红，喉咙肿胀，溃烂后出现小麻点，乳蛾明显肿大。

荆艾桉柳汤（荆艾桉柳汤）

jinx ngaif anf liux tanx

国际音标： tɕin⁵⁵ ŋai³⁵ an³⁵ liu⁵⁵ t°an⁵⁵

【汉语名】荆艾桉柳汤

【组成】土荆芥、陈艾、三角枫、苍耳草、桉叶、麻柳叶各9~15g。

【用法】水煎服，每日一剂，分二次服。

【功效】杀虫毒，止瘙痒。

【主治】毛虫瘙痒症。

乌贯汤（乌贯汤）

wux guanf tanx

国际音标：wu^{55} kuan^{35} t°an^{55}

【汉语名】乌贯汤

【组成】木子树根皮 30g，伸筋草 15g，鲜贯众 15g。

【用法】水煎服，每日一剂，睡前一次服下。

【功效】杀虫祛毒，散结止痛。

【主治】蛲虫症。症见腹痛、喜按、腹软有包团块。

麻风热（麻风酒）

mar hongr ref

国际音标：ma^{21} xuŋ^{21} ze^{35}

【汉语名】麻风酒

【组成】脆蛇 30g，干蟾蜍 10g，全蝎 10g，苦参 30g，苍耳草 15g，萆薢 15g。

【用法】白酒 2 斤，泡 20 天后服，每次服 5 线，每日服二次。

【功效】杀虫祛毒，祛风消疮。

【主治】大麻疯。

止翁且千里光（猪耳千里光）

ziv ongr qief qianx lix guanx

国际音标：tsi^{53} uŋ^{21} tç°ie^{35} tç°ian^{55} li^{55} kuan^{55}

【汉语名】猪耳千里光

【组成】猪耳朵、千里光各 100～200g

【用法】煎水加芒硝外洗，每日一次。

【功效】杀虫祛毒，消风止痒。

【主治】绣球风症，阴囊皮肤湿症。

第十节　叶毒解业方子（解食毒方子）

yer duf gaix nier huanx zix

国际音标：je^{21} tu^{35} kai^{55} ʑie^{21} xuan^{55} tsi^{55}

【汉语名】解食毒方子

莫胡踏绿豆甘草汤（土茯豆甘汤）

mor hur tar luf doux ganxcoax tanx

国际音标： mo²¹ xu²¹ tʰa²¹ lu³⁵ təu⁵⁵ kan⁵⁵ tsʰau⁵⁵ tʰan⁵⁵

【汉语名】土茯豆甘汤

【组成】土茯苓、绿豆各60g，甘草9g。

【用法】水煎服，每日一剂，分三次服。

【功效】解药毒。

【主治】水银、雄黄中毒（汞中毒）。

嘎捏叶中毒汤（食物中毒汤）

gaf niex yef zongx dur tanx

国际音标： ka³⁵ ʑie⁵⁵ je²¹ tsuŋ⁵⁵ tu²¹ tʰan⁵⁵

【汉语名】食物中毒汤

【组成】冷水七、鱼腥草、藕节、苦参、散血丹、活血连、血藤、冷水丹各20g 甘草30g。

【用法】水煎服，每日一剂，分三次服。

【功效】解食毒。

【主治】食物中毒。

枳阿不卡普汤（枳葛汤）

zix ar bur kax pux tanx

国际音标： tsi⁵⁵ a²¹ pu²¹ kˑa⁵⁵ pˑu⁵⁵tan⁵⁵

【汉语名】枳葛汤

【组成】枳椇子40g，葛花30g。

【用法】水煎服，每日一剂，分三次服。

【功效】解酒毒。

【主治】饮酒中毒。

窃衣汤（窃衣汤）

qier yix tanx

国际音标： tɕʰie²¹ ji⁵⁵ tʰan⁵⁵

【汉语名】窃衣汤

【组成】窃衣根15g。

【用法】水煎服，每日一剂，分二次服。

【功效】赶食毒。

【主治】食物中毒。

第十一节　灭毒诊业方子（理血毒方子）

miex duf zenx nier huanx zix

国际音标：mie^{53} tu^{35} tsen^{55} ʑie^{21} xuan^{55} tsi^{55}

【汉语名】理血毒方子

软克灭清汤（牛角清血汤）
ruanf kex miev qix tanx

国际音标：zuan^{35} wu^{35} k°e^{55} mie^{53} tɕ°in^{55} t°an^{55}

【汉语名】牛角清血汤

【组成】水牛角50g，生地25g，紫参15g，血水草10g，紫珠叶10g，六月凉10g。

【用法】水牛角锉细末，先煎10分钟，再纳余药同煎，水煎二次，混匀分三次冷服。

【功效】清理血毒，凉血止血。

【主治】热血症。症见高热，口渴、神昏谵语，皮肤有红点斑或紫斑。舌红绛，脉细数。

若克灭务气起方（羊角凉血方）
rof kex miev wuf qif qix huanx

国际音标：zo^{35} k°e^{55} mie^{53} wu^{35} tɕ°i^{35} tɕ°i^{55} xuan^{55}

【汉语名】羊角凉血方

【组成】山羊角10g，阴爪风15g，黄连10g，水灯草5g，生冷草15g，肉罗汉15g，绿水子10g，惊风藤15g。

【用法】山羊角磨水或锉细粉量为5g，余药水煎冲山羊角粉服，每日一剂，分二次服。

【功效】清理血毒，祛风止惊。

【主治】血热出血惊风症。症见高热，皮肤灼手，口干渴，手足徐动或见四肢抽搐，两眼上吊，角弓反张，或吐血、鼻血，皮上有紫斑。舌红绛干，脉细数滑。

铁血清脉汤（铁血清脉汤）
Tier xier qinx mer tanx

国际音标：t°ie^{21} ɕie^{21} mie^{53} tɕ°in^{55} me^{21} t°an^{55}

【汉语名】铁血清脉汤

【组成】铁血子6g，野菊花10g，笔管草15g，甘草3g。

【用法】水煎服，每日一剂，分二次服。可将药渣布包外熨局部。

【功效】清理血毒，退火通脉。

【主治】火毒伤脉症。症见脉管红肿灼痛，四肢血管红、硬、痛，呈线条状，远端可见水肿。

疗切嘎汤（疗疮走癀汤）
Denx qief gaf tanx
国际音标： Ten^{55}tç°ie^{35} ka^{35} t°an^{55}

【汉语名】疗疮走癀汤

【组成】山银花50g，一把伞25g，犁头草25g，黑参15g，黄连10g，赤芍15g，生地25g，贝母10g，瓜蒌根15g，野菊15g，草河车15g，生甘草10g，鲜草根15g。

【用法】水煎服，每日一剂，分三次服。

【功效】理血败毒，凉血护心。

【主治】疗疮走癀症。症见高热，神志恍惚，走路摇晃，局部红肿，坚硬栓较紧。舌红，脉散。

莲银思额阿止业汤（莲银止痒汤）
lianr yinr six ngar ziv nier tanx
国际音标： lian^{21} jin^{21} si^{55} ŋa^{21} tsi^{53} nie^{21} t°an^{55}

【汉语名】莲银止痒汤

【组成】水莲、银花藤各250g，地稔12g，过塘坨250g，土荆芥120g，樟树叶90g。

【用法】鲜品水煎洗澡用，每日一剂，每日洗二至三次。

【功效】理血中毒，润肤止痒。

【主治】血热身痒症。症见皮肤发热，瘙痒难受。

第十二节 得卡拉毒诊业方子（攻恶毒方子）

def kax lax duf zenx nier huanx zix
国际音标： te^{35} k°a^{55} la^{55} tu^{35} tsen^{55} ȥie^{21} xuan^{55} tsi^{55}

【汉语名】攻恶毒方子

斑石托色士（斑蒜油）
banx sir tof ser sif
国际音标： pan^{55} si^{21} t°o^{35} se^{21} si^{35}

【汉语名】斑蒜油

【组成】斑蝥6只，大蒜仁15g，茶油60毫升。

【用法】大蒜仁捣碎，加茶油、斑蝥浸泡一至二周后，擦涂患处，每日三至五次。

【功效】攻挫恶毒，生肌平疮。

【主治】皮肤恶疮、顽癣。症见皮肤溃烂、恶臭、流脓血，久不收口或顽癣皮硬，瘙痒。

舌连白茅汤（舌连白茅汤）

ser lianr ber maor tanx

国际音标： se²¹ lian²¹ pe²¹ mao²¹ tʰan⁵⁵

【汉语名】舌连白茅汤

【组成】白花蛇舌草 60g，半枝莲 30g，白茅根 75g。

【用法】水煎服，每日一剂，分三次服。

【功效】攻挫恶毒，抗癌消肿。

【主治】各种癌肿症。

灭得卡拉汤（恶血汤）

miev def kax lax tanx

国际音标： mie⁵³ te³⁵ kʰa⁵⁵ la⁵⁵ tʰan⁵⁵

【汉语名】恶血汤

【组成】拉拉藤、马蹄金、半枝莲、龙葵、地骨皮、黄精各 30g，忍冬藤 24g。

【用法】水煎服，每日一剂，分三次服。

【功效】祛恶攻毒。

【主治】恶血病（白血病）。

拉栀丹黄汤（拉栀丹黄汤）

lax zir danx huanr tanx

国际音标： la⁵⁵ tsi⁵⁵ tan⁵⁵ xuan²¹ tʰan⁵⁵

【汉语名】拉栀丹黄汤

【组成】拉栀藤、栀子根、忍冬藤、半枝藤、蜘蛛香、龙葵、丹参、黄精各 30g。

【用法】水煎服，每日一剂，分三次服。

【功效】攻毒清热，活血止痛。

【主治】恶血病（白血病）。

色迫癌汤（胃癌汤）

ser per ngair tanx

国际音标： se²¹ pʰe²¹ ŋai²¹ tʰan⁵⁵

【汉语名】胃癌汤

【组成】野辣椒、半枝莲、白花蛇舌草、白英各 30g，石贝 15g。

【用法】每日一剂，水煎，分三次服。

【功效】攻毒散结，消肿止痛。

【主治】胃癌。症见上腹硬胀，进食呕吐，胃中梗痛。

铁迫翁龙实翁屁屁（五虫祛腐生肌散）

tiex per ongx longr sir ongf pif pix

国际音标：t°ie⁵⁵ p°e²¹ uŋ⁵⁵ luŋ²¹ si²¹ uŋ³⁵ p°i³⁵ p°i⁵⁵

【汉语名】五虫祛腐生肌散

【组成】石龙子 10g，蜈蚣 2 条，千脚虫 10g，滚山珠 10g，乌梢蛇 20g，轻粉 10g，冰片 5g，野茶树根 20g。

【用法】共研细末，加香油同浸泡 100 天，外涂患处，每日涂 6～8g/次。

【功效】攻毒祛腐，生肌收口。

【主治】皮肤恶疮溃疡症。如皮肤癌恶疮毒肿，臁疮经久不愈，无名肿毒及丸子溃烂等。

第十三节 聋色毒诊业方子（化痰毒方子）

longx ser duf zenx nier huanx zix

国际音标：luŋ⁵⁵ se²¹ tu³⁵ tsen⁵⁵ ʑie²¹ xuan⁵⁵ tsi⁵⁵

【汉语名】化痰毒方子

聋色化痫止屁屁（化痰熄风止痫散）

longx ser huaf xianr zix pif pix

国际音标：luŋ⁵⁵ se²¹ xua³⁵ çian²¹ tsi⁵⁵ p°i³⁵ p°i⁵⁵

【汉语名】化痰熄风止痫散

【组成】白矾 3g，母猪藤 15g，白颈蚯蚓 12g，路边黄 12g，紫背天葵 12g，麦草 15g，甘草 6g。

【用法】研末，以白开水冲服，每次 6g，每日服三次。另用朱砂、雄黄、巴豆各 3g，研末，水调敷脐部，每日一次。

【功效】攻毒化痰，祛风止痫。

【主治】痫症（猪婆风，羊癫风）。

惊风爹聋色化屁屁（慢惊化痰散）

jinx hongx dex longx ser huaf pif pix

国际音标：tçin⁵⁵ xuŋ⁵⁵ te⁵⁵ luŋ⁵⁵ se²¹ xua³⁵ p°i³⁵ p°i⁵⁵

【汉语名】慢惊化痰散

【组成】重楼 15g，地丁 12g，白甘遂（炒焦）3g。

【用法】共研末，每次 3～5g，薄荷汤送下，每日服二次。

【功效】化解痰毒，熄风止惊。

【主治】慢惊风症。症见低热或不发热，昏迷不醒，抽搐，口吐大量痰涎。

写体克丸子汤（铁板疡汤）

xiex tix kex yanr zir tanx

国际音标： çie⁵⁵ tʰi⁵⁵ ke⁵⁵ jan²¹ tsi²¹ tʰan⁵⁵

【汉语名】铁板疡汤

【组成】半边莲 15g，灯笼果 15g，金刚刺 15g，蜂窝球 10g，雷蜂窝 6g，岩川芎 10g，白花蛇舌草 10g，铁板消 10g，血当归 10g。

【用法】水煎，每日一剂，分三次服。

【功效】化解痰毒，软坚散结。

【主治】铁板丸症。症见羊子肿大，推之不动，后期溃破，流脓血水。

给布丸子汤（九子疡汤）

gex buf yanr zir tanx

国际音标： ke⁵⁵ pu⁵⁵ jan²¹ tsi²¹ tʰan⁵⁵

【汉语名】九子疡汤

【组成】上搜山虎 10g，百部 15g，三百棒 15g，牛大黄 10g，见肿消 10g，鹅不食草 10g，铁灯台 8g。

【用法】水煎，每日一剂，分三次服。

【功效】攻毒散结，消肿止痛。

【主治】九子丸症。症见颈部羊子肿大，久之三五成群，牵藤成串，发展成七至九个不等。

丸子欸实翁汤（去瘰生肌泥）

yanr zir eix sir ongf tanx

国际音标： jan²¹ tsi²¹ ei³⁵ si²¹ uŋ³⁵ tʰan⁵⁵

【汉语名】去瘰生肌泥

【组成】清活麻、天葵子、地柏枝、九子连环草各 50~80g

【用法】捣烂敷患处，每天换药一次。

【功效】化解痰毒，消瘰生肌。

【主治】丸子肿痛症。症见溃烂久不收口，痰核不散。

猕藻黄枯汤（猕藻黄枯汤）

mir zaox huanr kux tanx

国际音标： mi²¹ tsau⁵⁵ xuan²¹ kʰu⁵⁵ tʰan⁵⁵

【汉语名】猕藻黄枯汤

【组成】猕猴桃根 30g，海藻、黄药子、冲天炮各 9g。

【用法】水煎服，每日一剂，分三次服。

【功效】散痰化毒。

【主治】颈部瘰疬症。

黄藻消瘿汤（黄藻消瘿汤）

huar zaox xiaox yinx tanx

国际音标： xuan[21] tau[55] ɕiau[55] jin[55] t°an[53]

【汉语名】黄藻消瘿汤

【组成】黄药子15g，冲天炮30g，海藻、牡蛎各24g。

【用法】研细粉分三天服，每日服三次；另用浙贝、香附子各9g，水煎服，每日一剂，分三次服。

【功效】化痰毒，消瘿肿。

【主治】奤颈症（甲状腺肿大）。

土贝消疽屁屁（土贝消疽散）

tux beif xiaox zux pif pix

国际音标： t°u[55] pei[35] ɕiau[55] tsu[55] p°i[35] p°i[55]

【汉语名】土贝消疽散

【组成】土贝母、蜈蚣各30～50g。

【用法】共研细末，每次服3g，每日2次，甜酒加热冲服。

【功效】化除痰毒，散结消肿。

【主治】巴骨流痰。症见局部硬肿疼痛，溃烂流脓，久不收口。

第十四节 热毒撇方子（拔脓毒方子）

ref duf piev huanx zix

国际音标： ze[35] tu[35] p°ie[53] xuan[55] tsi[55]

【汉语名】拔脓毒方子

毒撇热排丸子（败毒排脓丸）

buf piev ref pair yanr zir

国际音标： tu[35] p°ie[53] ze[35] p°ai[21] jan[21] tsi[21]

【汉语名】败毒排脓丸

【组成】单叶红蜀葵根、白芷各10g，枯矾、白芍各15g。

【用法】研细末，黄腊溶化，调制为丸，每次6g，每日二次，米汤水送服。

【功效】拔毒排脓，通便止血。

【主治】魄门内痈症。症见便血，腥臭难闻，下腹冷痛。

聋所屁屁（灌蚕耳散）

longx sox pif pix

国际音标：luŋ⁵⁵ so⁵⁵ pʰi³⁵ pʰi⁵⁵

【汉语名】灌蚕耳散

【组成】地散珠 10g，麝香 0.3g。

【用法】将地散珠捣烂成粉，与麝香拌匀，用棉签蘸药粉放入患耳内，一日一次。

【功效】拔毒排脓，消肿止痛。

【主治】灌蚕耳症。症见耳内流脓，有腥臭味，耳内痒，微痛，重者耳部肿痛，听力减退，甚至耳聋。

当宝汤（当宝汤）

danf baox tanx

国际音标：tan³⁵ pau⁵⁵ tʰan⁵⁵

【汉语名】当宝汤

【组成】南木香 10g，当归 10g，宝锋草根茎 20g，饿蚂蟥 10g。

【用法】水煎服，每日一剂，分三次服。

【功效】拔毒排脓，生肌长肉。

【主治】坏血伤骨症（骨结核、骨髓炎）。症见骨破髓烂化脓，长久不愈。

贝连汤（贝连汤）

beif lianr tanx

国际音标：pei³⁵ lian²¹ tʰan⁵⁵

【汉语名】贝连汤

【组成】藤贝母、旱莲草各 9g。

【用法】水煎服，每日一剂，分二次服。

【功效】拔毒排脓，消肿收口。

【主治】火毒病脓肿症。症见局部红肿化脓，周围坚硬，久不收口。

巴骨流切嘎屁屁（巴骨流痰散）

bax gux liur qief gaf pif pix

国际音标：pa⁵⁵ ku⁵⁵ liu²¹ tɕʰie³⁵ ka³⁵ pʰi³⁵ pʰi⁵⁵

【汉语名】巴骨流痰散

【组成】木芙蓉根 20g，绿葡萄根 20g，小刺加草 15g，水黄连 15g，野棉花根 10g。

【用法】焙干研细末，敷患处，每日二次。

【功效】拔毒退火，排脓生肌。

【主治】巴骨流痰症（晚期）。症见皮肤溃烂，周围肿胀，久不收口，重者可见筋骨露出，流脓不止。

利阿撒拉屁屁（饿蚂蟥散）
lif av piev lax pif pix
国际音标：li³⁵ a⁵³ p°ie⁵³ la⁵⁵ p°i³⁵ p°i⁵⁵

【汉语名】饿蚂蟥散
【组成】饿蚂蟥30g，牛耳大黄30g，铧口菜30g，黄瓜香30g。
【用法】焙干研粉，茶油或菜油涠敷患处，每日一至二次。
【功效】拔毒排脓，祛腐生肌。
【主治】巴骨流痰症（附骨疽）。

第十五节　尔车毒利捏方子（利尿毒方子）

ex cex duf lif niex huanx tsix
国际音标：e⁵⁵ ts°e⁵⁵ tu³⁵ li³⁵ ʑie⁵⁵ xuan⁵⁵ tsi⁵⁵

【汉语名】利尿毒方子

尔车剥此巴通方（大通畅方）
ex cex bor cix bax tangx huanx
国际音标：e⁵⁵ ts°e⁵⁵ po²¹ ts°i⁵⁵ pa⁵⁵ t°uŋ⁵⁵ xuan⁵⁵

【汉语名】大通畅方
【组成】大箭、木通、车前草、海金砂各10g。
【用法】水煎服。每日一剂，分二次服。
【功效】利尿排毒，通关止痛。
【主治】闭尿症。症见小便不通或点滴状，小腹痛、硬。

车蒲泽利汤（车蒲利水汤）
cex pur cer lif tanx
国际音标：ts°e⁵⁵ p°u²¹ ts°e²¹ li³⁵ t°an⁵⁵

【汉语名】车蒲利水汤
【组成】水车前、石菖蒲、通前根各15g。
【用法】水煎服，每日一剂，分二次服。
【功效】利尿排毒，赶湿消肿。
【主治】水肿症。症见便不利，全身水肿。

刹格欸清尔车利汤（清热利尿疡）

saf geix qinx ex cex lif tanx

国际音标： sa³⁵ kei⁵⁵ tɕ°in⁵⁵ e⁵⁵ ts°e⁵⁵ li³⁵ t°an⁵⁵

【汉语名】清热利尿疡

【组成】细梗胡枝子 10g，麦冬 9g，盐柏 9g，茶树根 12g，知母 10g。

【用法】水煎服，每日一剂，分二次服。

【功效】利尿排毒，除湿消肿。

【主治】奋肿症（慢性肾炎）。症见全身浮肿，腰酸痛等。

通泉饮（通泉饮）

tongx qianr yinv

国际音标： t°uŋ⁵⁵ tɕ°ian²¹ jin⁵³

【汉语名】通泉饮

【组成】崩大碗、车前、白茅根各 12g，木通 9g。

【用法】水煎服，每日一剂，分二次服。

【功效】利尿排毒，通泉排尿。

【主治】滴尿症（慢性前列腺炎）。症见发热，小便不畅、灼痛、频数，尿不尽，或尿成点滴状。

第二章 治毒气病药物名录

历代土家医药物书籍没有把治毒药物单例，只是散在其它有关著作中更没有具体分类，临床应用和研究很不方便。本书按毒气病治法、功效、主治，将土家医治毒药物分为祛风毒、散寒毒、赶湿毒、清热毒、泻火毒、抗瘟毒、败血毒、理气毒、利水毒、排肠毒、攻恶毒、消肿毒、拔脓毒、化痰毒、驱兽毒、解食毒、破蛊毒、杀虫毒十八类，收载药物400种。

治毒药物大多为驱除体内毒邪，具有攻伐特性，一般"中病即止，十去八九"，体弱者当慎用，或攻补兼施，以防伤正。某些药物还有一定的毒性，不能久服和超大剂量使用，必须遵守加工炮制方法，以减毒增效，或在组方中加入"客药"以纠药性偏颇，防止药物中毒。

治毒药物剂量，每个土家医有自己的用药方法，剂量悬殊大，本书中的剂量为常用剂量和部分药匠的经验收录。在临床中根据病人体质强弱，毒邪的多少，识症辨毒，量邪施治。土家医认为，"是药三分毒，药入人体，有病病挡，无病伤体"，因此要把握好度。对于慢性毒气病，治疗时间长，服药量大，某些药物排泄慢，要防止药物积蓄中毒；某些药物长期服用有伤肚（胃）、损肝、坏肾、害血的表现，对有肝病、肾病、肚（胃）病患者要慎用、忌用，或在方中加用护肚（胃）、护肝、护肾、护血药物。对急性重度毒邪病，大剂量直捣毒巢，及时清除毒邪，即"毒去正安"，采取每日多次，或每日二剂服用病十去七八即可。

土家医治毒药物产地大多数为武陵山区生长的动物、植物、矿物，少数品种为国内其它地方药物，如甘草、安息香、龙脑香等，但在土家医中应用，笔者认为是历史上医药交流引入应用属外来品种。

第一节 热书毒诊业药（祛风毒药）

ref sux duf zenx nier yaof

国际音标：z ze^{35} su^{55} tu^{35} tsen^{55} zie^{21} jau^{35}

【汉语名】祛风毒药

三加他拔（三加皮）

sanx jiax tax par

国际音标：san^{55} tɕian^{55} t'a^{55} p'a^{21}

【汉语名】三加皮

【别名】刺三加、三叶飞甲。

【来源】为五加科植物白簕 Acanthopanax trifoliatus（L.）Merr. 的根及根皮。

【性味】辛、苦，微温。

【功效】祛风解毒，舒筋活络。

【主治】风毒症，着凉症，发热、咳嗽，风湿痹痛。

【用量】6~10g。

抗苦写不（山芝麻）

kanr kux xiex bur

国际音标: kʻan²¹ kʻu⁵⁵ çie⁵⁵ puᵘ²¹

【汉语名】山芝麻

【别名】亚麻。

【来源】为亚麻科植物野亚麻 Linum stelleroides Planch. 的全草和种子。

【性味】甘，平。

【功效】祛风解毒，养血润燥。

【主治】种仁治风毒病、风坨症之皮肤瘙痒，血虚便秘；全草治疮痈肿毒。

【用量】6~10g。

泽蜈蚣（水蜈蚣）

cer wur gongr

国际音标： tsʻe²¹ wu²¹ kuŋ²¹

【汉语名】水蜈蚣

【别名】三棱草、顶天珠、散寒草、蜈蚣七、酸猴儿。

【来源】为莎草科植物水蜈蚣 Kyllinga brevifolia Rottv. 和单穗水蜈蚣 K. monocephala Rottb. 的全草。

【性味】辛、甘，平。

【功效】祛风毒，止咳化痰，活血消肿。

【主治】风症着凉症发热，咳嗽，百日咳，蛇咬伤，疮疡肿毒，皮肤痒，疟疾。

【用量】6~10g。

克欻舌色他爬（紫皮树）

keif sex ser tax par

国际音标： kʻei³⁵ se⁵⁵ se²¹ tʻa⁵⁵ pʻa²¹

【汉语名】紫皮树

【别名】梓树白皮。

【来源】紫葳科植物（Catalpa ovata G. Don）树皮入药。

【性味】辛、苦，寒。

【功效】祛风毒，活血散瘀。

【主治】风坨症，皮肤瘙痒，跌打损伤，骨折，虚肿。

【用量】6~10g。

日阿色二拉（鸡矢藤）
rar ser ef lax
国际音标： za^{21} se^{21} e^{35} la^{55}

【汉语名】鸡矢藤
【别名】臭气藤
【来源】为茜草科植物鸡矢藤 Paederia scandens（Lour.）Merr.，藤入药。
【性味】辛、苦，平。
【功效】祛风解毒，活血止痛，燥湿杀虫，消食导滞。
【主治】虚肿症，瘟黄症，湿毒症，血毒症，风湿痹痛，外伤疼痛。
【用量】10~15g。

苦咱屁趴利（爬岩仙）
bax ngair jianx
国际音标： pa^{55} ŋai^{21} tɕian^{55}

【汉语名】爬岩仙
【别名】三叶爬山虎、爬岩姜。
【来源】为葡萄科植物爬山虎 Parthenocissus tricuspidata
（Sied. et Zucc.）Planch. 的藤茎及根皮。
【性味】甘，温。
【功效】祛风解毒，活血通经。
【主治】偏头痛症，风湿擂杵症，半身不遂，跌打损伤，痈疖肿毒等症。
【用量】10~15g。

南八（臭梧桐）
lanr bar
国际音标： lan^{21} pa^{21}

【汉语名】臭梧桐
【别名】大臭牡丹、臭桐。
【来源】为马鞭草科植物海州常山 Clerodedrum trichotomun Thunb. 的枝，叶。
【性味】辛、苦、微甘，平。
【功效】祛风解毒，除湿止痛。
【主治】偏头痛，风湿痹痛，筋脉不利，痔疮，疖肿，湿疹，痢疾等症。
【用量】6~10g。
【备注】毒性：毒性或不良反应较小，偶见有贬力、恶心、腹泻等反应。

灭皮嘎拉（破棉絮）

mief pir gaf lax

国际音标：mie^{35} p·i^{21} ka^{35} la^{55}

【汉语名】破棉絮

【别名】小四方消、岩薄荷。

【来源】为唇形科植物邻近风轮菜 Clinopodium confine（Hance）O. Ktze. 的全草。

【性味】辛、苦，凉。

【功效】解表祛风，解毒消肿。

【主治】风毒病之伤寒症。头痛发热，咳嗽，痈疽肿毒，蜂伤。

【用量】6～10g。

鲁嘎阿纳二拉（接骨藤）

lux gax ax nar ef lax

国际音标：lu^{55} ka^{55} a^{55} ʐa^{21} e^{35} la^{55}

【汉语名】接骨藤

【别名】接骨风、搜骨风、追骨风。

【来源】为紫葳科植物凌霄 Campsis grandiflora（Thunb.）Loisel. 和美洲凌霄花（硬骨凌霄）C. radicans（L.）Seem. 的根。

【性味】甘、酸、苦，寒。

【功效】祛风解毒，活血消瘀。

【主治】根治肿痛风症，风湿痹痛，跌打损伤，脱臼骨折，血热生风；藤叶治风疹等。

【用量】6～10g。

尔他被米马桶实克查（小叶蜂窝草）

ex tax bif mix max tongx sir ker car

国际音标：e^{55} t·a^{55} pi^{35} mi^{55} ma^{55} k·o^{55} si^{21} t·uŋ^{21} ts·a^{21}

【汉语名】小叶蜂窝草

【别名】小马窝

【来源】为爵床科植物环状马篮 Strobilanthes cyclus C. B. Clarke ex W. W. Sm. 的全草。

【性味】微苦，平。

【功效】祛风解毒，除湿止痒。

【主治】走游风症，疱疖痈肿等症。

【用量】内服6～10g，外用适量。

籵米卡蒙机纳（糖米树根）

tanr mix kar mongr jix lar

国际音标：t˙an²¹ mi⁵⁵ k˙a²¹ mong²¹ tçi⁵⁵ la²¹

【汉语名】糖米树根

【别名】抱鸡母树、风桃树、野檀树、小鱼蜡树，对叶散花。

【来源】为山矾科植物白檀 Symplocos paniculata（Thunb.）Miq. 的根。

【性味】苦、涩，微寒。

【功效】祛风解毒，攻恶毒，消肿止痛，软坚散结，调气。

【主治】风湿热痛症，乳痈，丸子症，疝气，肠痈，胃癌，疮疖。

【用量】10～15g。

牛王刺（药王刺）

niur wanr cif

国际音标：uiu²¹ wan²¹ ts°i³⁵

【汉语名】药王刺

【别名】阎王刺、牛王刺。

【来源】为豆科植物云实 Caesalpinia sepiaria Roxb. 的根、种子。

【性味】根：苦、辛、温。子：辣、苦、温。

【功效】祛风毒，止痛，赶湿杀虫。

【主治】根：风湿痹痛，小伤寒症，慢性腰腿痛。子：小儿疳积，痢疾，乳痈。

【用量】6～10g。

蜈蚣实克查（蜈蚣草）

wur gongr sir ker car

国际音标：wu²¹ kuŋ²¹ si²¹ k°e²¹ ts˙a²¹

【汉语名】蜈蚣草、牛肋巴

【别名】蜈蚣蕨、舒筋草

【性味】甘，凉。

【来源】为凤尾蕨科植物蜈蚣蕨 Pteris Vittata L.，根茎入药。

【功效】祛风毒，活血，杀虫，解蛇及蜈蚣毒。

【主治】风邪头痛，风湿疼痛，蜈蚣咬伤，疥疮。

【用量】10～20g。

猫从尔他（穷树叶）

maox congr ex tax

国际音标： mau^{55} ts$^{·}$ uŋ^{21} e^{55} t$^{·}$ a^{55}

【汉语名】穷树叶

【别名】马尾松顺、松针。

【来源】为松科植物马尾松 Pinus massoiana Lamb.，叶，皮入药。

【性味】苦，温。

【功效】祛风毒，止痒。

【主治】皮治风湿关节痛；叶治皮肤风坨症。

【用量】10～15g。

【备注】量大可致恶心、呕吐。

惹皮箭（四匹箭）

rev pir jianf

国际音标： ze^{53} p$^{·}$ i^{21} tɕian^{35}

【汉语名】四匹箭、白四块瓦

【别名】四方箭、及己、四块瓦、小金丝兰、小细辛。

【来源】为金粟兰科植物及巳 Chloranthus serratus（Tnhunb.）
Roem. ert Schult.，或宽叶金粟兰 Chloranthushenryi henryi Hemsl.、多穗金粟兰 C.
multistachys Pei. er Schult. 根及全草入药。

【性味】辛，温。

【功效】祛风毒，消肿痛。

【主治】风湿腰痛，肿毒，疔疮，毒蛇咬伤。

【用量】6～10g。

【备注】有小毒，孕妇、小儿慎用。

我铜钱实克查（银钱草）

ngox tongr qianr sir ker car

国际音标： no^{55} t$^{°}$ uŋ^{21} tɕ$^{°}$ian^{21} si^{21} k$^{·}$ e^{21} ts$^{·}$ a^{21}

【汉语名】银钱草

【别名】四块瓦、赵公鞭、节节生。

【来源】为金粟兰科植物银线草 Chlorantnhus japornicus Sieb.，全草入药。

【性味】苦、寒。

【功效】祛风毒，散寒咳。

【主治】痈肿疮毒，风寒咳嗽。

【用量】内服 1.5～3g，外用适量。

【备注】有毒，孕妇忌服。

化香卡蒙（化香树）

huaf xianx kar mongr

国际音标： xua^{35} ςian^{55} $k\cdot a^{21}$ $mu\eta^{21}$

【汉语名】化香树

【别名】刺蚕树、饭香树。

【来源】为胡桃科植物化香树 Platycarya strobilacea Siepb. et Zucc.，根、叶、果入药。

【性味】辛，热。

【功效】祛风毒，杀虫止痒。

【主治】根治疮疖肿毒；果、叶治下身（阴囊）湿痒，顽癣。

【用量】内服 6～10g，水煎服，外洗适量。

【备注】有毒。

屁他被（女谷）

pif tax bif

国际音标： $p\cdot i^{35}$ $t\cdot a^{55}$ pi^{35}

【汉语名】女谷

【别名】葡蟠、小构树。

【来源】为桑科植物小构树 Broussonetia Kazinoki Sied. et Zucc，根皮、果实入药。

【性味】辛、涩、平。

【功效】祛风毒，健肚消肿。

【主治】风气胀满，腰痛，风湿痛，疥癣。

【用量】6～10g。

【备注】果实未完全成熟采收，水焯后烘干备用。

筛桶卡（山雷子）

saix tongx kar

国际音标： sai^{55} $t\cdot u\eta^{55}$ $k\cdot a^{21}$

【汉语名】山雷子

【别名】雷公槁、牛筋树、山胡椒。

【来源】为樟科植物牛筋树 Lindera glauca（Sieb. ert Zucc.）Blune，根叶入药。

【性味】根，辛，温；叶，辛，平；树皮，苦，寒。

【功效】驱风毒，活络消肿。

【主治】根治风湿麻木，筋骨痛，胃痛，头痛，横夸（脾肿大）；叶治疔疮，毒蛇咬伤，外伤出血，皮肤瘙痒。

【用量】内服 10～15g，外用适量。

没他泽二拉（雷公藤）

mef tax cer ef lax

国际音标：me^{35} $t·a^{55}$ $ts·e^{21}$ e^{35} la^{55}

【汉语名】雷公藤

【别名】风湿藤。

【来源】为卫矛科植物雷公藤 Tripterygium wilfordii Hook. f.，藤茎入药。

【性味】苦，温。

【功效】祛风毒，清热气。

【主治】风湿搳杵症（类风湿关节炎），皮肤发痒。

【用量】6～10g。

【备注】有毒。

扣子布里（扣子果）

kouf zix buf lix

国际音标：$k·əu^{35}$ tsi^{55} pu^{35} li^{55}

【汉语名】扣子果

【别名】红见血飞、华南云实。

【来源】为豆科植物华南云实 Caesalpinia nuga Ait.，根入药。

【性味】辛、苦，温。

【功效】驱风毒，散寒气。

【主治】风湿痛，风寒感冒。

【用量】6～10g。

【备注】有小毒。

柽柳（柽柳）

senf niux

国际音标：sen^{35} $\text{ʑ}iu^{55}$

【汉语名】柽柳

【别名】西河柳。

【来源】为柽柳科植物西河柳 Tamarix chinensis Lour.，细嫩枝叶入药。

【性味】辛，平。

【功效】祛风毒，利尿透疹。

【主治】麸子症，风疹，风邪咳嗽，风湿骨痛。

【用量】6～10g 水煎服。

【备注】有小毒。

破子实克查布里（破子草籽）

pof zix sir ker car tuf lix

国际音标： $p'o^{35}$ tsi^{55} si^{21} $k'e^{21}$ $ts'a^{21}$ pu^{35} li^{55}

【汉语名】破子草籽

【别名】山芹菜、华南鹤虱。

【来源】为伞形科植物华南鹤虱 Torilis japonica（Houtt.）DC，种子入药。

【性味】苦、辛，平。

【功效】祛风杀虫毒。

【主治】风坨症，蟦虫（蛔虫），痒庇虫（蛲虫）。

【用量】内服 6～10g，外洗适量。

泡桐（泡桐）

paox tongr

国际音标： $p'au^{55}$ $t'un^{21}$

【汉语名】泡桐

【别名】桐麻树。

【来源】为玄参科植物泡桐 Paulownia fortunei（Seem.）Hemsl，根入药。

【性味】苦，寒。

【功效】祛风毒，消肿止痛。

【主治】风湿筋骨痛，疮疡肿毒，白带。

【用量】6～10g，外用适量。

灵仙实克查（草灵仙）

lenr xianx sir ker car

国际音标： len^{21} $çian^{55}$ si^{21} $k'e^{21}$ $ts'a^{21}$

【汉语名】草灵仙

【别名】婆婆纳。

【来源】为玄参科植物草灵仙（轮叶婆婆纳）Veronicastrum sibircium（L.）Pennell，全草入药。

【性味】辛、甘，凉。

【功效】祛风毒，除湿止血。

【主治】风湿腿痛，肉痛，毒蛇咬伤，创伤出血。

【用量】内服 6～10g，外用适量。

南且七（扇子七）

lanr qief qir

国际音标： lan²¹ tɕˑie³⁵ tɕˑi²¹

【汉语名】扇子七

【别名】老虎七、扇脉杓兰。

【来源】为兰科植物扇脉杓兰 Cypripedium japonicum Thunb.，根入药。

【性味】苦，温。

【功效】祛风毒，理气止痛。

【主治】皮肤风坨症，劳伤，无名肿毒，三分症（打摆子、间日疟）。

【用量】内服 6～10g，外敷适量。

米务兰（火烧兰）

miv wuf lanr

国际音标： mi⁵³ wu³⁵ lan²¹

【汉语名】火烧兰

【别名】黑苏山虎、大叶火烧兰、散血丹。

【来源】为兰科植物大叶火烧兰 Epipactis mairoei Schztr.，根茎入药。

【性味】苦，平。

【功效】祛风毒，理气活血。

【主治】风邪咳嗽，胸痛，疮疡肿痛，跌打损伤。

【用量】内服 6～10g，外敷适量。

王辣蚱（王辣蚱）

wanr lar zar

国际音标： wan²¹ la²¹ tsa⁵⁵

【汉语名】王辣蚱

【别名】黄蛟蜂、胡蜂。

【来源】为胡蜂科昆虫白斑脸黄胡蜂 Vespuia maculata（L.），巢入药。

【性味】甘，平。有毒。

【功效】祛风毒，杀虫散结

【主治】皮肤顽癣，头风痛，九子丸（淋巴结核），疮疡，乳痈。

【用量】内服 3～6g，外用适量。

【备注】有小毒。

乌稍窝（乌稍蛇）

wux saox wox

国际音标： wu^{55} sau^{55} wo^{53}

【汉语名】乌稍蛇

【别名】乌稍蚣。

【来源】为游蛇科动物乌稍蛇 Zaocys dhumnades（Cantor），去内脏全体干品入药。

【性味】甘，温。

【功效】祛风毒，止痛止痒。

【主治】风湿痹痛，四肢麻木，皮肤顽癣。

【用量】6～10g。

窝得卡那（五步蛇）

wox def kax lax

国际音标： uŋ^{55} tçi^{21} wo^{53}

【汉语名】五步蛇

【别名】五步倒、棋盘花

【来源】为蝮蛇科动物五步蛇 Agkistrodon acutus（Gunther），去内脏全体入药。

【性味】甘、咸，温。

【功效】祛风毒，舒经络。

【主治】风湿痹痛，半身不遂，口眼歪斜，四肢麻木。

【用量】6～10g。

【备注】有毒。

烙铁科巴窝（土公蛇）

lor ter kox bax wox

国际音标： lo^{21} t˙ie^{35} k˙o^{55} pa^{55} wo^{53}

【汉语名】土公蛇

【别名】烙铁头、蝮蛇。

【来源】为蝮蛇科动物蝮蛇 Agkistrodon halys（Pallas），去内脏全体干品入药。

【性味】甘、咸，温。

【功效】祛风毒，止痒消痔。

【主治】麻风症，皮肤顽痹，瘰疬，痔疮。

【用量】3～6g。

【备注】有毒。

哈梯谷（蜈蚣）

hax tix gur

国际音标：xa^{55} t⋅i^{55} ku^{21}

【汉语名】蜈蚣

【别名】千脚虫。

【来源】为蜈蚣科动物 Scolopendra subspiuipes mutilans L ·Koch，全体入药。

【性味】辛，温。

【功效】祛风毒，止惊风。

【主治】小儿惊风，面瘫，抽搐，疮疖。

【用量】1～3 条，多入散丸剂用。

【备注】有小毒。

宋列碰实克查（鱼尾草）

songf lief pongf sir ker car

国际音标：suŋ^{35} lie^{21} p⋅uŋ^{35} si^{21} k⋅e^{21} ts⋅a^{21}

【汉语名】鱼尾草

【别名】醉鱼草。

【来源】为马钱科植物醉鱼草 Buddleia lindleyana Fort. 的，根及叶。

【性味】辛、苦，温。

【功效】祛风除湿，止咳化痰。

【主治】根治感冒，咳嗽，风湿关节痛；叶治疟腮，瘰疬。

【用量】6～10g。

【备注】有小毒。

我圈圈窝（银环蛇）

ngox qianx qianx wov

国际音标：ŋo^{55} tɕ⋅ian^{55} tɕian^{55} wo^{53}

【汉语名】银环蛇

【别名】金钱白花蛇。

【来源】为眼镜蛇科动物银环蛇 Bungarus multicinctus Blyth，去内脏的干燥体。

【性味】甘、咸，温。

【功效】祛风攻毒，舒筋络，止痉，定惊搐。

【主治】风湿关节疼痛，筋脉拘急，半身不遂，口眼㖞斜，破伤风，小儿惊风抽搐，皮癣，恶疮，麻风，疥癞，杨梅疮。

【用量】6～10g。

【备注】有毒。

哈列列碰（狗尾巴树）

hax lier lier pongf

国际音标： xa⁵⁵ lie²¹ lie²¹ pʼuŋ³⁵

【汉语名】狗尾巴树

【别名】猫尾巴、吊洋尘、马扶梢。

【来源】为马前钱科植物大叶醉鱼草 Buddleja davidii Fr. 的枝叶，根皮。

【性味】辛，温。

【功效】祛风散寒，活血止血，解毒，杀虫，止痒。

【主治】叶治花疮（蜂窝组织炎），疮痈，脚癣，妇女阴痒，根治风湿关节痛；跌打损伤。

【用量】6～10g。

【备注】有小毒。

他司卡蒙（飞蛾槭）

Tax six kar mongr

国际音标： tʼa⁵⁵ si⁵⁵ kʼa²¹ muŋ²¹

【汉语名】飞蛾槭

【来源】为槭树科植物青榨槭 Acer davidii Franch. 和绿叶飞蛾槭 A. oblongum wall. ex dc. Vvar. Cconcolor Pax. 的根皮。

【性味】辛、苦，寒。

【功效】祛风除湿，解毒散瘀，消肿止痛。

【主治】劳伤身痛，关节肿痛，皮肤瘙痒，疮疖已溃或未溃。

【用量】6～10g。

第二节 务气起毒散捏药（散寒毒药）

wuf qif qix duf sanf niex yaof

国际音标： wu³⁵ tɕʼi³⁵ tɕʼi⁵⁵ tu³⁵ san³⁵ ʐeie⁵⁵ jau³⁵

【汉语名】散寒毒药

海脚此巴（大辣蓼子）

haix jiaox cix bax

国际音标： xai⁵⁵ tɕiau⁵⁵ tsʼi⁵⁵ pa⁵⁵

【汉语名】大辣蓼子

【别名】辣蓼。

【来源】 为蓼科植物辣蓼 Plygonum flaccidum Meism 的全草。

【性味】 辛，微温。

【功效】 温散寒毒，止血。

【主治】 外感发热，恶寒无汗，头痛，身痛，跌打外伤出血。

【用量】 内服 6～10g，外用适量。

火葱科巴（火葱头）

hox congr kox bax

国际音标：xo^{55} ts˙uŋ^{21} k˙o^{55} pa^{55}

【汉语名】 火葱头

【别名】 四季葱、葱白。

【来源】 为百合科植物葱 Allium fistulosum. 的鳞茎。

【性味】 辛，温。

【功效】 温散寒毒，通阳利尿。

【主治】 感寒毒而发头痛，鼻塞，阴寒腹痛，痈肿，寒痢疾，小便不利。

【用量】 6～10g。

撇拉莲（蚂蝗莲）

piex lax lianr

国际音标：p˙ie^{55} la^{55} lian^{21}

【汉语名】 蚂蝗莲

【别名】 凤尾搜山虎、滚龙草、豆浆草。

【来源】 为水龙骨科植物多羽节肢蕨（西南节肢蕨）Arthromeris mairei（Brause）Ching 的根茎。

【性味】 辛、甘，温。

【功效】 温散寒毒，祛风止痛。

【主治】 风寒感冒，风湿痹痛，胃痛，目痛，牙痛，头痛，预防蛇伤等。

【用量】 6～10g。

面姐升麻（血升麻）

mianx jiex senx mar

国际音标：mian^{55} tɕie^{55} sen^{55} ma^{21}

【汉语名】 血升麻

【别名】 佩兰、山佩兰。

【来源】 为菊科植物单叶佩兰 Eupatorium japonicum Thunb. 的全草。

【性味】 甘辛、微苦，平。

【功效】 温散寒毒，活血止痛。

【主治】咳劳症，肺癌症，痛经，跌打扭伤。

【用量】内服 6～10g，外用适量。

【备注】有毒。

马蹄香（红马蹄香）

max tir xianr

国际音标：ma^{55} t'i^{21} çian^{55}

【汉语名】红马蹄香

【别名】土细辛。

【来源】为马兜铃科植物杜衡 Asarum forbesii Maxim，全草入药。

【性味】辛，温。

【功效】散寒毒，止疼痛。

【主治】感寒毒邪而发头痛，牙痛，寒痹等。

【用量】1～3g。

【备注】有小毒。

抗苦挫布（香椒子）

kanr kux cof buf

国际音标：k'an^{21} k'u^{55} ts'o^{35} pu^{35}

【汉语名】香椒子

【别名】野花椒。

【来源】为芸香科植物野花椒，Zantnoxylum Schinifolium Sieb. et Zucc，根叶入药。

【性味】辛，温。

【功效】散寒毒，行气止痛。

【主治】寒气肚痛，筋骨冷气痛

【用量】3～6g。

【备注】有小毒。

直儿海脚（米辣子）

zir er haix jiaox

国际音标：tsi^{21} e^{21} xai^{55} tçiao^{55}

【汉语名】米辣子

【别名】吴茱萸、臭子。

【来源】为芸香科植物吴茱萸 Euodia rutaecarpa（Juss.）Benth，果实入药。

【性味】辛，温。

【功效】散寒毒，止呕、止痛。

【主治】心胃冷气痛症，恶心呕吐，嗳气吞酸。

【用量】3~6g。
【备注】有小毒。

科宋卡普 （金鱼花）

kox songf kax pux

国际音标：k·o⁵⁵ suŋ³⁵ k·a⁵⁵ p·u⁵⁵

【汉语名】金鱼花
【别名】双盾木。
【来源】为忍冬科植物双盾木 Dipelta fleribuda Maxim，根入药。
【性味】辛、苦，温。
【功效】散寒毒。
【主治】穿踝风症。
【用量】6~10g。
【备注】有小毒。

补此香 （蜘蛛香）

bux cix xianx

国际音标：pu⁵⁵ ts·i⁵⁵ çian⁵⁵

【汉语名】蜘蛛香
【别名】满山香、心叶缬草。
【来源】为败酱科植物蜘蛛香（心叶缬草）Valeriana jatamansii Jones 的根及茎。
【性味】辛、苦，温。
【功效】散寒毒，理气止痛。
【主治】寒气头痛，肚肠冷痛，腰腿冷痛。
【用量】6~10g。
【备注】有小毒。

半截烂 （半截烂）

banf jier lanf

国际音标：pan³⁵ tçie²¹ lan³⁵

【汉语名】半截烂
【别名】雪里见。
【来源】为天南星科植物雪里见 Arisaema rnizounatum rhizomatum G. E. C. Fischer，块根入药。
【性味】辛，温。
【功效】散寒毒，驱风祛湿。
【主治】冷气入骨，风湿关节痛。

【用量】2~3g。

【备注】有大毒。

卡普王嘎里那借（一枝黄花）

kax pux wanr gax lix laf jief

国际音标：k·a⁵⁵ p·u⁵⁵ wan²¹ ka⁵⁵ li⁵⁵ la³⁵ tɕie³⁵

【汉语名】一枝黄花

【别名】黄龙缠树。

【来源】为菊科植物一支黄花 Solidago Virga – aurea L. var. leiocarpa（Benth.）A. Gray，全草入药。

【性味】辛、苦，微寒。

【功效】散寒解毒，疏风消肿。

【主治】寒邪袭表，恶寒发热，无汗，寒滞咳嗽，胃胀，小儿疳积，毒蛇咬伤。

【用量】6~10g。

【用量】有小毒。

抗苦科苏（土良姜）

kuanr kux kox sux

国际音标：k·an²¹ k·u⁵⁵ k·o⁵⁵ su⁵⁵

【汉语名】土良姜（野姜）

【别名】野姜、独叶合。

【来源】为姜科植物长穗姜花 Hedychium spicatum Ham. ex Smith 的根茎。

【性味】辛、苦，温。

【功效】温散寒毒，理气止痛。

【主治】寒毒胃痛，寒疝气痛，膝关节痛。

【用量】6~10g。

巴梭尔（木姜子）

bax sox ex

国际音标：pa⁵⁵ so⁵⁵ e⁵⁵

【汉语名】木姜子

【别名】山胡椒。

【来源】为樟科植物木姜子 Litsea pungens Hemsl. 及绢毛木姜子 L. sericea Hook. f. 的果实.

【性味】辛，温。

【功效】散寒毒，调气消食。

【主治】寒毒腹痛，泄泻，食滞饱胀。

【用量】3~6g。

母尔他细辛（竹叶细辛）

mux ex tax xif xinx

国际音标：mu⁵⁵ e⁵⁵ tˈa⁵⁵ çi³⁵ çin⁵⁵

【汉语名】竹叶细辛

【别名】遥竹逍、逍遥竹。

【来源】为萝藦科植物徐长卿 Cynanchum paniculatum（Bunge）
Kitagawa 的全草或根及根茎。

【性味】辛，温。

【功效】温散寒毒，消肿，温经止痛，利水。

【主治】风寒湿痹，腰痛，牙痛，胃寒气痛，痛经，跌打损伤、毒蛇咬伤，腹水，水肿等症。

【用量】6~10g。

【备注】有小毒。

马列碰七（马尾七）

max ler pongf qir

国际音标：ma⁵⁵ lie²¹ pˈuŋ³⁵ tç i²¹

【汉语名】马尾七

【别名】马尾参、金尾蟢、落新妇。

【来源】虎耳草科植物落新妇 Astilbe chinensis（Maxim.）Franch. et Sav.，全草入药。

【性味】辛、微涩，微温。

【功效】温散寒毒，消肿止痛。

【主治】风湿性关节痛，毒蛇咬伤，跌打损伤。

【用量】内服6~10g，外用适量。

补阳丹（补阳丹）

bux yanr danx

国际音标：pu⁵⁵ jan²¹ tan⁵⁵

【汉语名】补阳丹

【别名】羊奶子。

【来源】为胡颓子科植物铜色胡颓子 Elaeagnus cuprea Rheb. 的根、叶、果实。（羊奶子叶在湖北土家族是常用的止咳平喘药物，但主要是胡颓子、披针叶胡颓子、宜昌胡颓子的叶）

【性味】酸、微甘，温。

【功效】温下焦，散寒毒，接骨，止咳，止泻。

【主治】小便失禁，外感风寒，咳嗽，肠炎水泻，骨折，劳伤。
【用量】6~10g。

科格欸梯实（金盆草）

kox geix tix sir

国际音标： k˙o⁵⁵ kei⁵⁵ t˙i⁵⁵ si²¹

【汉语名】金盆草
【别名】茗叶细辛、四两麻。
【来源】为马兜铃科植物华细辛 Asarum sieboldii Miq. 的全草。
【性味】辛，温。
【功效】散寒毒，止咳止痛，行水开窍。
【主治】风寒感冒，头痛鼻塞，痰饮咳喘，鼻渊，齿痛，风寒湿痹等症。
【用量】1~3g。
【用量】有小毒。

桂皮（桂皮）

guif pir

国际音标： kui³⁵ p˙i²¹

【汉语名】桂皮（香桂）
【别名】官桂。
【来源】为樟科植物川桂 Cinnamomum wilsonii Gam－ble 和细叶香桂 C. burmannii（Nees）B1. 的茎皮。
【性味】辛、微甘，温。
【功效】温散寒毒，行气止痛。
【主治】脾胃虚寒，寒性胃痛，泄泻，痛经、经闭及阴疽等症。
【用量】3~6g。

热书长普哈车（风花菜）

ref sux kax pux hax cex

国际音标： ze³⁵ su⁵⁵ k˙a⁵⁵ p˙u⁵⁵ xa⁵⁵ ts˙e⁵⁵

【汉语名】风花菜
【别名】风花草。
【来源】为白花菜科植物白花菜 Rorippa palustris（Leyss.）Bess.，全草入药。
【性味】苦、辛，温。有小毒。
【功效】散寒毒，消肿痛。
【主治】风寒节痛，冷气痛。

【用量】6~10g。

直儿糙 （米糙）

zir er caof

国际音标：tsi²¹ e²¹ tsʻ au³⁵

【汉语名】米糙

【别名】虎脚板。

【来源】为毛茛科植物鸡爪草 Calathodes oxycarpa spraguc 和多果鸡爪草 C. polycarpa Ohwi. 的全草。

【性味】辛，温。

【功效】散寒毒，开汗孔。

【主治】风湿麻木，鸡爪风，丸子肿痛等症。

【用量】6~9g。

第三节　卡别列毒姐业药 （赶湿毒药）

kax biex liex duf jiex nier yaof

国际音标：kʻa⁵⁵ pie⁵⁵ lie⁵⁵ tu³⁵ tɕie⁵⁵ ʑie²¹ jau³⁵

【汉语名】赶湿毒药

莫胡踏 （土茯苓）

mor hur tar

国际音标：mo²¹ xu²¹ tʻa²¹

【汉语名】土茯苓

【别名】代粮根。

【来源】为百合科植物土茯苓 Smilax glabra Roxb. 的根茎。

【性味】甘、淡，平。

【功效】赶寒毒，利关节。

【主治】红痧症，湿热淋浊，梅毒，带下，痈肿，瘰疬，疥癣，汞中毒所致的肢体拘挛，筋骨疼痛，银环蛇咬伤中毒等。

【用量】10~20g。

马桑阿实（白马桑）

max sanx ar sir

国际音标： $ma^{55} san^{55} a^{21} si^{21}$

【汉语名】白马桑

【别名】白马七。

【来源】为忍冬科植物水马桑 Weigela japonica Thunb. var. sinica（Rehd.）Bailey 的根。

【性味】辛、甘，微温。

【功效】赶化寒毒，活血镇痛。

【主治】风湿筋骨疼痛，腰肌劳损，跌打损伤，湿疹皮肤瘙痒，痈肿疮毒。

【用量】6~12g。

抗苦薄荷（对叶四方草）

kanr kux bor hor

国际音标： $k^{\cdot}an^{21} k^{\cdot}u^{55} po^{21} xo^{21}$

【汉语名】对叶四方草

【别名】山薄荷。

【来源】为唇形科植物显脉香茶菜 Isodon nervosus（Hemsl.）Kudo 的全草。

【性味】苦，寒。

【功效】赶化寒毒，清热止痒。

【主治】瘟黄症，疮毒湿疹，皮肤瘙痒。

【用量】10~30g。

米实克查（鸡肝黄）

miv sir ker car

国际音标： $mi^{53} si^{21} k^{\cdot}e^{21} ts^{\cdot}a^{21}$

【汉语名】鸡肝黄

【别名】火草、鼠秋草。

【来源】为菊科植物秋鼠曲草 Gnaphalium hypoleucum DcC. 的全草。

【性味】甘、苦，平。

【功效】赶化湿毒，宣肺化痰。

【主治】湿气感冒，咳嗽痰多，气喘，下肢溃疡。

【用量】6~10g。

沙被炸起（鸭儿嘴）

sax bif zaf qix

国际音标： sa^{55} pi^{35} tsa^{35} tɕ i^{55}

【汉语名】鸭儿嘴

【别名】鸭儿菜、猪皮股、鸭舌草。

【来源】为雨久花科植物鸭舌草 Monochoria vaginalis（Burm. f.）Presl. 的全草。

【性味】苦，寒。

【功效】赶化湿毒，清热消肿。

【主治】湿毒泻症，痢疾，牙龈脓肿，蛾子症，丹毒，疔疮肿。

【用量】6~12g，外用适量。

梨罗根（梨罗根）

lir lor genx

国际音标： li^{21} lo^{21} tɕi^{55} la^{21}

【汉语名】梨罗根

【别名】黎辣根。

【来源】为鼠李科植物长叶冻绿 Rhamnus crenat Sieb. et Zucc. 的根皮。

【性味】苦，平。

【功效】赶化湿毒，杀虫止痒。

【主治】疥疮，癞痢头，牛皮癣，湿疹。

【用量】内服 10~20g，外用适量。

隔山消（隔山撬）

gef sanx xiaox

国际音标： ke^{35} san^{55} çiau^{55}

【汉语名】隔山撬

【别名】白首乌、牛皮消、隔山消。

【来源】为萝藦科植物隔山消耳叶牛皮消 Cynanchum auriculatum Royle ex Wight 的干燥块根。

【性味】甘、苦，微温。

【功效】赶化湿毒，健胃导滞。

【主治】饮食停滞，脾虚泻泄，食欲不振，胃痛，腹痛，脘腹胀满，水肿，白带，痈肿疮毒，产后乳汁稀少。

【用量】6~10g。

宋海角七（鱼蓼七）

songf haix jiaox qix

国际音标： suŋ³⁵ xai⁵⁵ tɕiau⁵⁵ tɕˑi²¹

【汉语名】鱼蓼七

【别名】大叶蓼、小蓼子草、大马蓼、辣蓼、节蓼。

【来源】为蓼科植物酸模叶蓼 Polygonum lapathifolium L. 的全草。

【性味】辛、苦，微温。

【功效】赶化湿毒，活血止痛。

【主治】疮疡肿痛，腹泻，痢疾，湿疹，疳积，风湿痹痛，跌打损伤，月经不调。

【用量】6~10g

泽菖蒲（水菖蒲）

cer canr pux

国际音标： tsˑe²¹ tsˑan⁵⁵ pˑu⁵⁵

【汉语名】水菖蒲

【别名】白菖，蒲剑，家菖蒲。

【来源】天南星科植物菖蒲 Acorus calamus L. 的根茎。

【性味】辛、苦，温。

【功效】赶化湿毒，行气消胀。

【主治】痢疾，腹胀，消化不良，停食，痈疽。

【用量】6~10g。

金丝发（金丝发）

jinx six huar

国际音标： tɕin⁵⁵ si⁵⁵ xua²¹

【汉语名】金丝发

【别名】万年藓、松毛还阻、岩猴松。

【来源】为万年藓科植物万年藓 Climacium dendroides（Hedw.）Web. et Mohr，全草入药。

【性味】微辛，平。

【功效】赶化湿毒，生肌长皮。

【主治】尿痛、尿不通，白黏液外流，烧烫伤。

【用量】6~10g，外用适量。

【备注】不宜久煎。

小古屯（木防己）

mur huanr jix

国际音标：mu^{21} xuan^{21} tçi^{55}

【汉语名】木防己

【别名】夜角牛、木防己。

【来源】为防己科植物木防己 Cocculus trilobus（Thunb.）DC.，根入药。

【性味】辛、苦，寒。

【功效】赶化湿毒，消肿止痛。

【主治】湿痹，水肿，毒蛇咬伤

【用量】内服 6～10g，外用适量。

【备注】有小毒，外用多为生品。

金钱草被（小金钱草）

jinx qianr caox bif

国际音标：tçin^{55} tç'ian^{21} ts'au^{55} pi^{35}

【汉语名】小金钱草

【别名】小马蹄草、黄疸草、马蹄金。

【来源】为旋花科植物马蹄金 Dichondra repens Forst.，全草入药。

【性味】苦、辛，凉。

【功效】赶化湿毒，退黄止痢。

【主治】瘟黄水肿症，亮肿症，白浊，痢疾，跌打损伤。

【用量】内服 10～15g，外用适量。

通草被（小通草）

tongx caox bif

国际音标：tuŋ^{55} ts'au^{55} pi^{35}

【汉语名】小通草

【别名】鸡蛋黄花、棣棠花。

【来源】为蔷薇科植物棣棠花 Kerria japonica（L.）DC.，枝梢入药。

【性味】涩、甘，温。

【功效】赶化湿毒，行气消食。

【主治】风湿节痛，小儿腹胀，湿疹。

【用量】6～10g。

夜关门此巴（大夜关门）

yef guanx menr cix bax

国际音标：je^{55} kuan^{55} men^{21} ts·i^{55} pa^{55}

【汉语名】大夜关门

【别名】咪芮考佳、羊蹄甲。

【来源】为豆科植物马鞍羊蹄甲 Bauhinia faberi Oliver，根、枝叶入药。

【性味】苦、涩，温。

【功效】赶化湿毒，祛腐生肌，止痛散结。

【主治】天泡疮症，顽癣，湿疹，疮痈溃烂。

【用量】内服 6～10g，外用适量。

冬葵（冬葵）

dongx kuir

国际音标：tuŋ^{55} kou^{55} tsi^{55}

【汉语名】冬葵

【别名】滑肠菜、冬苋菜。

【来源】为锦葵科植物冬葵 Malva verticillata L.，种仁和叶入药。

【性味】咸，寒。

【功效】赶化湿毒，化丹毒。

【主治】叶治湿热毒痢，黄疸，丹毒，金疮；种仁治二便不通。

【用量】6～10g，外用适量。

草芙蓉（草芙蓉）

caox hur yongr

国际音标：xu^{21} juŋ^{21} si^{21} k·e^{21} ts·a^{21}

【汉语名】草芙蓉

【别名】蜀葵。

【来源】为锦葵科植物蜀葵 Althaea rosea（L.）Cavan.，种子、花入药。

【性味】甘，寒。

【功效】赶化湿毒，散石利尿。

【主治】石淋，水肿，小便不利，痈疖。

【用量】内服 6～10g，外用适量。

全毛百草（全毛百草）

qianr maor hercoax

国际音标：tɕˑian²¹ mao²¹ peˑ²¹ tsˑau⁵⁵

【汉语名】全毛百草

【别名】黄毛百草、对匹草。

【来源】为茜草科植物全金毛耳草 Hedyotis chrysotricha（Palib.）（金毛耳草属于茜草科）
Merr，全草入药。

【性味】苦，涩。

【功效】赶化湿毒，消肿，止血。

【主治】白痢，阴黄，水肿，崩漏，毒蛇咬伤，蜈蚣咬伤。

【用量】内服 6～10g，外用适量。

八步拿（连钱草）

ba bu na

国际音标：lian²¹ tɕˑian²¹ si²¹ kˑe²¹ tsˑa²¹

【汉语名】连钱草、活血丹

【别名】马脚草、铜钱草、透骨消、穿墙草。

【来源】为唇形科植物活血丹 Glechoma longituba（Nakai）Kupr. 的全草。

【性味】苦、辣，冷。

【功效】赶化湿毒活血疗伤，利尿排石，解蛊毒，退黄，止咯等。

【主治】跌打损伤，尿石症，黄疸症，热咯症，蛊毒症，便毒。

【用量】内服：水煎，15～30g，鲜品加倍。外用：适量，鲜品捣敷。

【备注】阴毒，虚泻忌用。

日阿列碰被亏实克查（小凤尾草）

rar ler pongf bif kuix sir ker car

国际音标：za²¹ lie²¹ pˑuŋ³⁵ pi³⁵ kˑui⁵⁵ si²¹ kˑe²¹ tsˑa²¹

【汉语名】小凤尾草

【别名】井口边草、龙须草、山鸡尾。

【来源】为凤尾蕨科植物凤尾草，又名井栏边草 Pteris multifida Poir.，全草或根茎。

【性味】淡，凉。

【功效】赶化湿毒，清热止血。

【主治】治疗热毒泄下，痢疾，瘟黄，便血，尿血等。

【用量】10～15g。

第四节　杀格唉毒清捏药（清热毒药）

saf geix duf qinx niex yaof

国际音标： sa^{35} kei^{55} tu^{35} tɕ°in^{55} ʑie^{55} jau^{35}

【汉语名】清热毒药

他司长普（飞蛾七）

tax six kax pux

国际音标： t˙a^{55} si^{55} k˙a^{55} p˙u^{55}

【汉语名】飞蛾七

【别名】红花蓼、花蝴蝶。

【来源】为蓼科植物赤胫散 Polygonum runcinatum Buch. – Ham. ex D. Don 和华赤胫散 P. runcinatum Buch. – Ham. et D. Don var. sinense Hemsl.，全草入药。

【性味】酸、涩，寒。

【功效】清解热毒，活血止痛。

【主治】痈肿疮疖，劳伤，腰痛，蛇咬伤。

【用量】内服 6～10g，外用、适量。

五爪龙（五匹风）

wux zaox longr

国际音标： wu^{55} tsau^{55} luŋ^{21}

【汉语名】五匹风

【别名】五爪金龙、地五爪。

【来源】为蔷微科植物地狐蛇含委陵菜 Potentilla kleiniana Wight et Arn.，全草入药。（没有"地狐"这个植物名）

【性味】微甘、苦，寒。

【功效】清解热毒，祛风止咳，消肿止痛。

【主治】小儿惊风症，百日咳，咽喉肿痛，疟疾，痢疾，候耳疱，咳嗽气喘，跌打损伤。

【用量】内服 6～10g，外用适量。

木芙蓉卡普（木芙蓉花）

mur hur yongr kax pux

国际音标： mu^{21} xu^{21} juŋ^{21} k˙a^{55} p°u^{55}

【汉语名】木芙蓉花

【别名】芙蓉。

【来源】 为锦葵科植物木芙蓉 Hibiscus mutabilis L.，花入药。

【性味】 辛，涩，平。

【功效】 清解热毒，排脓消肿，凉血止血。

【主治】 肺痈，痈肿疮疖，乳痈，红经症，候儿疱，烫火伤，蛇虫咬伤，跌打损伤，吐血，白带崩漏。

【用量】 内服 6～10g，外用适量。

文王一支笔（文王一支笔）

wenr wanr yir zix bir

国际音标： wen²¹ wan²¹ ji²¹ tsi⁵⁵ pi²²

【汉语名】 文王一支笔

【别名】 借母怀胎、观音莲、鸡心七、笔包七、筒鞘蛇菰。

【来源】 为蛇菰科植物筒鞘蛇菰 Balanophora involucrata Hook. f.，全草入药。蛇菰也作文王一支笔药用。

【性味】 苦，涩，寒。

【功效】 清解热毒，凉血止血，固肾涩精。

【主治】 咳嗽咯血，血崩，痔疮肿痛，头晕，跑马症（遗精）。

【用量】 3～6g。

抗苦七布机纳（白开口箭）

kanr kux qif buf jix lar

国际音标： kʼan²¹ kʼu⁵⁵ tɕʼi³⁵ pu³⁵ tɕi⁵⁵ la²¹

【汉语名】 白开口箭

【别名】 山豆根、百两金。

【来源】 为紫金科植物百两金 Ardisia crispa（Thunb.）A. DC，根茎入药。

【性味】 苦、涩，凉。

【功效】 清解热毒，利咽祛痰，活血舒筋。

【主治】 咽喉肿痛，风火牙痛，痈疽肿毒，虫蛇咬伤，跌打损伤。

【用量】 3～6g。

是嘎阿实冲天炮（白毛冲天炮）

sif gax ar sir xiaf kuxcoax

国际音标： wo²¹ si²¹ wu³⁵ tɕʼi³⁵ tɕʼi⁵⁵

【汉语名】 白毛冲天炮

【别名】 散血草、筋骨草、朴地虎、金疮小草。

【来源】 为唇形科植物金疮小草 Ajuga decumbens Thunb.，全草入药。

【性味】 苦，甘，寒。

【功效】清解热毒，止咳化痰。

【主治】咽喉肿痛，痢疾，痈肿疮毒，肺热咳嗽，咯血衄血，跌打损伤。

【用量】内服 6～10g，外用适量。

小亡泽方实克查（地锦草）

mangr cer kuix sir ker car

国际音标：man²¹ ts·e²¹ k·ui⁵⁵ pi³⁵ si²¹ k·e²¹ ts·a²¹

【汉语名】地锦草

【别名】奶浆草、对匹草、草血竭。

【来源】为大戟科植物地锦草 Euphorbia humifusa Willd.，全草入药。

【性味】微辛、涩，平。

【功效】清解热毒，凉血止血，利尿消肿，通乳。

【主治】痢疾，尿血，便血，崩漏，痔疮出血，吐血，咯血，摆红症，外伤出血，腹泻，蛇咬伤，下肢溃疡，湿疹，乳汁不通。

【用量】内服 10～30g，外用适量。

拉司奶（过路黄）

lax six naix

国际音标：la⁵⁵ si⁵⁵ zai⁵⁵

【汉语名】过路黄

【别名】金钱草、小过路黄、走游草。

【来源】为报春花科植物过路黄 Lysimachia christinae Hance，全草入药。

【性味】淡，凉。

【功效】清解热毒，化石利尿。

【主治】胆结石，尿结石，小便淋痛，湿热黄疸，痢疾，痈肿疔毒，虫蛇咬伤，中毒。

【用量】10～30g，外用适量。

瓦所西（麦刁七）

wax sox xix

国际音标：wa⁵⁵ so⁵⁵ çi⁵⁵

【汉语名】麦刁七

【别名】上天梯、三块瓦、麦吊七、山酢浆草。

【来源】为酢浆草科植物山酢浆草 Oxalis griffithii Edgew. et Hook. f.，全草或根入药。

【性味】酸、涩，寒。

【功效】清解热毒，消肿止痛。

【主治】赤白痢疾，瘟黄症，淋症，血尿，痒子，乳痈，带状疱疹，月经不调，白带，外伤出血，跌打损伤，风湿性腰痛。

【用量】10～15g。

鸳鸯花（金银花）

jinx yenr fax

国际音标：uŋ^{55} ko^{21} kˑa^{55} pˑu^{55}

【汉语名】金银花
【别名】二花、忍冬花。
【来源】为忍冬科植物忍冬 Lonicera japonica Thunb.，花入药。
【性味】甘，寒。
【功效】清解热毒，消肿散结。
【主治】时气病发热，热毒血痢，痈疡，肿毒，瘰疬，痔漏。
【用量】10～15g。

子尼嘎被实克查（降龙草）

ziv nir gar bif sir ker car

国际音标：tsi^{53} ʐi^{21} ka^{21} pi^{35} si^{21} kˑe^{21} tsˑa^{21}

【汉语名】降龙草
【别名】小母猪草、拉拉藤、葎草。
【来源】为桑科植物葎草 Humulus scandens（Lour.）Merr.，全草入药。
【性味】甘、苦，寒。
【功效】清解热毒，利尿通淋。
【主治】肺劳潮热，热泻，痢疾，外感发热，小便不利，亮肿症，尿路结石，痈疖肿毒，湿疹，皮肤瘙痒。
【用量】内服10～15g，外用适量。

青麦七（荞麦七）

qinx mer qir

国际音标：tɕˑin^{55} me^{21} tɕˑi^{21}

【汉语名】荞麦七
【别名】荞麦当归、苦荞头、野荞子、金荞麦。
【来源】为蓼科植物金荞麦 Fagopyrum cymosum Meisn.，块根及全草入药。
【性味】涩、平。
【功效】清解热毒，止咳化痰。
【主治】肺热咳嗽，胸痛，咯黄浓痰，盗汗。
【用量】10～15g。

豌豆七（胡豆连）

wanx douf dir

国际音标：wan^{55} t əu^{35} tɕ˙i^{21}

【汉语名】胡豆连

【别名】胡豆七、豌豆七、山豆根、鄂豆根。

【来源】为豆科植物鄂豆根 Euchresta tubulosa Dunn，全株入药。

【性味】苦、辛，寒。

【功效】清解热毒，利咽止痛。

【主治】急、慢性喉咙肿痛，痢疾，热泻，瘟黄，烧心症，火眼。

【用量】6～10g。

海蚌含珠（海蚌含珠）

haix banf hanr zux

国际音标：xai^{55} pan^{35} xan^{21} tsu^{55}

【汉语名】海蚌含珠

【别名】铁苋菜。

【来源】为大戟科植物铁苋菜 Acalypha australis L.，全草入药。

【性味】苦、涩，平。

【功效】清解热毒，止血止泻。

【主治】湿疹，痢疾，吐血、衄血、下血及外伤出血。

【用量】10～15g。

灯笼实克查（挂金灯）

denx longr sir ker car

国际音标：ten^{55} luŋ^{21} si^{21} k˙e^{21} ts˙a^{21}

【汉语名】挂金灯

【别名】灯笼草、天泡子。

【来源】为茄科植物灯笼 Physalis pubescens L.，全草人药。

【性味】苦，寒。

【功效】清解热毒，利尿消肿。

【主治】肺热咳嗽，肺痈，咽喉肿痛，牙龈肿痛或出血，候耳疱，痢疾，水肿，热淋，天泡疮，疔疮，丸子肿痛，小便不利，血尿。

【用量】10～15g。

写马鞭（马鞭七）

xiex max bianx

国际音标：çie^{55} ma^{55} pian^{55}

【汉语名】马鞭七

【别名】铁马鞭、铁马钱、马鞭梢、马鞭草。

【来源】马鞭草科植物马鞭草 Verbena officinalis L.，全草入药。

【性味】苦，凉。

【功效】清热赶毒，通经散瘀。

【主治】痢疾，牙龈肿痛，瘟黄症，尿急症，咽喉肿痛，月经不调。

【用量】内服 10～15g，外用适量。

满天星（败毒莲）

manx tianx xinx

国际音标：man^{55} t'ian^{55} çin^{55}

【汉语名】败毒莲

【别名】苦荬菜、苦碟子。

【来源】菊科植物多头苦 Ixeris polycephala Cass. ［Lactuca polycephala（Cass.）Benth］，全草入药。

【性味】苦、辛，寒。

【功效】清解热毒，消肿止痛。

【主治】肠痈，实热嗓子嘶哑，咽喉肿痛，火牙痛，烧心症，黄水疮，痔疮。

【用量】6～10g。

尔他八提面姐（一点红）

ex tax bar tir mianx jiex

国际音标：e^{55} t'a^{55} pa^{21} t'i^{21} mian^{55} tçie^{55}

【汉语名】一点红

【别名】叶下红、大苦麻菜、红背叶羊蹄草。

【来源】为菊科植物一点红 Emilia sonchifolia（L.）DC.，全草入药。

【性味】苦，凉。

【功效】清解热毒，通乳利尿，止痛止痢。

【主治】横夸症，脓耳症，痢疾。

【用量】6～10g。

扁竹草（萹蓄）

国际音标： pei^{35} se^{21} sen^{55}

【汉语名】萹蓄
【别名】野铁扫把、路柳。
【来源】为蓼科植物萹蓄 Polygonum aviculare L.，全草入药。
【性味】微苦，凉。
【功效】清解热毒，利水排石。
【主治】尿急症，结石，外伤出血。
【用量】10～15g。

背蛇生（独脚鸡）

beif ser senx

【汉语名】独脚鸡
【别名】一朵云、阴地蕨、背蛇生。
【来源】为阴地蕨科植物绒毛阴地蕨 Botrychium lanuginosum wall.，全草入药。
【性味】淡，平。
【功效】清解热毒，平肝散结。
【主治】乳蛾肿痛，疮毒，瘰疬，眼翳。
【用量】3～6g。

泽铺鲁嘎（水龙骨）

cer puf lux gax

国际音标： ts·e^{21} p·u^{35} lu^{55} ka^{55}

【汉语名】水龙骨
【别名】青根。
【来源】为水龙骨科植物水龙骨 Polypodium niponicum Mett，根茎入药。
【性味】微苦、涩，凉。
【功效】清解热毒，散湿止咳。
【主治】小儿外感，天毒高热，咳嗽气喘，热淋，风湿热痹，风团，疮疖肿毒。
【用量】内服6～10g，外敷适量。

上矮（鱼腥草）

sanf ngaix

国际音标： san^{35} ŋai^{55}

【汉语名】鱼腥草
【别名】鸡儿根、汁儿根、截菜、侧耳根。

【来源】为三百草科植物鱼腥草 Houttuynia cordata Thunb.，全草入药。

【性味】辛，微寒。

【功效】清解热毒，利尿消肿

【主治】肺痈，乳蛾肿大，热淋，奶疮。

【用量】内服 10～30g，外敷适量。

千年热色（天葵子）

qianx nianr rer ser

国际音标：tç·ian⁵⁵ nian²¹ ze²¹ se²¹

【汉语名】天葵子

【别名】夏无踪、千年老鼠屎、三百转。

【来源】为毛茛科植物天葵子 Semiaquilegia adoxoides（DC.）Makino，块根入药。

【性味】甘、苦，寒。

【功效】清解热毒，利尿消肿。

【主治】疗疮肿毒，乳痈，乳蛾肿痛，丸子肿大（淋巴结炎），小便不利。

【用量】内服 6～10g，外用适量。

抗苦腊梅（山腊梅）

kanr kux lar meir

国际音标：k·an²¹ k·u⁵⁵ la²¹ mei²¹

【汉语名】山腊梅

【别名】野腊梅、亮叶腊梅。

【来源】为腊梅科植物亮叶腊梅 Chimonanthus nitens Oliv.，叶入药。

【性味】苦、辛，凉。

【功效】清解热毒，宽胸止咳。

【主治】小伤寒（流感），胸闷，久咳，毒蚂蚁咬伤。

【用量】内服 6～10g，外用适量。

灭泽实克查（血水草）

miev cer sir ker car

国际音标：mie⁵³ ts·e²¹ si²¹ k·e²¹ ts·a²¹

【汉语名】血水草

【别名】一口血、血灌肠。

【来源】为罂粟科植物血水草 Eomecon chionantha Hance，根茎入药。

【性味】苦，凉。

【功效】清解热毒，散瘀消肿。

【主治】红眼病，毒蛇蛟伤，疔疮疖肿，疥癣湿疹，小儿皮肤胎毒。
【用量】内服 3～6g，外用适量。
【备注】有小毒。

抗克油菜思（葶菜）
kanr kux your caif six
国际音标： kʼan²¹ kʼu⁵⁵ j əu²¹ tsʼai³⁵ si⁵⁵

【汉语名】葶菜
【别名】野油菜、大干鱼菜。
【来源】为十字花科植物葶菜 Rorippa montana（Wall.）Small，全草入药。
【性味】甘，淡，凉。
【功效】清解热毒，镇咳利尿。
【主治】天毒外感发热，咽喉肿痛，肺热咳嗽，风湿关节痛，小便不利，漆疮，蛇咬伤，疔疮痈肿。
【用量】内服 10～15g，外敷适量。

尔他此巴金腰（大叶金腰）
ex tax cix bax jinx yaox
国际音标： e⁵⁵ tʼa⁵⁵ tsʼi⁵⁵ pa⁵⁵ tɕin⁵⁵ jau⁵⁵

【汉语名】大叶金腰
【别名】毛白菜、麂蹄草、八斗甲、马耳朵。
【来源】为虎耳草科植物大叶金腰 Chrysosplenium macrophyllum Oliv.，全草入药。
【性味】苦、涩，平。
【功效】清解热毒，收敛生肌。
【主治】小儿高热惊风，穷骨疮，烧烫伤。
【用量】内服 10～15g，外敷适量。

窝三叶泡（蛇泡草）
wor sanx yex paox
国际音标： wo⁵³ san⁵⁵ je⁵⁵ pʼau⁵⁵

【汉语名】蛇泡草
【别名】蛇莓、三叶蛇泡草、三匹风。
【来源】为蔷薇科植物蛇莓 Duchesnea indica（Andr.）Focke，全草入药。
【性味】甘，微苦，凉。
【功效】清解热毒，散瘀止痛，散结消肿。
【主治】天毒外感发热，咳嗽，小儿高热惊风，咽喉肿痛，猴儿疱，疔疮肿毒，毒蛇咬伤，红眼病，癌肿发热，腰带疮。

【用量】内服 6～10g，外敷适量。

【备注】有小毒。

抗苦罗华生（百脉根）
kanr kux lor huar senx
国际音标：kʼan²¹ kʼu⁵⁵ lo²¹ xua²¹ sen⁵⁵

【汉语名】百脉根

【别名】野花生、野豌豆。

【来源】为豆科植物百脉根 Lotus corniculatus L.，全草入药。

【性味】微辛，平。

【功效】清解热毒，止咳平喘。

【主治】热邪咳嗽，咽喉肿痛，上肚灼热，疮疖，痔疮。

【用量】内服 10～15g，外敷适量。

烂嘎得尔他（黑石神）
lanf gax der ex tax
国际音标：lan³⁵ ka⁵⁵ te²¹ e⁵⁵ tʼa⁵⁵

【汉语名】黑石神

【别名】黑面叶。

【来源】为大戟科植物黑面叶 Breynia frutieosa（L.）Hook. f.，根入药。

【性味】苦，寒。

【功效】清解热毒，散瘀止痛。

【主治】胃热呕吐，肠热泻下，咽喉肿痛。

【用量】10～15g。

【备注】有小毒。

梁王茶（梁王菜）
lianr wanr car
国际音标：lian²¹ wan²¹ tsʼa²¹

【汉语名】梁王菜

【别名】梁望菜、毛莲叶、吹火叶、三杆枪。

【来源】为五加科植物异叶梁王茶 Nothopanax davidii（Franch.）Harms ex Diels 枝叶入药。

【性味】甘、苦，凉。

【功效】清解热毒，活血舒筋。

【主治】急性咽喉肿痛，红眼病，谷物不化，风湿痹痛。

【用量】内服 10～15g，外敷适量。

利恩切实克被亏（小报春）

lif enr qief sif ker car bif kuix

国际音标： li^{35} en^{21} tɕ·ie^{35} si^{21} k·e^{21} ts·a^{21} pi^{35} k·ui^{55}

【汉语名】小报春

【别名】小毛虎耳草、翠兰报春。

【来源】为报春花科植物小报春 Pamnula forbesii franch，全草入药。

【性味】辛、甘，凉。

【功效】清解热毒，消肿止痛，解酒毒。

【主治】高热咳嗽，咽喉肿痛，口痛牙痛，风湿节痛。

【用量】6～10g。

培培卡蒙（培培卡姆）

peir peir kar mongr

国际音标： p·ei^{21} p·ei^{21} k·a^{21} muŋ^{21}

【汉语名】培培卡姆

【别名】华山矾。

【来源】为山矾科植物华山矾 Symplocos chinensis（Louy.）Druce，根或枝叶入药。

【性味】苦、涩，凉。

【功效】清解热毒，治痢止泻。

【主治】痢疾，热泻。

【用量】6～10g。

他司捏龙（肺形草）

tax six niex longx

国际音标： t·a^{55} si^{55} ʑie^{55} luŋ^{55}

【汉语名】肺形草

【别名】双蝴蝶、滕龙胆。

【来源】为龙胆科植物双蝴蝶 Crawfurdiafasciculate Wall，全草入药。

【性味】苦，凉。

【功效】清解热毒，止咳，散结。

【主治】肺热咳嗽，肺痨咳血，肺痈，热淋，乳痈，疔疮疖肿。

【用量】内服6～10g，外用适量。

翁且古主实克查（耳挖草）

ongr qief gux zux sir ker car

国际音标：uŋ²¹ tɕ˙ie³⁵ ku⁵⁵ tsu⁵⁵ si²¹ k˙e²¹ ts˙a²¹

【汉语名】耳挖草

【别名】韩信草、顺经草、调羹草。

【来源】为唇形科植物韩信草 Scutellaria indica L.，全草入药。

【性味】苦、微辛，凉。

【功效】清解热毒，活血散瘀。

【主治】肺痈，痢疾，热泻，疖疮，毒蛇咬伤，蜂刺伤。

【用量】内服 10～15g。外用适量。

丰花草（丰花草）

hongx faxcoax

国际音标：xuŋ⁵⁵ xua⁵⁵ ts˙au⁵⁵

【汉语名】丰花草

【来源】为茜草科植物丰花草 Borreria stricta（Ll. f.）G. E. W. Mey.，全草入药。

【性味】辛，凉。

【功效】清解热毒，消肿止痛。

【主治】外感发热，咽喉肿痛，呕吐热泻，蜈蚣及蛇咬伤。

【用量】内服 15～30g，外敷适量。

马兰丹（田边菊）

max lanr danx

国际音标：ma⁵⁵ lan²¹ tan⁵⁵

【汉语名】田边菊

【别名】叭拉旦、包谷草、泥鳅串。

【来源】为菊科植物全叶马兰 Kalimeris integrifolia Turcz，全草及根入药。

【性味】淡，凉。

【功效】清解热毒，散瘀消积。

【主治】外感发热，咳嗽，咽喉肿痛，猴儿疱，胁痛，胃疡，痢疾，热泻，小儿疳积。

【用量】6～10g。

拉拢阿夫（一年蓬）

lax longx ax hux

国际音标：la^{55} luŋ^{55} a^{55} xu^{55}

【汉语名】一年蓬

【别名】女苑、墙头草、地白菜、油麻菜。

【来源】为菊科植物一年蓬 Erigeron annus（L.）Pers.，全草入药。

【性味】苦，凉。

【功效】清解热毒，助消止泻。

【主治】丸子肿（淋巴结炎），肝病黄疸，消化不良，腹泻，血尿。

【用量】6~10g。

阿妈安额阿（婆婆针）

ax max anx ngax

国际音标：a^{55} ma^{55} an^{55} ŋa^{55}

【汉语名】婆婆针

【别名】鬼针草、一包针。

【来源】为菊科植物鬼针草 Bidens bipinnata L.，全草入药。

【性味】苦，平。

【功效】清解热毒，散瘀消肿。

【主治】肠痈，泄泻，咽喉肿痛，胃痛，水肿，沥症，跌打损伤。

【用量】10~20g。

抗苦菊花（野菊花）

kar kux jir fax

国际音标：k˙an^{21} k˙u^{55} tɕi^{21} xua^{55}

【汉语名】野菊花

【别名】黄花菊、苦薏、毛蒿子。

【来源】为菊科植物野菊花 Dendranthema indicum（L.）Des Monl.，花序入药。

【性味】苦、辛，寒。

【功效】清解热毒，调肝祛风。

【主治】春夏脑瘟，时行感冒，肝病，头昏。

【用量】6~10g。

所那致（一柱香）
sox laf zif
国际音标：so^{55} la^{35} tsi^{35}

【汉语名】一柱香
【别名】见风散、笔管草。
【来源】为菊科植物笔管草 Scorzonera albicaulis Bunge，根入药。
【性味】甘，温。
【功效】清解热毒，除湿平喘。
【主治】外感发热，腰带疮，乳痈，疔疮，关节痛，哮喘。
【用量】内服 6~10g。

黄败酱（黄败酱）
huanr baif jianf
国际音标：xuan^{21} pai^{35} tɕian^{35}

【汉语名】黄败酱
【别名】万丈深。
【来源】为菊科植物万丈深 Crepis lignea（Vant.）Babc.，根入药。
【性味】苦、辛，微寒。
【功效】清解热毒，化积消疳。
【主治】肺热咳嗽，小儿疳积。
【用量】6~10g。

一把伞（蒲公英）
pur gongx yinx
国际音标：pʻu^{21} kuŋ^{55} jen^{55}

【汉语名】蒲公英
【别名】芮奔寅。
【来源】为菊科植物一把伞蒲公英 Taraxacum mongolicum Hand. - Mazz.，全草入药。
【性味】苦、辛，微寒。
【功效】清解热毒，消肿散结。
【主治】风热咳嗽，咽喉肿痛，胃灼痛，热泻，胆瘅，乳痈，肠痈，痢疾，热淋，痈疽疔疮。
【用量】内服 6~10g，外用适量。

老君南切（老君扇）
laox jinx lanr qief
国际音标：lau^{55} tçin^{55} lan^{21} tç ie^{35}

【汉语名】老君扇

【别名】射干。

【来源】为鸢尾科植物射干 Belamcanda chiness（L.）DC.，根茎入药。

【性味】苦，寒。

【功效】清解热毒，活血祛痰。

【主治】咽喉肿痛，咳嗽多痰，臌胀，乳痈，跌打损伤。

【用量】6~10g。

阿柴胡（岩柴胡）
ar cair hur
国际音标：a^{21} ts ai^{21} xu^{21}

【汉语名】岩柴胡

【别名】花柴胡、岩升麻、水柴胡。

【来源】为菊科植物三褶脉紫菀 Aster ageratoides Turcz. 的全草。

【性味】苦、辛，微寒。

【功效】清解热毒，祛痰镇咳。

【主治】用于风热感冒、蛾子症（扁桃体炎）、长咳症（慢性支气管炎）、疔疮肿毒、外伤出血、黄疸、奶疮（乳腺炎）等症。

【用量】6~10g。

措恶呷（碎米桠）
cox wor yar
国际音标：ts o^{55} wo^{21} ja^{21}

【汉语名】碎米桠

【别名】雪花草、冬凌草、岩脚风。

【来源】为唇形科植物碎米桠 Rabdosia rubescens（Hamsl.）Hara 的地上部分。

【性味】甘、苦，微寒。

【功效】清解热毒，活血止痛。

【主治】用于咽喉肿痛、蛾子症（扁桃体炎）、蛇虫咬伤、妇女崩漏、月经不调。

【用量】10~15g。

第五节　米毒撇药（泻火毒药）

miv duf pief yaof

国际音标：mi⁵³ tu³⁵ pˑie²¹ jau³⁵

【汉语名】泻火毒药

安额阿所猛（十大功劳）

anx ngax sox mongx

国际音标：an⁵⁵ ŋa⁵⁵ so⁵⁵ muŋ⁵⁵

【汉语名】十大功劳
【别名】刺黄连、刺黄柏、阎王刺。
【来源】为小檗科植物阔叶十大功劳 Mahonia bealei (Fort) Carr.，根茎入药。
【性味】苦，寒。
【功效】退火败毒。
【主治】火痢，热泻，呕吐，黄疸，真伤寒，口疮，脓耳，蛾子症，火眼，痈肿疮毒，伤口发性。
【用量】6～10g。

王剥皮（黄剥皮）

wanr bof pir

国际音标：wan²¹ po³⁵ pˑi²¹

【汉语名】黄剥皮
【别名】黄柏、川黄柏。
【来源】为芸香科植物黄皮树 Phellodendron chinense Schneid.，树皮入药。
【性味】苦，寒。
【功效】退火败毒，清热燥湿。
【主治】湿热泻痢，黄疸，骨蒸潮热，遗精，赤白带下，足膝肿痛，痿软无力，疮毒，湿疹。
【用量】内服6～10g，外用适量。

莫被实克查（猫猫草）

mor bif sir ker car

国际音标：mo²¹ pi³⁵ si²¹ kˑe²¹ tsˑa²¹

【汉语名】猫猫草
【别名】对叶兰、小生扯拢。
【来源】为玄科植物疏花婆婆钠 Veronica laxa Benth.，全草入药。

【性味】苦，寒。

【功效】退火败毒，止血调经。

【主治】崩漏，白带过多，月经不调及外伤。

【用量】6~10g。

龙胆地丁（龙胆地丁）

longr danx dif denx

国际音标：luŋ²¹ tan⁵⁵ ti³⁵ ten⁵⁵

【汉语名】龙胆地丁

【别名】岩龙胆。

【来源】为龙胆科植物鳞龙胆 Gentiana squarrosa Ledeb.，全草入药。

【性味】苦、辛，寒。

【功效】退火败毒，利湿消肿。

【主治】肠痈，皮肤疮疖，肠痈，皮肤痈肿，白带，尿血，瘰疬，目赤肿痛。

【用量】内服 3~6g，外用适量。

老嘎拉爬（翁须七）

laox gax lax par

国际音标：lau⁵⁵ ka⁵⁵ la⁵⁵ p˙a²¹

【汉语名】翁须七

【别名】婆婆针线包、老君须。

【来源】为萝摩科植物直立白薇 Cynanchum atratum Bunge，根入药。

【性味】微苦，凉。

【功效】退火败毒，清热凉血，生津止咳。

【主治】阴虚潮热，产后血虚发热，热淋，涩痛。

【用量】6~10g。

克欸实克查（四方麻）

keif sir ker car

国际音标：k˙ei³⁵ si²¹ k˙e²¹ ts˙a²¹

【汉语名】四方麻

【别名】山练草、四角草、四方青、四棱草。

【来源】为玄参科植物四方麻 Veronicastrum cauloptera（Hance）Yamazaki，全草入药。

【性味】苦，凉。

【功效】退火败毒，祛风消肿。

【主治】火痢，热泻，痈疽肿毒，皮肤痒症。

【用量】内服 10~15g，外用适量。

地星宿（地星宿）

dif xinx sur

国际音标： ts^{35} $çin^{55}$ su^{21}

【汉语名】地星宿

【别名】星宿草、天胡荽、满天星。

【来源】为伞形科植物天胡荽 Hydrocotyle sibthorpioides Lam.，全草入药。

【性味】辛、微苦，凉。

【功效】退火败毒，利水通淋，化痰止咳。

【主治】黄疸，中板症腹水，尿急症，伤风感冒，咳嗽，百日咳，蛾子症，湿疹，腰带疮。

【用量】内服 6～10g，外用适量。

克欸致子那土（苦瓜）

keif zif zix laf tux

国际音标： $k˙ei^{35}$ tsi^{35} tsi^{55} la^{35} $t˙u^{55}$

【汉语名】苦瓜

【别名】癞瓜、凉瓜、红姑娘。

【来源】葫芦科植物苦瓜 Momordica charantia L.，果实入药。

【性味】苦，凉。

【功效】退火败毒，利湿，除暑止渴。

【主治】中暑，痢疾，肠炎，牙痛。

【用量】10～30g。

黄连阿巴（雄黄连）

huanr lianr ax bax

国际音标： $xuan^{21}$ $lian^{21}$ a^{53} pa^{55}

【汉语名】雄黄连

【别名】朱砂七、朱砂莲。

【来源】为蓼科植物毛脉蓼 Polygonum ciliinerve（Nakai）Ohwi.，根入药。

【性味】苦、涩，凉。

【功效】退火败毒，凉血，活血，止痛，止泻。

【主治】瘟黄症，中暑腹痛，热泻，吐血，衄血，便血，烫火伤。

【用量】6～10g。

朱砂机纳（朱砂根）

zux sax jix lar

国际音标：tsu⁵⁵ sa⁵⁵ tçi⁵⁵ la²¹

【汉语名】朱砂根

【别名】开喉箭、山豆根、八爪金龙。

【来源】为紫金牛科植物朱砂根 Ardisia crenata Sims，根入药。

【性味】苦、辛，平。

【功效】退火败毒，活血祛瘀，消肿止痛。

【主治】咽喉肿痛，跌打损伤，腰背痛、无名肿毒、蛇伤。

【用量】3~6g。

阿火炮（岩火炮）

ar huox paof

国际音标：a²¹ xuo⁵⁵ pʼau⁵⁵

【汉语名】岩火炮

【别名】石上莲、果上叶。

【来源】为兰科植物石仙桃 Pholidota chinensis Lindl.，全草和假鳞茎入药。

【性味】甘、微苦，凉。

【功效】退火败毒，养元润肺，理气消瘀。

【主治】跌打损伤，肺热咳嗽，胸肋痛，痰中带血。

【用量】6~10g。

他色黄连（刺黄连）

tax ser huanr lian071

国际音标：tʼa⁵⁵ se²¹ xuan²¹ lian²¹

【汉语名】刺黄连

【别名】虎刺黄连。

【来源】为小檗科植物刺黄连 Berberis Soulieana Schneid，根或茎、叶入药。

【性味】苦、寒。

【功效】退火败毒，消肿止痛，清热止咳。

【主治】急性黄疸，口舌生疮，小便淋痛，肺热咳嗽。

【用量】10~15g。

阿黄芩 （岩黄芩）

ar huanr qinr

国际音标： a²¹ xuan²¹ tɕʻ i²¹

【汉语名】岩黄芩

【别名】岩黄连。

【来源】为罂粟科植物南黄紫堇 Corydalis dauidii Franch.，全草入药。

【性味】苦，寒。

【功效】退火败毒，止痢止泻。

【主治】肺热咳嗽，咽喉肿痛，痢疾，腹泻。

【用量】3 ~ 6g。

阿黄连 （岩黄连）

ar huanr lianr

国际音标： a²¹ xuan²¹ lian²¹

【汉语名】岩黄连

【别名】土黄连、山黄连。

【来源】为毛茛科植物盾叶唐松草 Thalictrum ichangense Leeoyer ex Oliv.，根茎或全草入药。

【性味】苦，寒。

【功效】退火败毒，活血消肿，抗癌肿。

【主治】小儿惊风抽搐，鹅口疮，丹毒游风，黄瘟症，热泻症，鼻癌，跌打损伤，骨折肿痛。

【用量】内服3 ~ 6g，外用适量。

【备注】有小毒。

黄连卡木 （黄连木）

huanr lianr kar mur

国际音标： xuan²¹ lian²¹ kʻ a²¹ mu²¹

【汉语名】黄连木

【别名】苦木。

【来源】为漆树科植物黄连木 Pistacia chinensis Bunge，树皮或枝叶入药。

【性味】苦、涩，寒。

【功效】退火败毒，消肿止痛。

【主治】火痢，热泻，疮疡。

【用量】10 ~ 15g。

花龙胆（山龙胆）

fax longr danx

国际音标： hua^{55} luŋ^{21} tan^{55}

【汉语名】山龙胆

【来源】为龙胆科植物条叶龙胆 Gentiana manshurica kitag，根入药。

【性味】苦，寒。

【功效】泻肝胆火，除下元热。

【主治】肝火所致头痛，目赤肿痛，头晕耳鸣，阴部湿痒。

【用量】6～10g。

对叶四方实克查（对叶四方草）

duif yer sif huanx sir ker car

国际音标： tui^{35} je^{21} si^{35} xuan^{55} si^{21} k·e^{21} ts·a^{21}

【汉语名】对叶四方草

【别名】獐牙菜。

【来源】为龙胆科植物美丽獐牙菜 Swertiaangustifolia Buch． – Ham. ex D. Don var. pulchella（D. Don）Burkill，全草入药。

【性味】苦，寒。

【功效】泻火败毒，退黄消肿。

【主治】肝、胆热症，急黄，热泻，热淋，外感发热等。

【用量】6～10g。

泽黄连（水黄连）

cier huanr lianr

国际音标： ts·e^{21} xuan^{21} lian^{21}

【汉语名】水黄连

【别名】青鱼胆草。

【来源】为龙胆科植物青鱼胆草 Swertia mileensis T． N． Ho et W． L． Shi，全草入药。

【辛味】苦，寒。

【功效】退火败毒，退黄通淋。

【主治】急黄，热淋。

【用量】3～6g。

百金卡普（百金花）

ber jinx kax pux

国际音标：pe^{21} $tɕin^{55}$ $k^{\cdot}a^{55}$ $p^{\cdot}u^{55}$

【汉语名】百金花

【别名】对叶生。

【来源】为龙胆科植物百金花 Centaurium pulcnellum Druce par. altaicum Kiegawa et Hara.，全草入药。

【百金花的学名为 Centaurium pulchellum（Swartz）Druce var. altaicum（Griseb.）Hara，但该植物在湖南没有分布，说明植物名定错了】

【性味】苦，寒。

【功效】退火败毒，止痛止咳。

【应用】泻胆火，败肺火。

【主治】胆痛，热咳。

【用量】6～10g。

烂嘎参（黑参）

lianf gax senx

国际音标：lan^{35} ka^{55} sen^{55}

【汉语名】黑参

【别名】玄参。

【来源】为玄参科植物玄参 Scrophlaria ningpoensis Hemsl.，块根入药。

【性味】甘、苦、咸，寒。

【功效】退无根火毒，生津液。

【主治】热毒发斑，咽喉肿痛，丸子（瘰疬），热病烦渴。

【用量】6～10g。

黄珠子（山栀子）

huanr zux zix

国际音标：$xuan^{21}$ tsu^{55} tsi^{55}

【汉语名】山栀子

【别名】黄珠子、山枝子。

【来源】为茜草科植物栀子 Gardenia jasminoides Eliis，果实入药。

【性味】苦、微酸，寒。

【功效】退火败毒，凉血散瘀。

【主治】高烧不退，心烦不眠，口舌生疮，吐血衄血，黄疸，疮疡，扭挫伤。

【用量】6～10g，外用适量。

三七王嘎里（黄三七）

sanx qir wanr gax lix

国际音标： wan²¹ ka⁵⁵ li⁵⁵ san⁵⁵ tɕ˙i²¹

【汉语名】黄三七

【别名】土黄连、长果升麻。

【来源】为毛茛科植物长果升麻 Souliea vaginata（Maxim）Franch.，全草入药。

【性味】甘、辛，微苦，凉。

【功效】退火毒，除心烦。

【主治】心悸，烦燥不安，痈肿疮毒，口及咽喉肿痛。

【用量】内服 6～10g，外用适量。

日阿吉爬连（鸡爪连）

rar jir par lianr

国际音标： za²¹ tɕi²¹ p˙a²¹ lian²¹

【汉语名】鸡爪连

【别名】王连、川连、三角叶黄连。

【来源】为毛茛科植物黄连 Coptis chinensis Franch，根入药。

【性味】苦，寒。

【功效】退火毒，除湿气。

【主治】时行热毒，伤寒，热盛心烦，热利，消渴，火眼，口疮。

【用量】内服 6～10g，外用适量。

里克欻致子胆（地苦胆）

lix keif zif zix danx

国际音标： li⁵³ k˙ei³⁵ tsi³⁵ tsi⁵⁵ tan⁵⁵

【汉语名】地苦胆

【别名】金莲胆、九龙胆。

【来源】为防己科植物金果榄 Tinospora sagittata Gagn. 的块根。

【性味】苦，寒。

【功效】退火败毒，消肿止痛，止咳利咽。

【主治】咽喉肿痛，感冒，急性菌痢，痈肿疔疖，毒蛇咬伤，痔疮，烫火伤，胃痛。

【用量】6～10g。

那黑欸黑欸味莲（百味莲）

naf heix heix wuif lianr203

国际音标： nea^{35} xei^{55} xei^{55} wui^{35} lian^{21}

【汉语名】百味莲

【别名】苦金莲、金龟莲、蛇莲、小蛇莲、金盆。

【来源】为葫芦科植物曲莲 Hemsleya amabilis Diels. 的块茎。

【性味】冷，苦。

【功效】退火败毒，止泻止痛，消肿等。

【主治】烧心症，心口热痛，热泻症，火痢症，蛾子症，毒蛇咬伤。

【用量】内服：水煎，3~5g。粉散 0.5~1g/次。

克欸致子实克查（山黄连）

keif zif zix sir ker car

国际音标： k·ei^{35} tsi^{35} tsi^{55} si^{21} k·e^{21} ts·a^{21}

【汉语名】山黄连

【别名】苦草、红胆草。

【来源】为龙胆科植物当药 Swertia diluta（Turcz.）Benth. et Hook. f.，全草入药。

【性味】苦，寒。

【功效】退火败毒，消肿散结。

【主治】火毒伤骨症，蛾子症，火眼症，喉炎，蛾子症，红眼症，疥癣。

【用量】内服 6~10g，外用适量。

第六节　瘟毒抵业药（抗瘟毒药）

wenx duf dix nier yaof

国际音标： wen^{55} tu^{35} ti^{55} ʑie^{21} jao^{35}

【汉语名】抗瘟毒药

务及提克（味牛膝）

wuf jir tir kex

国际音标： wu^{35} t·i^{21} k·e^{55}

【汉语名】味牛膝

【别名】红牛克膝、山牛膝、透血红。

【来源】为爵床科植物腺毛马篮 Stobilanthes forrestii Diels 的根。

【性味】苦，温。

【功效】抗瘟疫毒，活血止痛。

【主治】白喉症，跌打损伤，风湿疼痛等。
【用量】6~10g。

抗苦升麻（野升麻）

kanr kux senx mar

国际音标： k·an²¹ k·u⁵⁵ sen⁵⁵ ma²¹

【汉语名】野升麻
【别名】绿升麻。
【来源】为毛茛科植物单穗升麻 Cimicifuga simplex Wormsk. 的根茎。
【性味】甘、辛、微苦，微寒。
【功效】抗瘟疫毒，升阳透疹。
【主治】小儿麸子病，时气疫疠，阳明头痛，喉痛，斑疹，风热疮疡，久泻脱肛，女子崩白带。
【用量】6~10g。

里提披趴蜈蚣（九龙盘）

lix tir pix pax wur gongr

国际音标： li⁵³ t·i²¹ p·i⁵⁵ p·a⁵⁵ wu²¹ kuŋ²¹

【汉语名】九龙盘
【别名】蛇退、千年竹、爬地蜈蚣、盘龙七。
【来源】为百合科植物（褐黄蜘蛛抱蛋）九龙盘 Aspidistra lurida ker - Gawl，根茎入药。
【性味】甘、辛，微温。
【功效】抗时气毒，止痛。
【主治】风湿痹痛，腰腿痛。
【用量】3~6g。
【备注】有小毒。

尔他所欻信嘎（三叶青）

ex tax sox eix xinf gax

国际音标： e⁵⁵ t·a⁵⁵ çin³⁵ ka⁵⁵ so⁵⁵ ei⁵⁵

【汉语名】三叶青
【别名】金线吊葫芦、三叶岩爬藤。
【来源】为葡萄科植物三叶岩爬藤 Tetrastigma hemsleyanum Diels et Gilg，块根入药。
【性味】苦、辛，凉。
【功效】抗瘟疫毒，活血祛风，化痰止咳平喘。
【主治】高热惊厥，肺热咳嗽，喉咙痛，瘰疬，痈疔疮疖，跌打损伤，毒蛇咬伤。

【用量】内服 6~10g, 外用适量。

乱日阿筒 (乱鸡窝)

luanf rar tongr

国际音标： luan³⁵ za²¹ t°uŋ²¹

【汉语名】乱鸡窝
【别名】匿芒荩草。
【来源】为禾本科植物匿芒荩草 Arthraxom hispidus (Thunb.) Makino var. cryptatherus (Hack.) Honda, 全草入药。
【性味】苦, 平。
【功效】抗瘟气毒, 止咳平喘。
【主治】恶疮, 瘟黄症, 痒子, 奶症, 喉咙肿痛, 久咳上气喘逆。
【用量】10~15g。

螃蜞菊 (螃蜞菊)

banx qix jir

国际音标： pʼan⁵⁵ tɕʼi⁵⁵ tɕi²¹

【汉语名】螃蜞菊
【别名】空心莲子草。
【来源】为苋科植物空心莲子草 Alternanthera philoxeroides (Mart.) Griseb., 全草入药。
【性味】淡、微苦, 凉。
【功效】抗时气毒, 利尿。
【主治】鸡窝症, 麸子症, 夏脑温, 红痧症, 瘟黄症, 肺热咳嗽。
【用量】内服 10~15g, 外用适量。

香料 (香料)

xianx liaox

国际音标： çian⁵⁵ liau⁵⁵

【汉语名】香料
【别名】黄花佩兰。
【来源】为唇形科植物香科 Teucrium simplex Vant., 全草入药。
【性味】苦, 寒。
【功效】抗时气毒。
【主治】天时感冒高热, 痢疾, 疮疖疔毒。
【用量】内服 6~10g, 外用适量。

包布七（包谷七）

baox buf qir

国际音标：pau⁵⁵ pu³⁵ tɕ°i²¹

【汉语名】包谷七

【别名】开喉箭、万年青。

【来源】为百合科植物万年青 Tupistra chinensis Baker，根茎入药。

【性味】苦、甘、寒。

【功效】抗瘟疫毒，祛兽毒，散瘀止痛。

【主治】白喉，狂犬咬伤，毒蛇咬伤，痈疽肿痛。

【用量】内服 6~10g，外用适量。

樱桃（樱桃）

yenx taor

国际音标：jen⁵⁵ tʼau²¹

【汉语名】樱桃

【来源】为蔷薇科植物樱桃 Prunus pseudocerasus Lindl. 果核及叶入药。

【性味】叶：甘，平。果核：辛，平。

【功效】果核：透肺热，托斑疹。叶：止咳平喘，解毒，解痉。

【主治】果核治麻疹透发不畅，麦粒肿。叶治支气管炎，毒蛇咬伤。

【用量】果核 6~10g，叶 10~15g。

枞各是嘎（万年松）

congr gor sif gaf

国际音标：tsʼuŋ²¹ ko²¹ si³⁵ ka³⁵

【汉语名】万年松

【来源】为石松科植物万年松 Lycopodium pulcherrimum Wall. 的全草。

【性味】甘、淡，平。

【功效】抗瘟疫毒，透疹除烦。

【主治】五心烦热、麻疹不透。

【用量】6~10g。

铺糯布机纳（龙眼根）

puf lof buf jix lar

国际音标：pʼu³⁵ lo³⁵ pu³⁵ tɕi⁵⁵ la²¹

【汉语名】龙眼根

【别名】类叶升麻、米升麻。

【来源】为毛茛科植物类叶升麻 Actaea asiatica Haea.，根入药。

【性味】辛、微苦，凉。

【功效】抗时气毒，提升透疹。

【主治】麻疹发热不透，胃火牙痛，久泄脱肛。

【用量】10～15g。

科巴给布狮子实克查（九头狮子草）
kox bax gex bux six zix sir ker car
国际音标： k·o^{55} pa^{55} ke^{55} pu^{55} si^{55} tsi^{55} si^{21} k·e^{21} ts·a^{21}

【汉语名】九头狮子草

【别名】球花马兰。

【来源】为爵床科植物九头狮子草／Peristrophe japonica（Thunb.）Brem，全草入药。

【性味】淡、微涩，凉。

【功效】抗瘟疫毒，清脓化斑。

【主治】夏脑瘟，时行感冒，热病发斑，丹毒，急黄，肺热咳嗽，毒蛇咬伤。

【用量】内服10～30g，外用适量。

广趴古七（广椒七）
guanx pax gux qir
国际音标： kuan^{55} p·a^{55} ku^{55} tɕ·i^{21}

【汉语名】广椒七

【别名】九层塔。

【来源】为爵床科植物杜根藤 Calophanoides chinensis（Champ.）C. Y. Wu. et. H. S. Lo 的全草。

【性味】微咸，温。

【功效】避瘟疫毒，止血、

【主治】春瘟、鸡窝症、吐血、衄血。

【用量】6～9g。

第七节　天毒败业药（败血毒药）

miev duf baif niex yaof
国际音标： mie^{53} tu^{35} pai^{35} ʐie^{55} jau^{35}

【汉语名】败血毒药

米实壳罗阿捏（火炭母）

mix sir kor lor ar niex

国际音标： mi^{53} si^{21} k˙o^{21} lo^{21} a^{21} nie^{55}

【汉语名】火炭母

【别名】乌炭子、晕药。

【来源】为蓼科植物火炭母 Polygonum chinense L.，块根入药。

【性味】酸、微涩，凉。

【功效】败凉血毒，消肿止血。

【主治】暴痢，下血，红眼病。

【用量】10~20g。

日阿吉王嘎里（鸡脚黄）

rar jir wangr gax lix

国际音标： za^{21} tçi^{21} wan^{21} ka^{55} li^{55}

【汉语名】鸡脚黄

【别名】小酸广、咀儿大黄、九牛子、牛耳大黄。

【来源】为蓼科植物小酸广 Rumex acetosa L.，根入药。

【性味】苦，寒。

【功效】败凉血毒，通便止血，杀虫。

【主治】肚肠内出血，内痔出血，崩漏，吐血，痢疾，便秘，疥癣，疔疮，牛皮癣。

【用量】内服 6~10g，外用适量。

阿田七（岩田七）

ar tianr qir

国际音标： a^{21} t˙ian^{21} tç˚i^{21}

【汉语名】岩田七

【别名】芮务斩、山飘风、白花调口草。

【来源】为景天科植物山飘风 Sedum major（Hemsl.）Migo，全草入药。

【性味】苦、涩，凉。

【功效】败凉血毒，解蛇毒，止血。

【主治】鼻血，痔血，毒蛇咬伤。

【用量】内服 6~10g，外用适量。

莫玉那实克查（猫舌草）

mor yif lax sir ker car

国际音标： mo^{21} ji^{35} la^{55} si^{21} k˙e^{21} ts˙a^{21}

【汉语名】猫舌草

【别名】石蝴蝶、丁字草、紫花景天。

【来源】为景天科植物紫花景天 Sedum mingjinianum Fu，全草入药。

【性味】苦、酸，咸。

【功效】败凉血毒，活血止血。

【主治】小儿血毒惊风，胸气瘤（胸膜炎），吐血，血瘀腰痛，腰带疮，毒蛇咬伤。

【用量】内服 6～10g，外用适量。

土三七（土三七）

tux sanx qir

国际音标：t'u^{55} san^{55} tɕ'i^{21}

【汉语名】土三七

【别名】见血散、景天三七。

【来源】为景天科植物景天三七 Sedum aizoon L.，根入药。

【性味】微涩，平。

【功效】败凉血毒，止血止痛，定悸除烦。

【主治】小血劳（血小板减少性紫癜），心悸心烦，不寐，各种出血。

【用量】6～10g。

拉苦信嘎（路边青）

lax kux xinf gax

国际音标：la^{55} k'u^{55} ɕin^{35} ka^{55}

【汉语名】路边青

【别名】地椒、接骨丹、南水杨梅、头骨药。

【来源】为蔷薇科植物路边青 Geum japonicum Thunb. var. chinense F. Bolle，全草入药。

【性味】甘，平。

【功效】败凉血毒，补虚益肾。

【主治】咳嗽吐血，月经不调，疮肿，骨折，头晕目眩，四肢无力，阳虚，体虚感冒。

【用量】6～10g。

抗苦皮条（山皮条）

kanr kux pir taor

国际音标：k'an^{55} ku^{55} p'i^{21} t'iau^{21}

【汉语名】山皮条

【别名】假大青蓝。

【来源】为豆科植物假大青蓝 Indigofera calegoides Dc.，种子入药。

【性味】苦，凉。

【功效】凉血毒。

【主治】肌血，鼻衄，皮肤痒，斑疹。

【用量】内服6~10g，外用适量。

王三二拉（黄鳝藤）

wanr sanx ef lax

国际音标：wan²¹ san⁵⁵ e³⁵ la⁵⁵

【汉语名】黄鳝藤

【别名】皱皮草、熊柳、多花勾儿茶。

【来源】为鼠李科植物多花勾儿茶 Berchemia floribundaWall. Brongn.，茎叶入药。

【性味】微苦，凉。

【功效】败凉血毒，化湿气。

【主治】衄血，黄疸，风湿腰痛，痛经（经前）。

【用量】6~10g。

黄海棠（黄海棠）

huanr haix tanr

国际音标：xuan²¹ xai⁵⁵ tˈan²¹

【汉语名】黄海棠

【别名】小连翘、红旱莲。

【来源】为藤黄科植物黄海棠 Hypericum assyron L.，全草入药。

【性味】微苦、涩，寒。

【功效】败凉血毒，止血，退黄。

【主治】黄疸，吐血，咯血，衄血，崩漏，黄水疮。

【用量】内服6~10g，外用适量。

金丝梅（金丝梅）

jinx six meir

国际音标：tçin⁵⁵ si⁵⁵ mei²¹

【汉语名】金丝梅

【别名】小板凳、木连毒、走连桃。

【来源】为藤黄科植物金丝梅 Hypericum patulum Tnunb.，嫩枝叶入药。

【性味】苦、辛，寒。

【功效】败凉血毒，止血止痒。

【主治】血毒水肿，血崩，鼻血，皮肤痒，黄水疮。

【用量】内服6~10g，外用适量。

贯叶连（贯叶连）

guanf yer lianr

国际音标： kuan^{35} je^{21} lian^{21}

【汉语名】贯叶连

【别名】贯叶连翘、大田基黄。

【来源】为藤黄科植物贯叶连翘 Hypericum perforutam L.，全草入药。

【性味】苦、涩，平。

【功效】败凉血毒，止血，调经。

【主治】吐血，咯血，皮肤出血，血崩，痈疖。

【用量】内服 6～10g，外用适量。

芫花卡普机纳（芫花根）

yanr fax kax pux jix lar

国际音标： jan^{21} xua^{55} k·a^{55} p·u^{55} tɕi^{55} la^{21}

【汉语名】芫花根

【来源】为瑞香科植物芫花 Daphne genkwa sieb. et. Zucc.，根入药。

【性味】甘、微辛，热。

【功效】败凉血毒，消肿。

【主治】跌打损伤，痈肿，无名肿毒。

【用量】内服 3～6g，外用适量。

珍珠哈车（珍珠菜）

zenx zux hax cex

国际音标： tsen^{55} tsu^{55} xa^{55} ts·e^{55}

【汉语名】珍珠菜

【别名】红根散血草、芮松。

【来源】为报春花科植物珍珠菜 Lysimachia clethroides Duby.，全草入药。

【性味】酸、涩，平。

【功效】败凉血毒，调经消肿，杀虫。

【主治】肿瘤，妇女月经不调，经闭，痛经，崩漏，白带，小儿疳积，水肿，痢疾，跌打损伤，痈肿疔疮，喉痛，乳痈。

【用量】内服 6～15g，外用适量。

紫血机纳（紫血根）

zir xier jix lar

国际音标：tsi^{55} çie^{21} tçi^{55} la^{21}

【汉语名】紫血根

【别名】紫草。

【来源】为紫草科植物紫草 Lithospermum erythrorhizon Sieb. et Zucc.，根入药。

【性味】甘、酸，寒。

【功效】败凉血毒，透疹，通便。

【主治】痢毒入血，毒疹不透，黄疸，便秘，痈肿。

【用量】内服 6～10g，外用适量。

炮竹布里卡蒙（紫珠草）

paof zuf buf lix kar mongr

国际音标：p'au^{35} tsu^{55} pu^{35} li^{55} k'a^{21} muŋ^{21}

【汉语名】紫珠草

【别名】炮火树、白棠子树。

【来源】为马鞭草科植物白棠子树 Callicarpa dichotoma（Lour.）K. Koch，叶入药。

【性味】淡、微辛，凉。

【功效】败凉血毒，止血。

【主治】吐血，咯血，衄血，便血。

【用量】内服 6～10g，外用适量。

灭格欸梯实克查（血盆草）

miev geix tix sir ker car

国际音标：mie^{53} kei^{55} t'i^{55} si^{21} k'e^{21} ts'a^{21}

【汉语名】血盆草

【别名】天青地红，土丹参。

【来源】为唇形科植物血盆草 Salvia cavaleriei Levl. var. simplicifolia Stib.，根入药。

【性味】味苦，凉。

【功效】败凉血毒，散瘀止血。

【主治】血毒瘀斑，赤痢，血热。

【用量】6～10g。

此巴仙桃实克查（大仙桃草）

cix bax xianx taor sir ker car

国际音标： $ts\dot{} i^{55} pa^{55} \text{çian}^{55} tau^{21} si^{21} k\dot{} e^{21} ts\dot{} a^{21}$

【汉语名】大仙桃草

【别名】北水苦荬。

【来源】为玄参科植物水苦荬 Veronica anagallis - aquatica L.，带果全草入药。

【性味】苦涩，凉。

【功效】败散血毒，消肿痛，止血。

【主治】小血劳（血小板减少紫癜），咽喉肿痛，月经不调。痈疖肿毒。

【用量】6～10g。

阿嘎七（干漆）

ax gar qif

国际音标： $a^{55} ka^{21} t\text{çi}^{35}$

【汉语名】干漆

【别名】漆块。

【来源】为漆树科植物漆树 Toxicodendion verniciflum（Stokes F、A、Baril 的树脂经加工后的干燥品。)

【性味】辛，温。

【功效】破血化毒，消食积，杀虫体。

【主治】妇女经闭、症瘕、瘀血、虫积等。

【用量】3～6g。

【备注】有毒。

泽叶角莲（水八角莲）

cer yer jiaor lianr

国际音标： $ts\dot{} e^{21} je^{21} ko^{21} lan^{21}$

【汉语名】水八角莲

【别名】川八角莲、八角金盘、八角乌、金边七。

【来源】为小檗科植物川八角莲 Dysosma veitchii（Hemsl. et Wils.）Fu ex Ying，块茎入药。

【性味】苦，凉。

【功效】凉血毒，活血祛瘀。

【主治】血热，咳血，毒蛇咬伤，跌打损伤。

【用量】3～6g。

【备注】有毒。

给司卡普（二郎箭）

gex six kax pux

国际音标： ke^{55} si^{55} k·a^{55} p·u^{55}

【汉语名】二郎箭

【别名】土龙胆、喇叭花、红花胆草、九月花。

【来源】为龙胆科植物红花龙胆 Gentiana rhodantha Franch.，全草入药。

【性味】苦，寒。

【功效】败凉血解毒，清热利湿，解蛇毒。

【主治】目赤肿痛，痢疾，小便淋痛，黄疸，蛇咬伤，烧伤，烫伤及痈肿疔毒。

【用量】内服 6~10g，外用适量。

仍嘎黑欸那夫（十姊妹）

renf gax heif naf hux

国际音标： zen^{35} ka^{55} xei^{35} ʐa^{35} xu^{55}

【汉语名】十姊妹

【别名】刺月红、小玫瑰、大红蔷薇。

【来源】为蔷薇科植物小玫瑰 Rosasaturate Brker.，花入药。

【性味】甘，寒。

【功效】败凉血毒，调经。

【主治】月经不调，骨折。

【用量】3~6g。

灯龙卡普（灯龙花）

denx longr kax pux

国际音标： ten^{55} luŋ^{21} k·a^{55} p·u^{55}

【汉语名】灯龙花

【别名】倒地铃。

【来源】为无患子科植物倒地铃 Cardiospermum halicacabum L.，全草入药。

【性味】苦、微辛，凉。

【功效】败凉血毒，消肿止痛，清热，利水。

【主治】跌打损伤，疮疖痈肿，黄疸，淋病，疔疮，水泡疮，疥癞，蛇咬伤，湿疹等。

【用量】10~30g。

卡普边边实克查（花边草）

kax pux bianx bianx sir ker car

国际音标： k˙a⁵⁵ p˙u⁵⁵ pian⁵⁵ pian⁵⁵ si²¹ k˙e²¹ ts˙a²¹

【汉语名】花边草

【别名】肺形草、毛大地丁。

【来源】为菊科植物杏香兔儿风 Ainsliaea fragrans Champ.，全草入药。

【性味】甘，凉。

【功效】败凉血毒，清热利湿，止咳，散结止血。

【主治】口疮，脓耳，瘰疬，毒蛇咬伤等。

【用量】6～12g。

金线吊乌龟（金线吊乌龟）

jinx xianf daof wux guix

国际音标： tɕin⁵⁵ ɕian³⁵ tiau³⁵ wu⁵⁵ kui⁵⁵

【汉语名】金线吊乌龟

【别名】山乌龟、金线吊戎芦。

【来源】为防己科植物金线吊乌龟 Stephania cepharantha Hayata，块根入药。

【性味】苦，寒。

【功效】败凉血毒，清热化痰，消肿散结。

【主治】吐血，衄血，胃痛，水膨症，风湿骨痛，奋肿症，脱发，腰肌劳损，瘰疬，毒蛇咬伤，无名肿毒，痈疽疮毒。

【用量】内服6～10g，外用适量。

写仔（铁仔）

xiev zaix

国际音标： ɕie⁵³ tsai⁵⁵

【汉语名】铁仔

【别名】大红炮、米籽树。

【来源】为紫金牛科植物铁仔 Myrsine africana L.，全草入药。

【性味】苦、涩，凉。

【功效】败凉血毒，收敛止血，止咳，止痛。

【主治】劳伤咳嗽，刀伤出血，干咳咯血，风火牙痛，痢疾，泄泻，烧伤，烫伤，疮疹，毒蛇咬伤。

【用量】6～10g。

借从菜（胭脂花）

jief congr caif

国际音标：tɕie³⁵ tsˈuŋ²¹ tsˈai³⁵

【汉语名】胭脂花

【别名】紫茉莉。

【来源】为紫茉莉科植物胭脂花 Mirabilis jalapa L. ，根或全草入药。

【性味】淡、微涩，平。

【功效】败凉血毒，清热利湿。

【主治】尿急症，白浊，白带，消渴病，跌打损伤，痈肿疔毒。

【用量】内服 6～10g，外用适量。

抗苦扁韭（野扁韭）

kanr kux bianx jiux

国际音标：kˈan²¹ kˈu⁵⁵ pian⁵⁵ tɕiu⁵⁵

【汉语名】野扁韭

【别名】白绿绵枣儿。

【来源】为百合植物白绿绵枣儿 Scilla scillods var. albouiridis Wang et Y. C. Tang，鳞茎或全草入药。

【性味】苦，寒。

【功效】败凉血毒，消肿止痛。

【主治】乳痈，跌打损伤，腰疼痛。

【用量】内服 6～10g，外用适量。

【备注】有小毒。

泽务起起七（霸王七）

cer wuf qif qix qir

国际音标：tsˈe²¹ wu³⁵ tɕˈi³⁵ tɕˈi⁵⁵ tɕˈi²¹

【汉语名】霸王七

【别名】冷水七、血三七、红苋、止痛丹。

【来源】为凤仙花科植物冷水七 Impatiens prirtzellii Hook. f. var. hupehensis H00k. f. ，根入药。

【性味】苦、辛，微寒。

【功效】败凉血毒，祛风除湿，止痛止血。

【主治】跌打损伤、风湿疼痛、四肢麻木、脘腹疼痛、月经不调、痈疮肿痛、蛇咬伤。

【用量】入汤剂内服 6～10g，外用适量。

莫恩且（肥猪苗）

more nr qief

国际音标： mo²¹ en²¹ tɕ ie³⁵

【汉语名】肥猪苗
【别名】猫耳朵、黄花草、猴屁股。
【来源】为菊科植物蒲耳根 Senecio oldhamianus Maxim，全草入药。
【性味】苦，微寒。
【功效】败凉血毒，消肿。
【主治】疮毒，跌打损伤。
【用量】6～10g。

朱砂联（朱砂莲）

zux sax lianr

国际音标： tsu⁵⁵ sa⁵⁵ lian²¹

【汉语名】朱砂莲
【别名】血当归、避血雷。
【来源】为薯蓣科植物朱砂莲 Dioscorea cirrhosa Lour.，块茎入药。
【性味】甘、微涩，平。
【功效】败凉血毒，活血止血，止泻止痢。
【主治】红崩，痢疾，外伤出血。
【用量】6～10g。

务灭尔莲（牛血莲）

wuf miev lianr203

国际音标： wu³⁵ mie⁵³ lian²¹

【汉语名】牛血莲
【别名】称陀七、恶边、血葫芦、雄黄七、红孩儿。
【来源】为薯蓣科植物薯莨 Dioscoera cirrhosa Lour. 的块茎。
【性味】涩、甜、微苦，平。
【功效】败凉血毒，活血疗伤，除湿止痛，补虚养血等。
【主治】出血症，跌打损伤，风气病，血虚症，泻痢症，虚汗症。
【用量】常用：10～15g，单味最大30～60g。

灭蜈蚣（血蜈蚣）

miev wur gongr

国际音标：mie⁵³ wu²¹ kuŋ²¹

【汉语名】血蜈蚣
【别名】岩红、一口血、红孩儿、裂叶秋海棠。
【来源】为秋海棠科植物裂叶秋海棠 Begonia palmate D. Don.，全草入药。
【性味】酸，凉。
【功效】败凉血毒，止血止痛。
【主治】横夸症，咳嗽吐血，血崩症，跌打损伤。
【用量】6~10g。

灭当归（血当归）

miev danx guix

国际音标：mie⁵³ tan⁵⁵ kui⁵⁵

【汉语名】血当归
【别名】土三七、紫背三七
【来源】为菊科植物菊叶三七 Gynura segetum（Lour.）Merr. 的根或全草。
【性味】甘，平。
【功效】败凉血毒，止血，消肿。
【主治】跌打损伤，衄血，咳血，吐血，乳痈，无名肿毒，毒虫螫伤。
【用量】6~10g。

第八节　是思毒阿土药（理气毒药）

sif six duf af tux yaof

国际音标：si³⁵ si⁵⁵ tu³⁵ tʻu⁵⁵ jau³⁵

【汉语名】理气毒药

乌棒七（乌棒七）

wux banf qir

国际音标：wu⁵⁵ pan³⁵ tɕʻi²¹

【汉语名】乌棒七
【别名】倒莲花、三岔子、木本远志、水黄杨木。
【来源】为远志科植物三岔子 Polygala caudate Rehd. et Wils.，根入药。
【性味】辛、微苦，平。
【功效】理气化毒，活血止痛。

【主治】跌打损伤，腰肌劳损，肩周炎。

【用量】6～10g。

豌豆七（豌豆七）

wanx douf qir

国际音标：wan^{55} t əu^{35} tɕ°i^{21}

【汉语名】豌豆七

【别名】一代宗、水三七。

【来源】为景天科植物水三七 Rhodiola henryi（Diels）S. H. Fu.，全草或根入药。

【性味】甘、辛，温。

【功效】理气化毒，散瘀止痛，安神定志。

【主治】气滞，胃痛，胸肋胀痛，失眠多梦。

【用量】6～10g。

螃嘎七（螃蟹七）

panr gaf qir

国际音标：pʻan^{21} ka^{35} tɕ i^{21}

【汉语名】螃蟹七

【别名】紧箍咒、白南星。

【来源】为天南星科植物螃蟹七 Arisaema fargesii Buchet，块根入药。

【性味】辛，温。

【功效】理气化毒，散水消肿。

【主治】全身走窜性胀痛，皮肤肿胀，半身不遂，小儿惊风，毒蛇咬伤。

【用量】3～6g。

【备注】有大毒。

日阿灭莲（鸡血莲）

rar mier lianr

国际音标：za^{21} mie^{53} lian^{21}

【汉语名】鸡血莲

【别名】铁板金、铁蕨鸡。

【来源】为金星蕨科植物鸡血莲 Abacopteris penangiana（Hook.）Ching，根茎或全草入药。

【性味】苦，凉。

【功效】理气化毒，活血止痛。

【主治】劳伤，跌打损伤，气滞，月经不调，火眼。

【用量】6～10g。

麦他泽莲（雷公莲）

mef tax cer lianr

国际音标： me^{35} t'a^{55} ts'e^{21} lian^{21}

【汉语名】雷公莲

【别名】大软筋藤、青竹标、石南藤。

【来源】为天南星科植物雷公莲 Epipremnopsis sinensis（Engl.）H. Li，全株入药。

【性味】辛，凉。

【功效】理气化毒，散瘀消肿。

【主治】骨折，心胸痛。

【用量】6～10g。

【备注】有毒。

日阿里科保（鸡心七）

rar lix kox lox qir

国际音标： za^{21} li^{55} k'o^{55} lo^{55} tɕ'i^{21}

【汉语名】鸡心七、白鸡七

【别名】猪蹄叉

【来源】为兰科植物白鸡 Bletilla striata（Thunb.）Reichb. f.，鳞茎入药。

【性味】苦、涩，凉。

【功效】泻火败毒，敛创止血。

【主治】肺热咳嗽，咯血，胃肠道出血。

【用量】6～10g。

第九节　泽毒利捏药（利水毒药）

cer duf lif niex yaof

国际音标： ts'e^{21} tu^{35} li^{35} ʑie^{55} jau^{35}

【汉语名】利水毒药

子是古图科巴（肥猪头）

ziv sif gax tur kox bax

国际音标： tsi^{53} si^{35} ku^{55} t'u^{21} k'o^{55} pa^{55}

【汉语名】肥猪头

【别名】牛大腕、地萝卜、商陆。

【来源】为商陆科植物地萝卜 Phytolacca acinose Roxb.，根入药。

【性味】 苦、寒。

【功效】 利水毒，止呕血。

【主治】 全身水肿，膨胀，带下，呕血，黑便。

【用量】 6~10g。

【备注】 有小毒。

务给龙造（九牛造）

wuf gex longr caof

国际音标： wu^{35} ke^{55} luŋ^{21} ts'au^{35}

【汉语名】 九牛造、水斤子、续随子

【别名】 土杜仲、扶芳藤。

【来源】 为大戟科植物九牛造 Euphorbia hylonoma. Hand. – Mazz，根或果实入药。

【性味】 根：辣、苦，冷。果实：辛，温。

【功效】 利水毒，消水肿，消积化瘀，散寒温阳。

【主治】 果实治大小便不通，水肿，臌胀，积聚；根治阳痿，关节痛，血瘀经闭，顽癣，痰赘。

【用量】 根：6~10g。果实：1~3g。外用适量。

【备注】 有毒。

若哈列（土狗）

rox hax lier

国际音标： zo^{55} xa^{55} lie^{21}

【汉语名】 土狗

【别名】 翻田埂虫

【来源】 为蝼蛄科动物蝼蛄 Gryllotapa africana Palisot et Besurois 的虫体。

【性味】 咸，寒。

【功效】 利水通便，消肿散结。

【主治】 水肿、经闭、小便不利、疮肿疮毒。

【用量】 3~6g。

【备注】 有小毒。

莫糯布实克查（猫眼草）

mor lof bux sir ker car

国际音标： mo^{21} lo^{35} pu^{55} si^{21} k'e^{21} ts'a^{21}

【汉语名】 猫眼草

【别名】 红奶浆草、乳浆大戟。

【来源】 为大戟科植物乳浆大戟 Euphorbia esula L.，全草入药。

【性味】苦、寒。

【功效】利水毒，消肿，止痒。

【主治】四肢浮肿，小便不利，三分症，疮癣。

【用量】内服6～10g，外用适量。

【备注】有毒。

阿叶伞爹（鬼打伞）

av yer sanv dev

国际音标： $a^{53} je^{21} san^{53} te^{53}$

【汉语名】鬼打伞

【别名】烂手草、泽漆。

【来源】为大戟科植物泽漆 Euphorbia helioscopia L.，全草入药。

【性味】辛、苦，微寒。

【功效】利水毒，通小便。

【主治】全身浮肿，小便不利，臌胀。

【用量】6～10g。

【备注】有小毒。

翳子实克查（千根草）

yif zix sir ker car

国际音标： $ji^{35} zi^{55} si^{21} k\cdot e^{21} ts\cdot a^{21}$

【汉语名】千根草

【别名】小飞扬草、小乳汁草、翳子草。

【来源】为大戟科植物千根草 Euphorbia thymifolia L.，全草入药。

【性味】酸、涩，凉。

【功效】利水毒，消肿化湿。

【主治】雷公症，热痢，热泻，乳痈，痔疮。

【用量】内服6～10g，外用适量。

泡卡普卡蒙（泡花树）

paox kax pux kar mongr

国际音标： $p\cdot au^{55} k\cdot a^{55} p\cdot u^{55} k\cdot a^{21} mu\eta^{21}$

【汉语名】泡花树

【别名】大皮子药、细花毛栾树。

【来源】为清风藤科植物泡花树 Meliosma cuneifolia Franch，根皮入药。

【性味】甘、微辛，平。

【功效】利水毒，消肿痛。

【主治】水肿，腹水，痈疖肿毒，毒蛇咬伤。

【用量】内服 6～10g，外用适量。

宋钓杆（钓鱼杆）

songf diaof ganx

国际音标： suŋ³⁵ tiau³⁵ kan⁵⁵

【汉语名】钓鱼杆

【别名】腹水草。

【来源】为玄参科植物宽叶腹水草 Voronicastrum latifo lium（Hemsl.）ramazaki，全草入药。

【性味】苦，凉。

【功效】利水毒，消肿止咳。

【主治】鼓胀，水肿，淋病，水咳，毒蛇咬伤。

【用量】内服 10～15g，外用适量。

若恩且实克查（羊耳草）

rof enr qief sir ker car

国际音标： zo³⁵ en²¹ tɕ°ie³⁵ si²¹ k˙e²¹ ts˙a²¹

【汉语名】羊耳草

【别名】赤泽泻、窄叶泽泻、大箭。

【来源】为泽泻科植物大箭 Alisma canaliculatum A. Br. et Bouche.，根入药。

【性味】淡、微辛，平。

【功效】利水毒，解蛇毒，止痒。

【主治】水肿，小便不通，皮肤疮疹，蛇咬伤。

【用量】内服 6～10g，外用适量。

搜山利（搜山虎）

soux sanx lif

国际音标： s əu⁵⁵ san⁵⁵ li³⁵

【汉语名】搜山虎

【别名】下山虎、土知母、蛤蟆七。

【来源】为鸢尾科植物鸢尾 Iris tectorum Maxim，根茎入药。

【性味】苦、辛、微寒。

【功效】利水毒，消积破瘀。

【主治】臌胀，食滞，跌打损伤。

【用量】内服 6～10g，外用适量。

【备注】有小毒。

写扁担（铁扁担）

xiev bianxdarn

国际音标： çie^{53} pian^{55} tan^{21}

【汉语名】铁扁担

【别名】蝴蝶花、扁竹根。

【来源】为鸢尾科植物蝴蝶花 Iris japonica Thunb，根入药。

【性味】苦、辛，寒。

【功效】利水毒，破积消涨。

【主治】臌胀（肝脾肿大），胃痛。

【用量】6~10g。

【备注】有小毒。

抗苦洒石（野鸭肉）

kanr kux sav sir

国际音标： k·an^{21} k·u^{55} sa^{53} si^{21}

【汉语名】野鸭肉

【别名】大麻鸭、绿头鸭。

【来源】为鸭科动物绿头鸭 Anas platyrhynchos L，肉入药。

【性味】咸、凉。

【功效】利水毒，和肚气。

【主治】水气浮肿，热毒疮疖，纳差。

【用量】两天一只炖服。

泽莲（水莲）

cer lianr

国际音标： ts·e^{21} lian^{21}

【汉语名】水莲

【别名】大浮萍。

【来源】为天南科植物水浮莲 Pistia stratiotes L.，全草入药。

【性味】辛，寒。

【功效】利尿解毒，消肿止痒。

【主治】荨麻疹，丹毒，水肿，小便不利，跌打损伤，无名肿毒。

【用量】6~10g。

泽车前（水车前）

cer cex qianr

国际音标：tsˑe²¹ tsˑe⁵⁵ tɕˑian²¹

【汉语名】水车前

【别名】龙舌草。

【来源】为水鳖科植物水车前 Ottelia alismoides（L.）Pers.，全草入药。

【性味】甘、淡，微寒。

【功效】解毒利尿，清热化痰。

【主治】水肿，肺热咳嗽，咳血，哮喘，烫火伤，痈肿。

【用量】10～30g。

木油卡蒙（木子树）

muf your kar mongr

国际音标：mu³⁵ j əu²¹ kˑa²¹ muŋ²¹

【汉语名】木子树

【别名】木油树、枯雀。

【来源】为大戟科植物乌桕 Sapium sebiferum（L.）Roxb.，根、皮和叶入药。

【性味】苦，微温。

【功效】泻下逐水，解毒杀虫。

【主治】中板症（臌胀），大小便不利，毒蛇咬伤，疔疮，乳痈，湿疹等。（根、皮和叶的疗效不可能一样）

【用量】汤剂内服6～10g，外洗10～30g。

阿青麦（岩荞麦）

ar qinx mer

国际音标：a²¹ tɕˑin⁵⁵ me²¹

【汉语名】岩荞麦

【别名】头花蓼。

【来源】为蓼科植物头花蓼 Polygonum capitatum Buch. – Ham, ex D. Don，全草入药。

【性味】苦、辛，温。

【功效】利尿解毒，散瘀通淋。

【主治】浮肿症，尿急症，尿石症，风湿痛，跌打损伤，疮疡，湿疹。

【用量】10～15g。

王爪二拉（黄瓜藤）
wanr guar ef lax
国际音标： wan²¹ kua²¹ e³⁵ la⁵⁵

【汉语名】黄瓜藤

【别名】王瓜藤

【来源】为葫芦科植物黄瓜 Cucumis sativus L.，藤茎入药。

【性味】苦，寒。

【功效】利水解毒，消肿止咳。

【主治】全身浮肿，水气湿热下痢，咳嗽，疮痈肿毒。

【用量】10~30g。

通泉实克查（通泉草）
tongx qianr sir ker car
国际音标： t'uŋ⁵⁵ tɕ°ian²¹ si²¹ k'e²¹ ts'a²¹

【汉语名】通泉草

【别名】野田菜、虎仔草、脓疮药。

【来源】为玄参科植物通泉草 Mazus japonicus (Thunb.) O. Ktze.，全草入药。

【性味】苦，凉。

【功效】利水毒，消肿止痛。

【主治】水肿，消化不良，痈疽肿毒，风湿性关节炎。

【用量】内服 6~10g，外用适量。

务司布利（牵牛子）
wuf six buf lif
国际音标： wu³⁵ si⁵⁵ pu³⁵ li⁵⁵

【汉语名】牵牛子

【别名】黑丑、白丑、二丑

【来源】为旋花科植物牵牛 Pharbitis hederacea Choisy 和圆叶牵牛 P. purpurea（L.）Voigt 的种子。

【性味】苦，寒。

【功效】逐毒，消积杀虫，消肿。

【主治】奇肿症（肾炎水肿），喘满，臌胀，二便不通，食积虫积、痰饮，脚气，中板症（肝硬化腹水）。

【用量】6~10g。

【备注】有毒。

第十节　被拉毒解业药（排肠毒药）

bif lax duf gaix nier yaof

国际音标：$pi^{35} la^{55} tu^{35} kai^{55} nie^{21} jau^{35}$

【汉语名】排肠毒药

土大黄（土大黄）
tux daf huanr

国际音标：$t'u^{55} ta^{35} xuan^{21}$

【汉语名】土大黄
【别名】牛耳大黄、金不换。
【来源】为蓼科植物尼泊尔酸模 Rumex nepalensis Spr. 和齿果酸模 R. dentatus L. 巴天酸模 R. patientia L. 的根，根茎。
【性味】苦、酸，寒。
【功效】通便排毒，杀虫，止血。
【主治】瘟黄重症，痢疾，便秘，皮肤病，疥癣，各种出血，烧伤。
【用量】内服 6～10g，外用适量。

里提花椒（地花椒）
lix tir fax jiaox

国际音标：$li^{55} t'i^{21} xua^{55} tçiau^{55}$

【汉语名】地花椒
【别名】豆瓣草。
【来源】为小二仙草科植物豆瓣草 Haloragis micrantha R. Br.，全草入药。
【性味】辛、苦，凉。
【功效】排毒通便，调经活血。
【主治】二便不通，热淋，痢疾，月经不调，跌打损伤，烫伤，毒蛇咬伤。
【用量】6～10g。

若克弃布里（羊角豆）
rof kex qif buf lix

国际音标：$zo^{35} k'e^{55} tç'i^{35} pu^{35} li^{55}$

【汉语名】羊角豆
【别名】望江南
【来源】为豆科植物望江南 Cassia occidentalis L.，种子或全草入药。
【性味】甘、苦，凉。

【功效】排毒散结，润肠。

【主治】头胀痛，目赤肿痛，下痢腹痛，习惯性便秘，消化不良，肺痈。

【用量】10～30g。

【备注】种子有明显的毒性，对肝、肾有损害。

灭丝大黄（血丝大黄）

miev six daf huanr

国际音标： mie^{55} si^{55} ta^{35} xuan^{21}

【汉语名】血丝大黄

【别名】金不换、红筋大黄。

【来源】为蓼科植物土大黄 Rumex madaio Makino，根入药。

【性味】苦、辛，寒。

【功效】排毒通便，散瘀止痛，杀虫。

【主治】大便秘结，咯血，衄血，内出血，外伤出血，烧伤，猴耳疱，跌打损伤，癣疮。

【用量】内服6～10g，外用适量。

通草此巴（大通草）

tongxcoax cix bax

【汉语名】大通草

【别名】通条根

【来源】为五加科植物通脱木 Tetrapanax papyriferus（Hook.）K. Koch. 的茎髓及根。

【性味】甘、淡，寒。

【功效】排肠毒利尿毒，通乳汁。

【主治】小便不利，大便干结，苶肿症，乳汁不通。

【用量】3～6g。

第十一节 恶毒攻业药（攻恶毒药）

wof duf gongx nier yaof

国际音标： wo^{35} tu^{35} kuŋ^{55} nie^{21} jau^{35}

【汉语名】攻恶毒药

免姐鬼笔（红鬼笔）
mianx jiex guix bif
国际音标：mian^{55} tçie^{55} a^{53} je^{21} pi^{35}

【汉语名】红鬼笔
【别名】狗吊菌。
【来源】为鬼笔科红鬼笔 Phallus rubicundus（Boss）Fr.，子实入药。
【性味】甘、涩，平。
【功效】攻毒消肿。
【主治】恶疮（血管瘤）。
【用量】3~6g。

出嘎拉榧子（粗榧子）
cur gar lax huix zix
国际音标：ts·u^{21} ka^{21} la^{55} xui^{55} tsi^{55}

【汉语名】粗榧子
【别名】土香榧。
【来源】为三尖杉科土香榧 Cephalotaxus oliveri Mast.，树皮及枝叶入药。
【性味】枝、叶、皮：苦、涩，平。种子：甘、涩，平。
【功效】攻恶毒，捆肿块。
【主治】恶肿，恶疮，恶性肿瘤，梅疮等。
【用量】10~15g。

给节卡普（九节茶）
gex jief kax pux
国际音标：ke^{55} t·i^{55} k·o^{55} lo^{55} za^{35} ku^{55}

【汉语名】九节茶
【别名】九节花、草珊瑚。
【来源】为金粟兰科草珊瑚 Sarcandra glabra（Thunb.）Nakai，全草入药。
【性味】辛、苦，微寒。
【功效】攻毒抗癌。
【主治】肺、胃、肝、肠癌。
【用量】10~30g。

窝阿实王拉实查查（漆姑草）

wox ar sir yif lax sir ker car

国际音标： wo^{53} a^{21} si^{21} ji^{35} la^{55} si^{21} k$^{\cdot}$e^{21} ts$^{\cdot}$a^{21}

【汉语名】漆姑草

【别名】白花蛇舌草、蛇牙草、大龙叶。

【来源】为石竹科漆姑草 Sagina japonica（Sw.）Ohwi，全草入药。

【性味】苦，凉。

【功效】攻毒消肿，止痒。

【主治】恶血病，瘰疬，漆疮，痈肿。

【用量】10～30g。

石龙芮（石龙芮）

sir longr nuix

国际音标： si^{21} luŋ^{21} nui^{55}

【汉语名】石龙芮

【别名】水堇。

【来源】为毛茛科植物石龙芮 Ranunculus sceleratus L.，全草入药。

【性味】苦，热。

【功效】消肿拔毒，散结截疟。

【主治】各类癌肿，瘰疬，痈疖，疟疾，穷骨疮。

【用量】6～10g。

【备注】有小毒。

叶各莲（八角莲）

yer gor lianr

国际音标： je^{21} ko^{21} lian^{21}

【汉语名】八角莲

【别名】八卦连、独叶一支花、荷花莲、叶下花。

【来源】为小檗科植物八角莲 Dysosma versipellis（Hance）M. Cheng，块茎入药。

【性味】辛、苦，凉。

【功效】攻毒散结，消肿止痛。

【主治】鼻咽癌，乳腺癌，毒蛇咬伤，痈疮疔痈，丸子症。

【用量】内服6～10g，外用适量。

【备注】有小毒。

青苦里（野百合）

qinx kux lix

国际音标：tɕˑin⁵⁵ kˑu⁵⁵ li⁵⁵

【汉语名】野百合

【别名】花生子草、农吉利。

【来源】为豆科植物野百合 Crotalara sessiliflora L.，全草入药。

【性味】甘，寒。

【功效】攻毒抗癌。

【主治】皮肤癌，食道癌，宫颈癌，疔疮。

【用量】6～10g。

【备注】有小毒。

蛋不老（蛋不老）

danf bur laox

国际音标：tan³⁵ pu²¹ lau⁵⁵

【汉语名】蛋不老

【别名】仁砂草、地胡椒、地构皮。

【来源】为大戟科植物华南地构叶 Speranskia cantonensis（Hance）Pax et Hoffm.，全草入药。

【性味】苦，平。

【功效】攻毒削坚，散结平疮

【主治】腹内肿瘤，丸子肿大，瘰疬，疮疡，毒肿。

【用量】10～15g

四方刀（卫矛）

国际音标：si³⁵ xuan⁵⁵ tˑo²¹ tˑo²¹

【汉语名】卫矛

【别名】鬼箭羽、八树。

【来源】为卫矛科植物鬼见羽 Euonymus alatus（Thunb.）Sieb.，嫩枝入药。

【性味】苦、寒。

【功效】攻毒消肿，除邪杀蛊。

【主治】恶肿，狂犬伤，崩漏。

【用量】10～15g。

借从菜卡普（指甲花）

jief congr caif kax pux

国际音标： tçie³⁵ ts˙uŋ²¹ ts˙ai⁵⁵ k˙a⁵⁵ p˙u⁵⁵

【汉语名】指甲花

【别名】凤仙花、急性子。

【来源】为凤仙花科植物指甲花 Impatiens balsamina lL. ，种子入药。

【性味】酸、微苦，温。

【功效】攻毒开口，散结止痛。

【主治】隔食症，肿块积聚，闭经，难产，骨哽咽喉。

【用量】6~10g。

【备注】有小毒。

兰八（头红袍）

lanr bar

国际音标： lan²¹ pa²¹

【汉语名】头红袍

【别名】臭牡丹、野牡丹、八宝莲。

【来源】为马鞭科植物臭牡丹 Clerodendrum bungei Steud. ，根皮入药。

【性味】甘、辛，温。

【功效】攻毒散瘀，祛风利湿，升提内瘤。

【主治】恶血病，头晕目眩，脱肛，吊茄子，风湿关节痛，眩晕，肺痈等。

【用量】10~15g。

半枝莲（半枝莲）

banf zix lianr

国际音标： pan³⁵ tsi⁵⁵ lian²¹

【汉语名】半枝莲

【别名】歪头菜、并头草、再生草。

【来源】为唇形科植物半枝莲 Scutellarid barbata D. Don. ，全草入药。

【性味】辛、微苦，凉。

【功效】抗癌消瘤，消肿止痛。

【主治】肿瘤，胃癌，瘟黄症，毒蛇咬伤。

【用量】内服10~30g，外用适量。

苦痧药 （苦痧药）

kux sax yaor

国际音标：$k \cdot u^{55} sa^{55} jau^{21}$

【汉语名】苦痧药

【别名】内析香茶菜。

【来源】为唇形科内折香茶菜 Isodon inflexus （Thuhb.） Kud.，全草入药。

【性味】苦，凉。

【功效】抗癌止痛，止泻止痢。

【主治】胃癌，痢疾，腹泻。

【用量】10～15g。

烙铁科巴 （烙铁头）

lor tiex tour

国际音标：$lo^{21} t \cdot ie^{55} k \cdot uo^{55} pa^{55}$

【汉语名】烙铁头

【别名】柄叶香茶菜。

【来源】为唇形科植物柄叶香茶菜 Isodon phyllopodus
（Diels） kudo，全草入药。

【性味】微苦，凉。

【功效】攻毒化癌，散瘀止痛。

【主治】恶血病，肠癌，火疾，筋骨酸痛。

【用量】10～15g。

阿实是嘎二拉 （白毛藤）

ar sir sif gaf ef lax

国际音标：$si^{35} ka^{55} a^{21} si^{21} e^{35} la^{55}$

【汉语名】白毛藤

【别名】野酱果、白英、烂心藤。

【来源】为茄科植物白英 Solanum lyratum Thunb.，全草或根入药。

【性味】苦，微寒。

【功效】攻毒消肿，抗癌退黄。

【主治】藤叶，治各种癌肿，黄疸；根，治风湿关节炎。

【用量】10～30g

【备注】有小毒。

窝阿实玉拉实克查（白花蛇舌草）

wox ar sir yir lax sir ker car

国际音标： wo⁵³ a²¹ si²¹ ji³⁵ la⁵⁵ si²¹ kˑe²¹ tsˑa²¹

【汉语名】白花蛇舌草

【别名】蛇舌草。

【来源】为茜草科植物白花蛇舌草 Hedyotis diffusa Willd.，全草入药。

【性味】甘、淡，凉。

【功效】攻毒清热，活血利尿。

【主治】恶性肿瘤，肠痛，黄疸，毒蛇咬伤，疮疖痈肿。

【用量】内服 10～30g，外用适量。

克欸被亏实克查（猪殃殃）

keif bir kuix sir ker car

国际音标： kˑei³⁵ pi³⁵ kˑui⁵⁵ si²¹ kˑe²¹ tsˑa²¹

【汉语名】猪殃殃

【别名】小锯子草。

【来源】为茜草科植物猪殃殃 Galium apdrine Lvar tenerun L.，全草入药。

【性味】甘、淡、凉。

【功效】攻毒清热，利尿消肿。

【主治】癌肿，恶血病，肠痛，水肿，白带。

【用量】10～30g

写灯台（铁灯台）

xiev denx tair

国际音标： çie⁵³ ten⁵⁵ tˑai²¹

【汉语名】铁灯台

【别名】七叶一支花、重楼、蚤休。

【来源】为百合科植物七叶一支花 Paris polyphylla Sm.，块茎入药。（还有几个种）

【性味】苦，凉。

【功效】攻毒散结，熄风定惊。

【主治】中上元癌肿，丸子（瘰疬），喉痹，毒蛇咬伤，小儿惊风。

【用量】内服 6～15g，外用适量。

黄药子（黄药子）

huanr yaor zir

国际音标： xuan^{21} jau^{21} tsi^{21}

【汉语名】黄药子

【别名】黄独、土卵、滴水生、地乌龟。

【来源】为薯蓣科植物黄独 Dioscorea Dobulbifera L. bulbifeaL.，块茎入药。

【性味】苦，平。

【功效】攻毒消肿，化痰散结。

【主治】瘿瘤，颌下丸子，癌肿，咽喉肿痛，咯血，疮疖。

【用量】内服 6～10g，外用适量。

【备注】有小毒，不宜久服。

独克（独角）

dur kev

国际音标： tu^{35} k·e^{53}

【汉语名】独角

【别名】独蒜兰、杜鹃兰、山慈菇。

【来源】为兰科植物杜鹃兰 Cremastra appendiculata (D. Don) Makino，茎入药。

【性味】甘、微辛，寒。

【功效】攻毒散结，消肿止痛。

【主治】癌肿，瘰疬，痈，疔，疮，毒蛇咬伤。

【用量】内服 10～15g，外用适量。

【备注】有小毒。

癞克蟆（癞蛤蟆）

laif ker mar

国际音标： lai^{35} k·e^{21} ma^{21}

【汉语名】癞蛤蟆

【别名】黑眶蟾蜍。

【来源】为蟾蜍科动物癞蛤蟆 Bufo bufo gargarizans Cantor，皮肉入药。

【性味】咸，温。

【功效】攻毒消肿，通窍止痛。

【主治】各种癌肿，巴骨流痰，咽喉肿痛，中风昏迷。

【用量】内服 3～5g，外用适量。

【备注】干皮有毒，分泌物为剧毒。

务色铁迫（牛屎虫）

wuf ser tex per

国际音标：wu³⁵ se²¹ tˤe⁵⁵ pˤe²¹

【汉语名】牛屎虫
【别名】推屎虫、屎蛣螂。
【来源】为金龟子科昆虫屎蛣螂 Catharsius molossus L.，虫体去翅入药。
【性味】咸，寒。
【功效】攻毒破血，消肿止痛。
【主治】胃癌，丹毒，痈肿，痔漏。
【用量】内服 3~6g，外用适量。
【备注】有小毒。

抗苦尿池（石龙子）

kanr kux niaof cir

国际音标：kan²¹ kˤu⁵⁵ ẓiau³⁵ tsˤi²¹

【汉语名】石龙子
【别名】山泥鳅、金脚蛇。
【来源】为石龙子科动物石龙子 Eumeces chinensis（Gray），全体入药。
【性味】咸、寒。
【功效】攻毒破结，行水消肿
【主治】癌肿，恶疮，丸子肿大（瘰疬），小便闭。
【用量】3~6g。
【备注】有小毒。

免姐桐（红桐）

mianx jiex tongr

国际音标：mian⁵⁵ tɕie⁵⁵ tˤuŋ²¹

【汉语名】红桐
【别名】重阳木。
【来源】为大戟科植物重阳木 Bischofia javanica BL.，叶入药。
【性味】微苦，凉。
【功效】攻毒消肿。
【主治】噎食病（食道癌），胃硬胀症（胃癌），黄疸，咽喉肿痛，疮疖痈肿。
【用量】内服 10~30g，外用适量。

印那这（一口印）

yenf naf zef

国际音标：jen^{35} za^{35} tse^{35}

【汉语名】一口印

【别名】包袱七、黄包袱。

【来源】为小檗科植物小八角莲 Dysosma difformis（Hemsl. et Wills）T. H. Wang，根入药。

【性味】苦、辛，寒。

【功效】攻毒散结，活血散瘀，消肿止痛。

【主治】癌肿，疥癣，疔毒，恶疮，跌打损伤。

【用量】内服 6～9g，外用适量。

【备注】有小毒。

阿黄连（白屈菜）

ar huanr lianr

国际音标：a^{21} xuan^{21} lian^{21}

【汉语名】白屈菜

【别名】岩黄连。

【来源】为罂粟科植物白屈菜 Chelidoniun majus L. 全草入药。

【性味】苦，寒。

【功效】消癌，镇痛，止咳，利尿解毒。

【主治】癌肿，胃肠疼痛，黄疸，水肿，疥癣疮肿，蛇虫咬伤。

【用量】10～30g。

【备注】有毒。

胡泡泽拉书（江边一碗水）

hur paof cef lax sux

国际音标：xu^{21} p·au^{35} ts·e^{21} la^{55} su^{55}

【汉语名】江边一碗水

【别名】金边七、山荷叶、一碗水。

【来源】为小檗科植物南方山荷叶 Diphylleia sinensis H. L. Li，根茎入药。

【性味】苦，寒。

【功效】攻恶毒，消肿止痛，祛风除湿，破瘀散结。

【主治】癌瘤，风湿腰腿疼痛，跌打损伤，痈肿疮疖，毒蛇咬伤。

【用量】3～6g。

卡普斑蝥（花斑蝥）

kax pux banx miaor

国际音标： pan^{55} miau^{21} k·a^{55} p·u^{55}

【汉语名】花斑蝥

【别名】花脸虫、南方大斑蝥、大芫菁。

【来源】为元芫青科昆虫大斑蝥 Mylabris phalerata pallsa，全体入药。

【性味】辛，热。

【功效】攻毒，利尿，破血，发泡。

【主治】九子丸症，恶疮，顽癣，歪嘴风，狂犬咬伤，三分症，癌症。

【用量】入丸散 0.5～1g（1～3 个）。

【备注】有大毒。

金刚二拉（金刚藤）

jix ganx ef lax

国际音标： tçin^{55} kan^{55} e^{35} la^{55}

【汉语名】金刚藤

【别名】铁钉钯、金刚刺、红土茯苓。

【来源】为百合科植物菝葜 Smilax china L. 根茎和叶入药。

【性味】甘、淡，平。

【功效】攻毒消肿，祛风除湿。

【主治】癌肿，疮毒，风湿关节痛，跌打损伤，腹泻，痢疾，烧伤烫伤。（建议不要叶）

【用量】10～30g。

哈列思思瓣（狗牙瓣）

hax lier six six manf

国际音标： xa^{55} lie^{21} si^{55} si^{55} man^{35}

【汉语名】狗牙瓣

【别名】狗牙半枝莲、垂盆草。

【来源】为景天科植物佛甲草 Sedum lineare Thunb.，全草入药。

【性味】甘、淡，凉。

【功效】攻毒抗癌，活血止痛，清热消肿，接骨。

【主治】肺癌，咽喉肿痛，牙痛，骨折，扭伤，劳伤咳嗽，烧烫伤，外伤出血，带状疱疹，毒蛇咬伤。

【用量】10～30g。

哈列思思半枝莲（狗牙半枝莲）

hax lier six six banf bianx lianr

国际音标： xa^{55} lie^{21} si^{55} si^{55} pan^{35} tsi^{55} lian^{21}

【汉语名】狗牙半枝莲

【别名】狗牙草、狗牙瓣。

【来源】为景天科植物垂盆草 Sedum sarmentosum Bge.，全草入药。

【性味】淡、微苦，凉。

【功效】攻毒散结，消肿退黄。

【主治】癌肿，咽喉肿痛，黄板症，痈肿疮毒，热淋，烫伤，毒蛇咬伤。

【用量】内服 10~30g，外用适量。

抗苦海脚（野辣椒）

kanr kux haix jiaor

国际音标： k˙an^{21} k˙u^{55} xai^{55} tɕiau^{21}

【汉语名】野辣椒

【别名】天落灯、苦葵。

【来源】为茄科植物龙葵 Solanum nigrnm L.，全草入药。

【性味】苦，微寒。

【功效】攻毒抗癌，清解热毒，活血，利尿消肿。

【主治】癌症，亮肿症，尿急症，白带，疔疮，丹毒，跌打扭伤，咽喉肿痛，牙痛，目赤肿痛，湿疹。

【用量】内服 10~15g，外用适量。

【备注】有小毒。

欢喜卡蒙（喜树）

huanx xix kar mongr

国际音标： xuan^{55} ɕi^{55} k˙a^{21} muŋ^{21}

【汉语名】喜树

【别名】神花树、旱莲木。

【来源】为珙桐科植物旱莲木 Camptothecaacuminate Decne.，根、果实及枝叶、树皮入药。

【性味】苦、涩，凉。

【功效】攻毒消肿，杀虫止痒。

【主治】恶肿，疮毒，牛皮癣。

【用量】内服 10~15g，外用适量。

【备注】有毒，对肝、肾、心脏影响较大。

二拉贝母（藤贝母）

ef lax beif mux

国际音标：e^{35} la^{55} pei^{35} mu^{55}

【汉语名】藤贝母

【别名】土贝母。

【来源】为葫芦科植物土贝母 Bolbostemma paniculatum（Maxim.）Franquet，块茎入药。

【性味】苦，微寒。

【功效】抗癌消肿，清解热毒，排脓。

【主治】小腹包块，乳房结肿，乳痈，瘰疬，疮疡，肿毒，巴骨流痰，蛇虫咬伤。

【用量】内服 10～30g，外用适量。

窝替米（壁虎）

wov tif miv

国际音标：wo^{53} t·i^{35} mi^{53}

【汉语名】壁虎

【别名】爬壁虎、天龙、守宫。

【来源】为壁虎科动物无疣壁虎 Gekko subpalmatus Gunther，虫体入药。

【性味】咸，寒。

【功效】攻毒散结，祛风镇惊。

【主治】癌肿，恶疮，丸子肿痛症，破伤风，厉风痛，惊风，癫痫，小儿下肢麻痹。

【用量】6～10g。

【备注】有小毒。

洋托糯（秤砣梨）

yanr tor lof

国际音标：jan^{21} t·o^{21} lo^{35}

【汉语名】秤砣梨

【别名】团洋桃。

【来源】为猕猴桃科植物小洋桃 Actinidia coriacea（Fin. et Gagn.）Dunn，果实或根入药。

【性味】根：苦、涩，温。果：酸、涩，温。

【功效】根：行气活血。果：攻毒抗肿瘤。

【主治】根主治跌打损伤，腰背疼痛，内伤出血。果主治肿瘤。

【用量】内服 10～30g。

第十二节　浮毒消捏药（消肿毒药）

hur duf xiaox niex yaof

国际音标：xu^{21} tu^{35} çiau^{55} nie^{55} jau^{35}

【汉语名】消肿毒药

写扣子（九子连环草）
xiev kouf zix

国际音标：çie^{53} $k^{·}ɘu^{35}$ tsi^{55}

【汉语名】九子连环草
【别名】铁扣子。
【来源】为兰科植物虾脊兰 Calanthe discolor Lindl. 根茎入药。
【性味】辛、甘，平。
【功效】解毒消肿，活血祛瘀。
【主治】瘰疬，痈疮肿痛，跌打损伤，腰胁疼痛。
【用量】内服 6～10g，外用适量。

子泥嘎此巴二拉（大母猪藤）
ziv nir gar cix bax ef lax

国际音标：tsi^{55} $z̩i^{21}$ ka^{21} $ts^{·}i^{55}$ pa^{55} e^{35} la^{55}

【汉语名】大母猪藤
【别名】见肿消。
【来源】为葡萄科植物五叶山葡萄 Ampelopsis delavayana var. genliliana Hand. - Mazz.，根入药。
【性味】苦，温。
【功效】解毒消肿，祛风除湿。
【主治】痈疮肿毒，奶疮，瘰疬溃烂，黄疸，尿血，风湿痹痛症。
【用量】10～15g。

子泥嘎被亏二拉（小母猪藤）
ziv nir gar bif kuix ef lax

国际音标：tsi^{55} $z̩i^{21}$ ka^{21} pi^{35} $k^{·}ui^{55}$ e^{35} la^{55}

【汉语名】小母猪藤
【别名】五爪龙。
【来源】为葡萄科植物乌敛莓 Cayratia japonica (Thunb.) Gagn.，全草入药。

【性味】苦、酸，凉。

【功效】解毒消肿，清热利尿，活血止血。

【主治】咽喉肿痛，丸子肿痛，跌打损伤，痈疔。

【用量】内服 10～30g，外用适量。

卡垄古（木团魚）

kar long gux

国际音标： k·ᵃ²¹ luŋ²¹ ku²¹

【汉语名】木团魚

【别名】地桐子、木鳖子。

【来源】为葫芦科植物木鳖子 Momordica cochinchinensis（Lour.）Spr.，种子入药。

【性味】苦，温。

【功效】消肿解毒，散结止痛。

【主治】痈疔脓肿，丸子肿痛，头癣，痔疮，无名肿毒。

【用量】一般为外用，适量。

【备注】有毒。

阿石托（石蒜）

ar sir tof

国际音标： a²¹ si²¹ t·o³⁵

【汉语名】石蒜

【别名】老鸦蒜。

【来源】为石蒜科植物老鸦蒜 Lycoris radiata（L, Her.）Herb.，鳞茎入药。

【性味】辛，温。

【功效】解毒消肿，催吐祛痰。

【主治】痈肿疮毒，牛皮癣，食物中毒，水肿。

【用量】内服 3～6g，外用适量。

【备注】有毒。

里提葫芦（地葫芦）

lix tir hur lur

国际音标： li⁵⁵ t·i²¹ xu²¹ lu²¹

【汉语名】地葫芦

【别名】团粑粑叶、大马蹄草。

【来源】为菊科植物蜂斗菜 Petasites japonicus（Sieb. et Zucc.）F. Schmidt 或毛裂蜂斗菜 P. tricholobus Franch. 全草或根茎入药。

【性味】苦、辛，凉。

【功效】解毒消肿，散瘀，解蛇毒。

【主治】痈疖肿毒，毒蛇咬伤，跌打损伤，蛾子症。

【用量】10～15g。

没他泽他色（条叶蓟）

mef tax cer tax ser

国际音标：me^{35} t'a^{55} ts'e^{21} ta^{55} se^{21}

【汉语名】条叶蓟

【别名】雷公刺。

【来源】为菊科植物紫背蓟 Cirsium lineare (Thunb.) Sch. – Bip，全草入药。

【性味】甘、苦，凉。

【功效】解毒消肿，清热凉血，活血散瘀。

【主治】奶疮，尿急症，月经不调，经闭，痛经，暑热烦闷，跌打吐血，疔疮，痔疮，赤白带下，牛皮癣。

【用量】6～10g。

克欸致子苣哈车（苦苣菜）

keif zif zix jif hax cex

国际音标：k'ei^{35} tsi^{35} tsi^{55} tçi^{35} xa^{55} ts'e^{55}

【汉语名】苦苣菜

【别名】苦麻菜、苦荬菜。

【来源】为菊科植物苦苣菜 Sonchus oleraceus L.，全草入药。

【性味】苦，寒。

【功效】解毒消肿，清热凉血。

【主治】肠痈，痈肿疔毒，痢疾，痔疮，产后瘀血腹痛，肠风下血，烧烫伤。

【用量】内服10～15g，外用适量。

阿八节莲（岩节莲）

ar bar jier lianr

国际音标：a^{21} pa^{21} lo^{35} t'i^{55} lian^{21}

【汉语名】岩节莲

【别名】人字果。

【来源】为毛茛科植物蕨叶人字果 Dichocarpum dalzilii (Drumm. et Hutch.) W. T. Wang et Hsiao，根入药。

【性味】辛、微苦，寒。

【功效】解毒消肿。

【主治】红肿疮毒。

【用量】内服 6~10g，外用适量。

哈列吉米三步跳（狗爪半夏）

hax ler jir mix sanx bux taox

国际音标：xa^{55} lie^{21} tɕi^{21} mi^{55} san^{55} pu^{55} tʾiau^{55}

【汉语名】狗爪半夏

【别名】独解莲、虎掌、大三步跳。

【来源】为天南星科植物掌叶半夏 Pinellia pedatisecta Schott，块茎入药。

【性味】辛，平。

【功效】解毒消肿。

【主治】无名肿毒，毒蛇咬伤。

【用量】外用适量。

【备注】有毒。

毛拖里翁且伞（兔耳伞）

maorto xlix ongr qief sanv

国际音标：mo^{21} tʾo^{55} li^{55} uŋ^{21} tɕʾie^{35} san^{55}

【汉语名】兔耳伞

【别名】猴儿掌、翻痰七。

【来源】为菊科植物大头橐吾 Ligularia japonica（Thunb.）Less，根或全草入药。

【性味】辛，微温。

【功效】解毒消肿，舒筋活血。

【主治】无名肿毒，毒蛇咬伤，跌打损伤。

【用量】6~10g。

洞苋菜（洞苋菜）

dongf hanf caof

国际音标：tuŋ^{35} xan^{35} tsʾai^{35}

【汉语名】洞苋菜

【别名】麝香草。

【来源】为菊科植物下田菊 Adenostemma lavenia（L.）O. Ktze.，全草入药。

【性味】辛、甘，微寒。

【功效】解毒消肿，祛风湿，解表。

【主治】痈疽疮毒，毒蛇咬伤，风湿痹痛，外感。

【用量】6~10g。

秋天老司司（秋葵花）

qiux tanx laor six six

国际音标：lian²¹ ʑie⁵⁵ lau²¹ si⁵⁵ si⁵⁵

【汉语名】秋葵花
【别名】香秋葵，野芙蓉。
【来源】为锦葵科植物黄蜀葵 Abelmoschus manihot Medic.，花朵入药。
【性味】甘，寒。
【功效】解毒消肿，清热凉血。
【主治】痈疽肿毒，猴耳疱，刀伤出血，淋症，烫伤。
【用量】内服6~10g，外用适量。

耗儿七（耗儿七）

hoax er qir

国际音标：xau⁵⁵ e²¹ tɕ°i²¹

【汉语名】耗儿七
【别名】犁头尖
【来源】为天南星科植物犁头尖 Typhonium divaricatum（L.）Decne.，块茎或全草入药。
【性味】辛、苦，温。
【功效】解毒消肿，祛痰，止呕。
【主治】奶痈，瘰疬，毒蛇咬伤，疖疮，寒呕冷咳。
【用量】3~6g。

抗苦你补（野芋头）

kanr kux nix bux

国际音标：k·an²¹ k·u⁵⁵ ni⁵⁵ pu⁵⁵

【汉语名】野芋头
【别名】山芋头
【来源】为天南星科植物野芋头 Colocasia antiquorum Schott et Endl.，根茎入药。
【性味】辛，温。
【功效】解毒消肿，止痛。
【主治】蛇咬伤，无名肿毒，痈疖。
【用量】外用适量。
【备注】有小毒。

尔他皮嘎拉忙泽亏（裂叶奶浆草）

ex tax pir gar lax manr cer kuix

国际音标：e^{55} $t˙a^{55}$ $p˙i^{21}$ ka^{21} la^{55} man^{21} $ts˙e^{21}$ $k˙ui^{55}$

【汉语名】裂叶奶浆草

【别名】九龙根。

【来源】为桑科植物琴叶榕 Ficus pandurata Hance，根、叶入药。

【性味】甘、微辛，温。

【功效】消肿解毒，舒筋通络，活血调经。

【主治】乳痛，背痈，腰背酸痛，跌打损伤，闭经，月经不调。

【用量】6～10g。

所泽阿不（雾水葛）

sox cer ar bur

国际音标：so^{55} $ts˙e^{21}$ a^{21} pu^{21}

【汉语名】雾水葛

【别名】水葛。

【来源】为荨麻科植物雾水葛 Pouzolzia zeylanica（L.）Benn.，全草入药。

【性味】甘、淡，寒。

【功效】解毒消肿，排脓，清湿热。

【主治】疮，痈疽，乳痈，风火牙痛，热泻，痢疾，尿路感染。

【用量】内服6～10g，外用适量。

列阿实思思阿迷（白花狗牙瓣哈）

hax lier ar sir six six manf

国际音标：xa^{55} lie^{21} a^{21} si^{21} si^{55} si^{55} a^{55} mi^{21}

【汉语名】白花狗牙瓣哈

【别名】崖松、小鹅儿肠。

【来源】为景天科植物细叶景天 Sedum elatinoides Franch.，全草入药。

【性味】酸、涩，寒。

【功效】解毒消肿，清利湿热。

【主治】小儿丹毒，烧伤烫伤，痢疾。

【用量】6～10g。

直儿糯贴（米口袋）
zir erlof tex
国际音标： tsi²¹ e²¹ lo³⁵ t˙ie⁵⁵

【汉语名】米口袋

【别名】地丁。

【来源】为豆科植物米口袋 Gueldenstaedtia multiflora Bge.，根及全草入药。

【性味】苦，凉。

【功效】解毒消肿，散结止痛。

【主治】疔，疮，疖，痈。

【用量】内服 10～30g，外用适量。

黄瓜香（黄瓜香）
huanr guax xianx
国际音标： xuan²¹ kua⁵⁵ çian⁵⁵

【汉语名】黄瓜香

【别名】堇菜

【来源】为堇菜科植物蔓茎堇菜 Viola diffusa Ging.，全草入药。

【性味】苦，寒。

【功效】解毒消肿，止咳腓脓。

【主治】血劳，百日咳，乳痈，疖疔，毒蛇咬，跌打损伤。

【用量】内服 6～10g，外用适量。

卡铁实克查（梨头草）
kax tef sir ker car
国际音标： k˙a⁵⁵ tie⁵⁵ si²¹ k˙e²¹ ts˙a²¹

【汉语名】梨头草

【别名】铧口尖、紫花地丁。

【来源】为堇菜科植物紫花地丁 Viola philippica Cav. ssp. munda W. Beck.，全草入药。

【性味】微苦，寒。

【功效】消肿解毒，凉血退黄。

【主治】痈疖，丹毒，目赤肿痛，黄疸，泄泻，毒蛇咬伤。

【用量】内服 6～10g，外用适量。

阿地丁（岩地丁）

ar dif denx

国际音标：$a^{21} ti^{35} ten^{55}$

【汉语名】岩地丁

【别名】地黄瓜、岩堇菜。

【来源】为堇菜科植物地黄瓜 Viola grypoceras A. Gray，全草入药。

【性味】微苦，凉。

【功效】解毒消肿，化瘀止血。

【主治】咽喉肿痛，疔疮肿毒，跌打损伤，外伤出血。

【用量】内服 3～9g，外用适量。

五星实克查（五星草）

wux xinx sir ker car

国际音标：$wu^{55} çin^{55} si^{21} k \cdot e^{21} ts \cdot a^{21}$

【汉语名】五星草

【别名】点地梅、喉咙草。

【来源】为报春花科植物点地梅 Androsaceumbellata
(Lour.) Merr.，全草入药。

【性味】苦、辛，寒。

【功效】解毒消肿，利咽止痛。

【主治】乳蛾肿大，口咽肿痛，跌打损伤，百日咳，牙痛，偏头痛。

【用量】内服 6～10g，外用适量。

一蜡被卡蒙（小蜡）

yir lar bif kar mongr

国际音标：$ji^{21} la^{21} pi^{35} k \cdot a^{21} muŋ^{21}$

【汉语名】小蜡

【别名】小鱼蜡树、香叶木。

【来源】为木犀科植物小蜡树 Ligustrum sinense Lour，叶入药。

【性味】苦，凉。

【功效】解毒消肿，清热止痛。

【主治】黄疸，痢疾，肺热咳嗽，疮疡肿毒。

【用量】内服 6～10g，外用适量。

盾形实克查（盾形草）

duenf xinr sir ker car

国际音标：tun³⁵ ȶin²¹ si²¹ kˑe²¹ tsˑa²¹

【汉语名】盾形草

【别名】盾果草、铺地银。

【来源】为紫草科植物盾形草 Thyrocarpus sampsonii Hance.，全草入药。

【性味】苦，凉。

【功效】解毒消肿，止痛。

【主治】痢疾，痈肿疮毒。

【用量】内服 6～10g，外用适量。

烟管科巴（烟管头）

yanx guanx kox bax

国际音标：jan⁵⁵ kuan⁵⁵ kˑo⁵⁵ pa⁵⁵

【汉语名】烟管头

【别名】天名精、野烟秋。

【来源】为菊科植物管烟头草或无天名精 Carpesium cernum L.，全草入药。

【性味】辛、苦，寒。

【功效】解毒消肿，利咽止痛。

【主治】外感发热，咽喉肿痛，牙痛，热泻。

【用量】6～10g。

【备注】有小毒。

千里关（千里光）

qianx lix guanx

国际音标：tȶˑian⁵⁵ li⁵⁵ kuan⁵⁵

【汉语名】千里光

【别名】千里明、九里明、岩生千里光、九灵气。

【来源】为菊科植物岩生千里光 Senecio wightii（DC.）Benteh.，全草入药。

【性味】苦，凉。

【功效】解毒消肿，祛风明目。

【主治】肺热咳嗽，乳蛾肿痛，肝病，红眼病，皮肤搔痒。

【用量】内服 15～20g，外用适量。

【备注】有小毒。

第十三节 热毒撤业药（拔脓毒药）

ref duf piev nier yaof

国际音标：ze^{35} tu^{35} p·ie^{53} nie^{21} jau^{35}

【汉语名】拔脓毒药

上艾阿实（裸朔）

sanf ngax ar sir

国际音标：san^{35} ŋai^{55} a^{21} si^{21}

【汉语名】裸朔
【别名】白鱼腥草、百步还魂。
【来源】为三百草科植物裸朔 Gymnotheca chinensis Decne，全草入药。
【性味】甘、淡，平。
【功效】拔脓毒，消食积。
【主治】疮毒脓疡，小儿食积，脱发。
【用量】内服 10~20g，外用适量。

给节风（九节风）

gex jier hongx

国际音标：ke^{55} t·i^{55} k·o^{55} lo^{55} ze^{35} su^{55}

【汉语名】九节风
【别名】接骨丹、金粟兰。
【来源】为金粟兰科植物金粟兰 Chloranthus spicatus
(Thunb.) Makino，根入药。
【性味】辛、苦，平。
【功效】拔脓毒，祛风止痛。
【主治】痈疖，疮疡，风湿疼痛。
【用量】6~10g。
【备注】有小毒。

兵马（蓖麻）

binx max

国际音标：pin^{55} ma^{55}

【汉语名】蓖麻
【别名】比麻子
【来源】为大戟科植物蓖麻 Ricinus communis L.，种仁或叶入药。

【性味】辛、甘，平。

【功效】拔脓毒，消肿止痒。

【主治】叶，治疮疡肿毒、湿疹、皮肤瘙痒。种仁，治便秘、胞衣不下、吊茄子、脱肛。

【用量】外用适量。

【备注】有毒。

黄花龙牙（黄花龙牙）

huar fax longx yar

国际音标：xuan^{21} xua^{55} luŋ^{55} ja^{21}

【汉语名】黄花龙牙

【别名】黄花败酱。

【来源】为败酱科植物黄花龙牙 Patrinia scabiosaefolia Fisch，全草入药。

【性味】苦、辛，微寒。

【功效】拔脓毒，化瘀肿。

【主治】肠痈，脓痢，血瘀腹痛，痈疖。

【用量】内服 6～15g，外用适量。

冬瓜布里（冬瓜仁）

dongx guax buf lix

国际音标：tuŋ^{55} kua^{55} pu^{35} li^{55}

【汉语名】冬瓜仁

【别名】冬瓜子

【来源】为葫芦科植物冬瓜 Benincasa hispida（Thunb.）Cogn.，种仁或皮入药。

【性味】甘、淡，凉。

【功效】拔脓毒，消痈肿，生津，利尿。

【主治】肺痈，肠痈。

【用量】10～20g。

利子实克查（漏斗草）

lif zix sir ker oar

国际音标：li^{35} tsi^{55} si^{21} kˑe^{21} tsˑa^{21}

【汉语名】漏斗草

【别名】野兰、大花蓟、漏芦。

【来源】为菊科植物州漏芦 Rhaponticum umiflorum（L.）DC.，根入药。

【性味】咸、苦，寒。

【功效】拔脓毒，通乳。

【主治】乳痈，乳汁不通，猴儿疱，瘰疬。

【用量】6～10g。

【备注】有小毒。

免姐走马胎（红走马胎）
mianx jiex zoux max taix

国际音标：mian^{55} tçie^{55} ts əu^{55} ma^{55} t' ai^{55}

【汉语名】红走马胎

【别名】老叶细辛、红背兔耳风。

【来源】为菊科植物红背兔耳风 Ainsliaea ruhnikolia Franch，全草入药。

【性味】辛、苦，平。

【功效】拔脓毒，清热退黄。

【主治】肺痈，肺痨痰多，乳痈，黄疸。

【用量】内服 5～15g，外用适量。

泽移时布里（差珠子）
cer yir sir buf lix

国际音标：ts' e^{21} ji^{21} si^{21} pu^{35} li^{55}

【汉语名】差珠子

【别名】水薏仁、车珠子、五谷子、尿珠子。

【来源】为禾科植物薏苡 Coix lachryma～jobi L.，种仁入药。

【性味】甘、淡，凉。

【功效】拔脓毒，化湿止泻。

【主治】肺痈，肠痈，久泻，白带多，胃癌，养儿肠癌（子宫癌）。

【用量】10～20g。

败酱草被亏（小败酱草）
baif jianx caox bif kuix

国际音标：pai^{35} tçian^{55} ts' au^{55} pi^{35} k' u^{55}

【汉语名】小败酱草

【别名】小苦窝麻、小苦麻菜。

【来源】为菊科植物山苦荬 Ixeris chincnsis (Thunb.) Nakai，根及全草入药。

【性味】苦、微甘，微寒。

【功效】排脓毒，清热利胆，凉血。

【主治】胆痛，肠痈，疮疔痈肿，痧气腹痛。

【用量】10～15g。

尔他若欻参（四叶参）

ex tax rex eix senx

国际音标： e^{55} $t'a^{55}$ ze^{55} ei^{55} sen^{55}

【汉语名】四叶参

【别名】奶参、土党参。

【来源】为桔梗科植物羊乳 Codonopsis lanceolata Benth. et Hook.，根入药。

【性味】甘，平。

【功效】拔脓毒，益气养阴。

【主治】病后体虚，乳少，肺阴不足，肺痈，乳痈，疮痈肿毒。

【用量】6~10g。

败酱实克查（败酱草）

baif jianx sir ker car

国际音标： pai^{35} $t\varsigma ian^{55}$ si^{21} $k'e^{21}$ $ts'a^{21}$

【汉语名】败酱草

【别名】苦酱草

【来源】为十字花科植物菥蓂 Thlaspi arvense L. 全草入药。

【性味】苦，寒。

【功效】拔脓毒，清热消肿。

【主治】肠痈，肺痈，目赤，白带，瘀血腹痛，肾病水肿，丹毒。

【用量】10~30g。

叶嗲黑欻（神豆腐）

yer dex heix

国际音标： je^{21} te^{55} xei^{55}

【汉语名】神豆腐

【别名】斑鸠榨叶、腐婢。

【来源】为马鞭草科植物豆腐木 Premna microphylla Turcz. 茎、叶入药。

【性味】苦，寒。

【功效】拔脓毒，清热消肿。

【主治】三分症，火痢，痈疔肿毒，创伤出血。

【用量】6~10g。

那土广木香（南瓜广木香）

laf tux guanx mur xianx

国际音标： la^{35} t˙u^{55} kuan^{55} mu^{21} çian^{55}

【汉语名】南瓜广木香

【别名】脓根草

【来源】为马兜铃科植物广木香 Aristolochia kwangsiensis W. Y. chun et F. C. Howex C. F. Liang ，块根入药。

【性味】苦、涩，凉。

【功效】拔脓毒，行气止痛。

【主治】胃痛，风湿痹痛，气子肿痛，巴骨流瘫。

【用量】3~6g。

灭尔二拉（血藤）

miev ef lax

国际音标： mie^{53} e^{35} la^{55}

【汉语名】血藤

【别名】血通、活血藤、鸡血藤、红木通、红藤。

【来源】为木通科植物大血藤 Sargentodoxa cuneata（Oliv.）Rehd. et wils. 的藤茎。

【性味】苦涩，平。

【功效】拔脓毒，活血通络，祛风杀虫。

【主治】风湿痹痛、赤痢、血淋、月经不调、虫积腹痛、跌打损伤。

【用量】6~9g。

第十四节 聋色毒化捏药（化痰毒药）

longx ser duf huaf niex yaof

国际音标： luŋ^{55} se^{21} tu^{35} xua^{35} nie^{55} jau^{35}

【汉语名】化痰毒药

拉铁实克查（癫疬草）

lax tiex sir ker car

国际音标： la^{35} t˙ie^{55} si^{21} k˙e^{21} ts˙a^{21}

【汉语名】癫疬草

【别名】土常山、大叶老鼠竹。

【来源】为虎耳草科植物腊莲绣球 Hydrangea strigosa Rehd.，根入药。

【性味】苦，微温。

【功效】化痰毒，散结肿。

【主治】痰结肿块，三分症，胸腹胀满，癣癫。

【用量】内服 6～10g，外用适量。

哈列列迫（狗卵子）
hax ler lef pex
国际音标： xa^{55} lie^{21} lie^{35} p·e^{53}

【汉语名】狗卵子

【别名】白蔹。

【来源】为葡萄科植物白蔹 Ampelopsis japonica
(Thunb.) Makino，块根入药。

【性味】苦，寒。

【功效】化痰毒，消肿结。

【主治】丸子肿痛（淋巴结核），疮疖肿痛，咳嗽痰多。

【用量】内服 6～10g，外用适量。

【备注】有小毒。

阿实屁屁二拉（白粉藤）
ar sir pif pix ef lax
国际音标： a^{21} si^{21} p·i^{35} p·i^{55} e^{35} la^{55}

【汉语名】白粉藤

【别名】酸葡萄。

【来源】为葡萄科植物白粉藤 Cissusmodecoides Planch. var. subintegra Gagnep.，根皮入药。

【性味】苦、酸，凉。

【功效】化痰毒，拔毒肿。

【主治】九子丸症（颈淋巴结核），疮疡肿毒。

【用量】内服 6～10g，外用适量。

窝盘卡普（蛇盘花）
wox panr kax pux
国际音标： wo^{53} p·an^{21} k·a^{55} p·u^{55}

【汉语名】蛇盘花

【别名】银线盘、大叶斑兰。

【来源】为兰科植物大叶斑兰 Goodyera Schlechtendatiana Reichb·f，全草入药。

【性味】淡，寒。

【功效】化痰毒，散结肿。

【主治】瘰疬，巴骨流痰（骨结核），痈疽肿毒。

【用量】内服 6～10g，外用适量。

动蕊卡普（动蕊花）

dongf ruif kax pux

国际音标：tuŋ^{35} zui^{35} k˙a^{55} p˙u^{55}

【汉语名】动蕊花

【别名】冷花草。

【来源】为唇形科植物动蕊花 Kinostemon ornatum（Hemsl）Kudo，全草入药。

【性味】苦，寒。

【功效】化痰毒，清热开窍。

【主治】热痰蒙神窍。

【用量】6～10g。

泥胡菜（泥胡菜）

nir hur caif

国际音标：zi^{21} xu^{21} ts˙ai^{35}

【汉语名】泥胡菜

【别名】耐子草。

【来源】为菊科植物泥胡菜 Hemistepta lyrata Bge.，全草入药。

【性味】微苦，凉。

【功效】化痰毒，消肿结。

【主治】乳核，九子丸症（淋巴结核），痈肿疗疖。

【用量】内服 6～10g，外用适量。

阿菖蒲（石菖蒲）

ar canx pux

国际音标：a^{21} ts˙an^{55} p˙u^{55}

【汉语名】石菖蒲

【别名】水菖蒲

【来源】为天南星植物石菖蒲 Acorus gramineus Soland，根茎入药。

【性味】辛、苦，温。

【功效】化痰毒，醒神开窍。

【主治】痰蒙神窍，神志不清，癫痫，胸腹胀闷。

【用量】6～10g。

远志被（小远志）

yanx zif bif

国际音标：jan^{55} tsi^{35} pi^{35}

【汉语名】小远志
【别名】宽叶远志、甜远志。
【来源】为远志科植物甜远志 Polygala sibirica L.，根入药。
【性味】微辛、苦，微温。
【功效】化痰毒，安神镇静。
【主治】痰厥症、蛇伤，疔疮，跌打损伤，心悸失眠。
【用量】6~10g。

南竹迷米（南竹笋）

lanr zur mif miv

国际音标：lan^{21} tsu^{21} mi^{35} mi^{55}

【汉语名】南竹笋
【别名】毛竹笋。
【来源】为禾植物毛竹 Phyllostachys pubescens Mazel，嫩茎（苗）入药。
【性味】甘，寒。
【功效】化痰毒，消食。
【主治】痰涎过多，小儿痘疹不出，食积胀满，火伤。
【用量】6~10g。

子牙皂（猪牙皂）

ziv yar zaof

国际音标：tsi^{53} ja^{21} tsau^{35}

【汉语名】猪牙皂
【别名】牙皂。
【来源】为豆科植物皂荚 Gleditsia sinensis Lam.，果实入药。
【性味】辛，温。
【功效】化痰涎毒，开窍，解痉。
【主治】咳嗽气喘，猝然昏厥，癫痫痰盛，中风牙关紧闭。
【用量】3~6g。
【备注】有毒，能杀死丝虫幼虫。

空心杆（空心杆）

kongx xinx ganx

国际音标：kʾuŋ⁵⁵ çin⁵⁵ kan⁵⁵

【汉语名】空心杆

【别名】花秤杆

【来源】为蔷薇科植物狭叶绣线菊 Spiraea japonica L. F. var. acuminata Franch. 的全草。

【性味】微苦，平。

【功效】化痰毒，生肌，通经，通便利尿。

【主治】流痰（慢性骨髓炎）、闭经、月经不调、便秘腹胀、小便不利、外伤出血。

【用量】6～10g。

第十五节　谢写毒姐业药（驱兽毒药）

xief xiev dufjiev nier yaof

国际音标：çie³⁵ çie⁵³ tu³⁵ tçie³⁵ nie²¹ jau³⁵

【汉语名】驱兽毒药

日阿列碰被亏（小凤尾草）

rar ler pongf kuir

国际音标：za²¹ lie²¹ pʾuŋ³⁵ pi³⁵ kʾui⁵⁵

【汉语名】小凤尾草

【别名】猪毛草。

【来源】为凤尾蕨科植物小凤尾草 Pteris henryi Christ，全草入药。

【性味】苦、涩，凉。

【功效】驱赶狗毒，消肿止痛。

【主治】狗咬伤，烫火伤，刀伤以及便血，带下。

【用量】6～9g。

面姐藕尔他（红荷叶）

miax jiex oux ex tax

国际音标：mian⁵⁵ tçie⁵⁵ ŋəu⁵⁵ e⁵⁵ tʾa⁵⁵

【汉语名】红荷叶

【别名】巴巴叶树、岩麻。

【来源】为大戟科植物山麻杆 Alchornea davidii Franch.，茎皮及叶入药。

【性味】淡，平。

【功效】驱赶癫狗毒、蛇毒，驱虫，止痛。

【主治】风湿关节炎，狂犬咬伤，蛇伤，驱蛔虫。

【用量】6～10g。

金鸡列碰（金鸡尾）

jinx jix ler pongf

国际音标：ts˙a²¹ tɕ˙i²¹ lie²¹ p˙uŋ³⁵

【汉语名】金鸡尾

【别名】小叶凤尾草、钢金叉。

【来源】为凤尾蕨科植物金鸡尾 Pteris dactylina Hook.，全草入药。

【性味】淡、微涩，平。

【功效】驱赶狂犬毒，清热利湿，定惊，利尿。

【主治】狂犬咬伤，消肿止痛，清热定惊，猴耳疱，丸子肿痛，小儿急惊风。

【用量】6～10g。

烟尔他（烟叶）

yanx ex xax

国际音标：jan⁵⁵ e⁵⁵ t˙a⁵⁵

【汉语名】烟叶

【别名】叶子烟、土烟。

【来源】为茄科植物土烟 Nicotiana tabacum L.，叶入药。

【性味】辛，温。

【功效】驱赶犬毒、蛇毒，杀虫，消肿。

【主治】蛇犬咬伤，食滞饱胀，气结疼痛，痈疽，疔疮，无名肿毒。

【用量】3～6g。

【备注】有大毒。

卡普尔他七（花斑七）

kax pux ex tax qir

国际音标：k˙a⁵⁵ p˙u⁵⁵ e⁵⁵ t˙a⁵⁵ tai²¹

【汉语名】花斑七

【别名】蕲蛇药。

【来源】为兰科植物大斑叶兰 Goodyera schlechtendaliana Reichb. F. 和小斑叶兰 G. repens（L.）R. Br.，全草入药。

【性味】淡，寒。

【功效】驱赶蛇毒，消肿，止痛。

【主治】毒蛇咬伤，骨节疼痛，跌打损伤，痈肿疮疖。

【用量】3~6g。

日阿那致（一支箭）
rax naf zif
国际音标：ze⁵⁵ na³⁵ tsi³⁵

【汉语名】一支箭
【别名】独叶一支箭。
【来源】为瓶尔小草科植物瓶尔小草 Ophioglossum Pedunculosum Desv.，全草入药。
【性味】甘、酸，凉。
【功效】驱赶蛇毒，消肿止痛。
【主治】毒蛇咬伤，疔疮肿毒，乳痛，脘腹胀痛，跌打损伤。
【用量】6~10g。

忙泽二拉（一点白）
manr cer ef lax
国际音标：man²¹ ts·e²¹ e³⁵ la⁵⁵

【汉语名】一点白
【别名】奶浆藤。
【来源】为萝藦科植物一点白 Metaplexis japonica（Thunb.）Makino 的全草或果内白绒毛入药。
【性味】甘、涩，温。
【功效】驱赶蛇毒，败毒消肿。
【主治】毒蛇咬伤，奶痈。
【用量】6~10g。

抗苦撇拉（山蚂蝗）
kanr kux piex lax
国际音标：k·an²¹ k·u⁵⁵ p·ie⁵⁵ la⁵⁵

【汉语名】山蚂蝗
【别名】铁扫把。
【来源】为豆科植物山蚂蝗 Desmodium racemosum（Thunb.）Dc.，全草入药。
【性味】苦，寒。
【功效】驱赶蛇毒，消肿止痛。
【主治】毒蛇咬伤、疳积，跌打损伤，风湿痹症。
【用量】6~9g。

大汗古泽此巴（大汗）

gux cer cix bax

国际音标：ku^{55} ts˙e^{21} ts˙i^{55} pa^{55}

【汉语名】大汗

【别名】青木香、汉中防己。

【来源】为马兜铃科植物青木香 Aristolochia leterophylla Hemsl.，根入药。

【性味】辛、苦，寒。

【功效】驱赶蛇虫毒，行气止痛，清解热毒。

【主治】蛇虫咬伤，脘腹胀痛，疝气痛，痈肿。

【用量】6~10g。

仙桃草被（小仙桃草）

xianx taor caox bif

国际音标：çian^{55} t˙au^{21} ts˙au^{55} pi^{35}

【汉语名】小仙桃草

【别名】蚊母草

【来源】为玄参科植物小婆婆纳 Veronica serpyllifolia L.，带虫瘿的全草入药。

【性味】苦、涩，平。

【功效】驱赶蛇毒，消肿止痛。

【主治】蛇咬伤，跌打损伤，创伤出血。

【用量】6~10g。

阿信捧被（小岩青菜）

ar xinf pongx bif

国际音标：a^{21} çin^{35} p˙uŋ^{55} pi^{35}

【汉语名】小岩青菜

【别名】青菜还阳、岩豆办菜。

【来源】为苦苣苔科植物岩豆菜 Briggsia mihieri（Franch.）Craib.，全草入药。

【性味】苦，微温。

【功效】驱赶蛇毒，化瘀消肿。

【主治】蛇咬伤，跌打损伤，疔疮肿毒。

【用量】6~10g。

千年矮（千年矮）

qianx nianr nfaix

国际音标： tɕʻian⁵⁵ ʑian²¹ ŋai⁵⁵

【汉语名】千年矮

【别名】印章木

【来源】为蔷薇科植物匍伏栒 Cotoneaster adpressus Bois，全草入药。

【性味】苦，微温。

【功效】驱赶蛇毒。

【主治】毒蛇咬伤。

【用量】6~10g。

孔雀列碰（孔雀尾）

kongx qiaor ler pongf

国际音标： kʻuŋ⁵⁵ tɕʻiau²¹ lie²¹ pʻuŋ³⁵

【汉语名】孔雀尾

【别名】旋鸡尾、金线蕨。

【来源】为碗蕨科植物溪洞碗蕨 Dennstaedtia wilfordii（Moore）Christ，全草入药

【性味】苦，微寒。

【功效】驱赶狗毒、蜈蚣毒、蛇毒，生肌长肉。

【主治】狗咬伤，蛇伤，蜈蚣咬伤，刀伤，烫伤。

【用量】6~10g。

灯盏七（灯盏七）

denx zanx qir

国际音标： ten⁵⁵ tsan⁵⁵ tɕʻi²¹

【汉语名】灯盏七

【别名】灯盏草、一柱草。

【来源】为菊科植物粗齿兔耳风 Ainsliaea grossedentata

Franch.，全草入药。

【性味】辛、微甘，平。

【功效】驱赶蛇毒，散寒镇痛。

【主治】毒蛇咬伤，风寒头痛，胃寒疼痛，痈肿疮毒。

【用量】6~10g。

降龙草（花蛇一支箭）

xianr longrcoax

国际音标： wo^{53} k·a^{55} p·u^{55} za^{55} na^{35} tsi^{35}

【汉语名】花蛇一支箭

【别名】降龙草、蛇剑草。

【来源】为兰科植物朱兰 Pogonia japonica Rchb. f. ，全草入药。

【性味】微甘、辛，寒。

【功效】驱赶蛇毒，消肿止血。

【主治】蛇咬伤，痈疽疮毒，外伤出血，胁痛，胆痛。

【用量】6～10g。

杯子七（杯子七）

beix zix qir

国际音标： pei^{55} tsi^{55} tɕ·i^{21}

【汉语名】杯子七

【别名】蒜果七、毛慈菇。

【来源】为兰科植物独蒜兰 Pleione bulbocodioides（Franch.）Rolfe，球茎入药。（好像重复）

【性味】甘、微辛，寒。

【功效】驱赶蛇毒、蜈蚣毒，消肿散结。

【主治】蛇咬伤，蜈蚣咬伤，痈疽疔毒，九子丸症。

【用量】6～10g。

【备注】有小毒。

胡枝子（细梗胡枝子）

hur zix zix

国际音标： xu^{21} tsi^{55} tsi^{55}

【汉语名】细梗胡枝子

【别名】豆藤

【来源】为豆科植物细梗胡枝子 Lespedeza uirgata（Thunb.）Dc.，全草入药。

【性味】苦，微寒。

【功效】驱赶蛇虫毒，消肿止痛。

【主治】虫蛇咬伤，痈疮肿毒，�肿。

【用量】10～15g。

唯的二拉黑（急解索）

weir dix ef lax heif

国际音标： wei²¹ ti⁵⁵ e³⁵ la⁵⁵ xei³⁵

【汉语名】急解索

【别名】细木草、瓜仁草、半边莲。

【来源】为桔梗科植物半边莲 Lobelia chinensis Lour.，全草入药。

【性味】辛，平。

【功效】驱赶蛇虫毒，利尿消肿，抗癌攻毒。

【主治】蛇虫咬伤，中板症，奇肿，蛾子肿大，肝癌、肠痈。

【用量】10～15g。

海金子（海金子）

haix jinx zix

国际音标： xai⁵⁵ tɕin⁵⁵ tsi⁵⁵

【汉语名】海金子

【别名】钉桐皮

【来源】为海桐科植物海金子 Pittosporum illicioides. Mak. 根或根皮入药。

【性味】苦，微温。

【功效】驱赶蛇毒，活络止痛。

【主治】毒蛇咬伤，疔疮疖痈，关节肿痛。

【用量】10～15g。

弃布里七（黄豆七）

qif buf lix qir

国际音标： tɕ·i³⁵ pu³⁵ li⁵⁵ tɕ·i²¹

【汉语名】黄豆七

【别名】饿蚂蝗。

【来源】为豆科植物饿蚂蝗 Desmodium sambuense（D. Don）De.，全草入药。

【性味】甘，平。

【功效】驱赶蛇毒，健胃止痛。

【主治】毒蛇咬伤，胃痛，疳积。

【用量】10～15g。

万年信嘎（万年青）

wanf nianr xinf gax

国际音标：wan³⁵ nian²¹ çin³⁵ ka⁵⁵

【汉语名】万年青

【别名】千年矮、细叶黄杨。

【来源】为黄杨科植物万年青 Buxus harlandii Hance，叶入药。

【性味】苦，平。

【功效】败狂犬毒。

【主治】癫狗咬伤。

【用量】10～30g。

长花恰亏哈（长蕊杜鹃）

canr ruif qiar kuif har

国际音标：ts·an²¹ xua⁵⁵ tç·ia²¹ k·ui³⁵ xa²¹

【汉语名】长蕊杜鹃

【别名】映山红

【来源】为杜鹃花科植物长蕊杜鹃 Rhododendron nstamineum Franch，叶入药。

【性味】苦，凉。

【功效】驱攻犬毒，醒神。

【主治】狂犬咬伤后神识昏糊。

【用量】10～30g。

土常山（翻天印）

tux sanr sanx

国际音标：t·u⁵⁵ san²¹ san⁵⁵

【汉语名】翻天印

【别名】狗屎木、微毛山矾。

【来源】为山矾科植物土常山 Symplocos wikstroemiifolid Hay，根入药。

【性味】苦、涩，凉。

【功效】驱攻犬蛇毒，退疟热。

【主治】狂犬病，毒蛇咬伤，三分症（疟疾）。

【用量】内服6～10g，外用适量。

【备注】有毒。

母业烂嘎机纳（紫竹根）

mux ʐier lanf gax jix lar

国际音标：mu⁵⁵ nie²¹ lan³⁵ ka⁵⁵ tɕi⁵⁵ la²¹

【汉语名】紫竹根

【别名】黑竹根

【来源】为禾木科植物紫竹 Phyllostachys nigra（Lodd.）Munro.，根茎入药。

【性味】苦，凉。

【功效】驱攻犬毒，祛风，破瘀。

【主治】狂犬咬伤，抽风，气血积滞，经闭。

【用量】10～30g。

免姐阿捏（红娘）

mianx jiex ar niex

国际音标：mian⁵⁵ tɕie⁵⁵ a²¹ ʐie⁵⁵

【汉语名】红娘

【别名】红黑胡子虫

【来源】为蝉科昆虫红娘子 Huechys sanguinea De Geer，全体入药。

【性味】咸，温。

【功效】驱攻狂犬毒，散结肿。

【主治】狂犬咬伤，九子丸。

【用量】每次3～5个（0.2g～0.3g），去翅，盐粉服。

【备注】有剧毒。

相思铁迫（相思虫）

xianx six tex per

国际音标：çian⁵⁵ si⁵⁵ tˈie⁵⁵ pˈe²¹

【汉语名】相思虫

【别名】青娘虫

【来源】为芫青科昆虫相思虫 Lytta caraganae Paiias. ·，全虫入药。

【性味】咸、微苦，温。

【功效】攻狂犬毒，散结肿。

【主治】狂犬咬伤，瘰疬。

【用量】每次3～5个（0.1g～0.3g），去翅盐粉服。

【备注】有剧毒。

莫吉迷他色（猫爪刺）
mor jir mir tax ser
国际音标：mo²¹ tɕi²¹ mi³⁵ t·a⁵⁵ se²¹

【汉语名】猫爪刺
【别名】大蛇舌草、蛇不过。
【来源】为蓼科植物小箭叶蓼 Polygonum sieboldii Meisn. 和大箭叶蓼 P. sagittifolium Levl. et Vant.，果实或全入药。
【性味】酸、涩，平。
【功效】驱赶蛇毒、狗毒，祛风除湿，清解热毒，止痛止痒。
【主治】疮疖肿毒，瘰疬，腰带疮，湿疹，皮肤瘙痒。
【用量】10～15g。

网补此（网蜘蛛）
wanx bux cix
国际音标：wan⁵⁵ pu⁵⁵ ts·i⁵⁵

【汉语名】网蜘蛛
【别名】大腹网蛛、蜘蛛。
【来源】为圆网科大腹圆网蛛 Aranea ventricosa（L. ·Koch），虫体去足入药。
【性味】咸，温。
【功效】驱攻虫毒，祛风纠偏。
【主治】蜈蚣咬伤，蜂螫伤，疮疡，中风口歪。
【用量】多外用，内服0.5～1g/次。
【备注】有毒。

第十六节　叶嘎毒改业药（解食毒药）

yer gaf duf gaix nier yaof
国际音标：je²¹ ka³⁵ tu³⁵ kai⁵⁵ ʑie²¹ jau³⁵

【汉语名】解食毒药

起布里卡蒙（枰心树）
qix buf lix kar mongr
国际音标：tɕ·i⁵⁵ pu³⁵ li⁵⁵ k·a²¹ muŋ²¹

【汉语名】枰心树
【别名】百解、土甘草。
【来源】为冬青科植物梅叶冬青 Ilex asprella（Hook. et Arn.）Champ. et Benth.，根

入药。

【性味】苦、甘，寒。

【功效】解食毒、药毒，清热生津，活血。

【主治】食物中毒、药物中毒，感冒头痛，热病燥渴，淋病，痈毒，热泻。

【用量】100~200g。

【备注】治食野菌或砒霜中毒：岗梅鲜根四两，水煎服。

葫芦日阿古（葫芦茶）
hur lur af cex
国际音标：$xu^{21} lu^{21} za^{35} ku^{55}$

【汉语名】葫芦茶

【别名】地马庆。

【来源】为豆科植物葫芦茶 Desmodium triquetrum（L.）DC.，全草入药。

【性味】苦、涩，凉。

【功效】解果（菠萝）毒，消滞杀虫。

【主治】菠萝中毒，咽痛，咳血，痢疾，黄疸，钩虫病，疳积，疮疥等。

【用量】20~30g。

他爬那卡蒙（厚皮树）
tax par laf kar mongr
国际音标：$t˙a^{55} p˙a^{21} la^{35} k˙a^{21} muŋ^{21}$

【汉语名】厚皮树

【别名】喃木。

【来源】为漆树科植物厚皮树 Lannea grandis（Dennst.）Engl.，根皮入药。

【性味】淡、涩，凉。

【功效】解河豚毒，合骨。

【主治】河豚鱼中毒，骨折。

【用量】100~200g。

科屁屁二拉（金粉藤）
kox pif pix ef lax
国际音标：$k˙o^{55} p˙i^{35} p˙i^{55} e^{35} la^{55}$

【汉语名】金粉藤

【别名】金粉蕨、半边旗。

【来源】为膜蕨科植物半边旗 Mecodium microsorum（V. d . B.）Chung，全草入药。

【性味】甘、淡，凉。

【功效】解砒毒、蛇毒，清热退黄，消肿止血。

【主治】砒霜中毒，毒蛇咬伤，痢疾，热泻，黄疸，外伤出血，疮疡疖肿。

【用量】50~100g。

积雪实克查（积雪草）

jir xier sir ker car

国际音标：tçi²¹ çie²¹ si²¹ kˑe²¹ tsˑa²¹

【汉语名】积雪草

【别名】铜钱草、连线草、崩大碗。

【来源】为伞形科植物积雪草 Centella asiatia（L.）Urban，全草入药。

【性味】淡、辛，寒。

【功效】解砒霜毒，消肿利尿。

【主治】砒霜中毒，咽喉肿痛，热泻，肾病水肿，湿疹，疔痈肿毒。

【用量】100~200g。

三丫苦尔他（三丫苦叶）

sanx yax kux ex tax

国际音标：sna⁵⁵ ja⁵⁵ kˑu⁵⁵ e⁵⁵ tˑa⁵⁵

【汉语名】三丫苦叶

【别名】三丫苦、三叉虎、三枝枪。

【来源】为芸香科植物三丫苦 Evodia tepta（Spr.）Merr.，叶入药。

【性味】苦，寒。

【功效】解钩吻毒、鼠毒，除瘟，祛风除湿。

【主治】钓吻中毒，咽喉肿痛，黄疸，风湿，疮疡，鼠咬伤。

【用量】50~100g。

千斤坠（千金坠）

qianx jinx zuif

国际音标：tçˑian⁵⁵ tçin⁵⁵ tsui³⁵

【汉语名】千金坠

【别名】千金子，滩板救。

【来源】为大戟科植物千金子 Euphorbia lathyris L.，种子入药。

【性味】辛，温。

【功效】解蛊毒、肉毒，药毒，逐水消肿，破癥杀虫。

【主治】恶草，水肿，腮痛，痰饮宿滞，癥瘕积聚，疮毒，中蛊，孤子、菌蕈，死马肉、河豚等中毒。

【用量】10~20g。

【备注】有毒。

岗稔根（岗稔根）

ganx renf genx

国际音标： kan^{55} zen^{35} ken^{55}

【汉语名】岗稔根

【别名】山稔根。

【来源】为桃金娘科植物岗稔 Rhodomyrtns tomentosa（Ait.）Hassk.，根入药。

【性味】甘、微酸，性平。

【功效】解苯毒，祛风除湿，止痛止血。

【主治】苯中毒，肝病，血崩，胃痛，风湿痹症，瘰疮，癥瘕。

【用量】10~15g。

猫枞卡普屁屁（松花粉）

maox congr kax pux pif pix

国际音标： mau^{55} ts˙uŋ^{21} k˙a^{55} p˙u^{55} p˙i^{35} p˙i^{55}

【汉语名】松花粉

【别名】松花、松黄。

【来源】为松科植物马尾松 Pinus massoniana Lamb.，花粉入药。

【性味】甘，温。

【功效】解酒毒，祛风益气，收湿，止血。

【主治】醉酒头旋眩晕，中虚胃痛，诸疮湿烂，创伤出血。

【用量】10~20g。

务气起实克查（冷水丹）

wuf qif qix sir ker car

国际音标： wu^{35} tɕ˙i^{35} tɕ˙i^{55} si^{21} k˙e^{21} ts˙a^{21}

【汉语名】冷水丹

【别名】冷草。

【来源】为凤仙花科植物长萼凤仙花 Impatiens longialata E. pritz. ex Diels，全草入药。

【性味】甘、淡，凉。

【功效】解食物毒，消肿止痛。

【主治】食物中毒；小儿食积，肝病，烧心症。

【用量】10~20g。

窃衣机纳（窃衣根）

qier yix jix lar

国际音标：tɕˑie²¹ ji⁵⁵ tɕi⁵⁵ la²¹

【汉语名】窃衣根
【别名】家子草。
【来源】为伞形科植物华南鹤虱 Torilis japonica（Houtt.）DC.，根或全草入药。
【性味】苦、辛，平。
【功效】解食物毒，杀虫。
【主治】食物中毒，疔疮。
【用量】10～15g。
【备注】有小毒。

抗苦多不（野饭豆）

kanr kux dox bur

国际音标：kˑan²¹ kˑu⁵⁵ to⁵⁵ pu²¹

【汉语名】野饭豆、节节蚂蝗
【别名】山豇豆、野苦参。
【来源】为豆科植物山蚂蝗 Desmodium fallax Schindl.，根或全草入药。
【性味】辛，寒。
【功效】解食物毒，消食，活血止痛，驱蛇毒，祛风毒。
【主治】食物中毒，毒蛇咬伤，崩中带下，跌打损伤，风湿痹痛症。
【用量】10～20g。

马胡梢（马胡梢）

max hur saox

国际音标：ma⁵⁵ xu²¹ sau⁵⁵

【汉语名】马胡梢
【别名】一味药。
【来源】为豆科植物马棘 Indigofera pseudotinctoria Mats.，全草入药。
【性味】苦，平。
【功效】解食物毒，消食导滞，化痰破结。
【主治】食物中毒，食积腹胀，咳嗽气喘，痔疮及创伤出血。
【用量】10～20g。

他司二拉（飞蛾藤）

tax six ef lax

国际音标：t⁵a⁵⁵ si⁵⁵ e³⁵ la⁵⁵

【汉语名】飞蛾藤

【别名】打米花。

【来源】为旋花科植物翼萼藤 Porana racemosa Roxb.，根及全草入药。

【性味】辛，微温。

【功效】解食毒，破血行气。

【主治】食积不消，无名毒，劳伤疼痛，伤风感冒。

【用量】10～20g。

化食草（化食草）

faf sircoax

国际音标：xua³⁵ si²¹ ts⁵au⁵⁵

【汉语名】化食草

【别名】三点金。

【来源】为豆科植物小叶三点金 Ddsmodium microphyllum（Thunb.）DC.，全草入药。

【性味】甘，平。

【功效】健肚化毒，止咳平喘。

【主治】食物中毒，停食症，咳嗽，吼症，毒蛇咬伤，痈疮溃烂，漆疮，痔疮。

【用量】10～20g。

甜瓜借那（甜瓜蒂）

tianr guax jief lax

国际音标：t⁵ian²¹ kua⁵⁵ tɕie³⁵ la⁵⁵

【汉语名】甜瓜蒂

【别名】香瓜。

【来源】为葫芦科植物甜瓜 Cucumis melo L.，果柄入药。

【性味】苦，寒。

【功效】解食物毒，消食化积，祛痰催吐，降气。

【主治】食物中毒，鼻息肉，鹅口疮，热痰壅塞，咳逆上气，癫痫。

【用量】10～20g。

热撇思欸（虎耳还阳）

ref piev seix

国际音标：ze³⁵ pˊie⁵³ sei⁵⁵

【汉语名】虎耳还阳

【别名】猫耳草、岩青菜。

【来源】为报春花科植物岩青菜 Primula obconica Hance，全草及根入药。

【性味】辛、甘，凉。

【功效】醒酒，活血止痛，疗疮。

【主治】饮酒中毒，腹痛，跌打青肿，劳伤，风湿。

【用量】10~20g。

日阿尼嘎列碰（雉鸡尾）

rar nir gar ler pongf

国际音标：za²¹ ʐi²¹ ka²¹ le²¹ pˊuŋ³⁵

【汉语名】雉鸡尾、大叶金花草

【别名】金花草、乌韭、小鸡尾草。

【来源】为鳞始蕨科植物乌韭 Stenoloma chusanum（L.）Ching，全草入药。

【性味】微苦，寒。

【功效】解药毒，利湿，止血，解狂犬、蛇毒。

【主治】砒霜、雷公藤、木薯、黄紫树根中毒，热泻痢疾，白浊，吐血，便血，烫伤。狂犬、毒蛇咬伤。

【用量】10~20g。解药毒 100~200g。

【备注】对砷中毒有解毒作用。

铺早早思（龙枣）

puf zaox zaox six

国际音标：pˊu³⁵ tsau⁵⁵ tsau⁵⁵ si⁵⁵

【汉语名】龙枣

【别名】鸡爪拐、鸡爪树、甜半夜、拐枣。

【来源】为鼠李科植物枳椇 Hovenia dulcis Thunb.，种子和果肉入药。

【性味】甘、微酸、涩，平。

【功效】解酒毒，除烦，通便。

【主治】酒醉，口渴烦热，大便干结，小便短少。

【用量】10~20g。

第十七节 蛊毒皮业药（破蛊毒药）

gux dur pir nier yaof

国际音标：ku^{55} tu^{21} p·i^{21} zie^{21} jau^{35}

【汉语名】破蛊毒药

倮色点点（人屎尖）
lox ser denx danx

国际音标：lo^{55} se^{21} tan^{55} tan^{55}

【汉语名】人屎尖
【别名】人大便。
【来源】为人科 Glycyrrhiza uralensis Fisch.，（健康人大便后部分入药）。
【性味】酸，寒。
【功效】破解蛊毒，泻热。
【主治】蛊毒症，河豚菌中毒。
【用量】10~15g。

日阿列（鸡蛋）
rar

国际音标：za^{21} lie^{21}

【汉语名】鸡蛋
【别名】鸡卵
【来源】为雉科动物家鸡卵 Gallus gallus domesticus Braisson，蛋清入药。
【性味】咸，温。
【功效】破解蛊毒，润肺利咽，清热。
【主治】中蛊毒，咽痛，目赤，咳嗽，下痢，疟疾，烧伤。
【用量】1~2个，生用。

石托（大蒜）
sir tof

国际音标：si^{21} t·o^{35}

【汉语名】大蒜
【别名】独蒜、胡蒜
【来源】为百合科植物大蒜 Allium sativum L，鳞茎入药。
【性味】辛，温。
【功效】破解蛊毒，行滞气，暖脾胃，消癥积，杀虫。

【主治】蛊毒症，饮食积滞，脘腹冷痛，水肿胀满，泄泻，痢疾，百日咳，痈疽肿毒，白秃癣疮，蛇虫咬伤。

【用量】6~10g。

安息香（安息香）

anx xir xianx

国际音标：an^{55} çi^{21} çian^{55}

【汉语名】安息香

【来源】为安息香科植物安息香树 Styrax benzoin Dryand.，树脂入药。

【性味】辛，苦，温。

【功效】破解蛊毒，开窍，辟秽，行气血。

【主治】蛊毒症卒中暴厥，心腹疼痛，产后血晕，小儿惊风，风痹，腹痛。

【用量】3~6g。

龙闹香布里（龙脑香子）

longr laox xianx bif lix

国际音标：luŋ^{21} lau^{55} çian^{55} pu^{35} li^{55}

【汉语名】龙脑香子

【别名】龙涎香

【来源】为龙脑科植物龙脑香 Dryobalanops aromatica Gaertn. f.，种子入药。

【性味】性温，味苦。

【功效】破解蛊毒，下恶气，消食，散胀，香口。

【主治】蛊毒症，腹胀，口臭。

【用量】3~6g。

刮金板（刮金板）

guar jinx banx

国际音标：kua^{21} tçin^{55} pan^{55}

【汉语名】刮金板

【别名】贝气消、铁灯台、铁筷子。

【来源】为大戟科植物水黄花 Euphorbia chrysocoma Levl. et Vant.，根皮入药。

【性味】苦，寒。

【功效】破解蛊毒，逐水利尿。

【主治】蛊毒症，水肿，臌胀，小便不能，蛇及蜈蚣咬伤，无名肿毒。

【用量】6~9g。

【备注】有毒。

科卡普实克查（金花草）

kox kax pux sir ker car

国际音标： k˙o⁵⁵ k˙a⁵⁵ p˙u⁵⁵ si²¹ k˙e²¹ ts˙a²¹

【汉语名】金花草

【别名】旋鸡尾、地黄连、鸡尾厥。

【来源】为厥科植物野鸡尾 Onychium japonicum（Thunb.）Kunze，全草入药。

【性味】苦，寒。

【功效】破解蛊毒，驱狂犬毒，凉血止血。

【主治】蛊毒症，丹毒，狂犬病毒症。

【用量】10～15g。

抗苦叶叶花（山玫瑰）

kanr kux yef yef fax

国际音标： k˙an²¹ k˙u⁵⁵ je³⁵ je³⁵ xua⁵⁵

【汉语名】山玫瑰

【别名】野玫瑰、野蔷薇。

【来源】为蔷薇科植物多花蔷薇 Rosa multiflora Thunb.，花或根入药。

【性味】甘，凉。

【功效】破解蛊毒，解暑，和胃，止血。

【主治】蛊毒症，暑热吐血，口渴，泻痢，刀伤出血和劳伤等症。

【用量】10～15g。

石榴机纳（石榴根）

sir liux jix lar

国际音标： si²¹ liu⁵⁵ tɕi⁵⁵ la²¹

【汉语名】石榴根

【来源】为石榴科植物石榴 Punica granatum L.，根皮入药。

【性味】苦涩，温。

【功效】破解蛊毒，杀虫，涩肠，止带。

【主治】蛊毒症，蛔虫，绦虫，久泻，久痢，赤白带下等。

【用量】10～15g。

瘪桃子（干桃子）

biex taor zir

国际音标： pie^{55} t·au^{21} tsi^{21}

【汉语名】干桃子

【别名】碧桃干。

【来源】为蔷薇科植物山桃 Prunus. davidiana（Carr.）Franch.，幼桃果实入药。

【性味】甘、酸，温。

【功效】破解蛊毒，生津，润肠，活血，消积。

【主治】蛊毒症。

【用量】10~15g。

榉卡蒙他爬（榉树皮）

jix kar mongr tax par

国际音标： tçi^{55} k·a^{21} muŋ^{21} t·a^{55} p·a^{21}

【汉语名】榉树皮

【别名】方榉皮。

【来源】为榆科植物大叶榉树 Zelkova schneideriana Hand. – Mazz.，树皮入药。

【性味】大寒。

【功效】破解蛊毒，清热，利水。

【主治】蛊毒症，热毒下痢，水肿，热毒风，肿毒。

【用量】10~15g。

次主他爬（刺猬皮）

cix zux tax par

国际音标： ts·i^{35} tsu^{55} t·a^{55} p·a^{21}

【汉语名】刺猬皮

【别名】刺猪毛、仙人衣。

【来源】为刺猬科动物刺猬 Erinaceus europaeus L.，刺毛入药。

【性味】苦，平。

【功效】破解蛊毒，降气定痛，凉血止血。

【主治】蛊毒，反胃吐食，腹痛疝气，肠风痔漏，狂犬咬伤。

【用量】10~15g。

第十八节 铁迫毒布捏药（杀虫毒药）

tiev per duf buf niex yaof

国际音标： $t \cdot ie^{53} p \cdot e^{21} tu^{35} pu^{35} zie^{55} jau^{35}$

【汉语名】杀虫毒药

色铁迫一窝倮（一窝蛆）

ser ter per yif kox lox

国际音标： $se^{21} t \cdot ie^{55} p \cdot e^{21} ji^{35} k \cdot o^{55} lo^{55}$

【汉语名】一窝蛆
【别名】肺筋草、蛆儿草、金线吊白米。
【来源】为百合科植物肺筋草 Aletris spicata（Thunb.）
Franch.，全草入药。
【性味】甘，平。
【功效】杀虫消积，清肺止咳。
【主治】蛔虫病，咳嗽咯血，百日咳，气喘，肺痈，小儿疳积。
【用量】10～20g。

山兰（山兰）

sanx lanr

国际音标： $san^{55} lan^{21}$

【汉语名】山兰
【别名】兰草。
【来源】为兰科植物惠兰 Cymbidium faberi Rolfe，根入药。
【性味】苦、甘，温。
【功效】杀虫利湿，润肺止咳。
【主治】蛔虫病，白带，白浊，咳嗽。
【用量】10～20g。

抗苦去布里（山黄豆）

kanr kux qif buf lix

国际音标： $k \cdot an^{21} k \cdot u^{55} tc \cdot i^{35} pu^{35} li^{55}$

【汉语名】山黄豆
【别名】山蚂蝗、饿蚂蝗。
【来源】豆科植物小槐花 Desmodium caudatum（Thunb.）DC.，根及全草入药。
【性味】叶：苦、涩，平。果：甘、苦，平。

【功效】消积杀虫，清解热毒，利胆行水。

【主治】蛔虫病，食积气胀，小儿疳积，烧、烫伤，外伤出血。

【用量】内服 10~15g，外用适量。

屁他此巴（大构叶）

pif tax cix bax

国际音标： pʻi³⁵ tʻa⁵⁵ tsʻi⁵⁵ pa⁵⁵

【汉语名】大构叶

【别名】大叶构树。

【来源】为桑科植物构树 Broussonetia papyrifera.（L.）Vent.，叶入药。

【性味】甘，凉。

【功效】杀虫，清热，凉血，利湿。

【主治】顽癣，鼻衄，湿疹。

【用量】10~20g。

红袍此巴（大红袍）

hongr paor cix bax

国际音标： xuŋ²¹ pʻau²¹ tsʻi⁵⁵ pa⁵⁵

【汉语名】大红袍

【别名】大花根。

【来源】为芸香科植物波叶花椒 Zanthoxylum undulatifolium Hemsl.，果实、根皮入药。

【性味】辛，温。

【功效】杀虫，燥湿散寒。

【主治】皮肤湿疹，脘腹冷痛，呕吐，寒湿泻痢。

【用量】10~15g。

土荆他爬（土荆皮）

tux jinx tax par

国际音标： tʻu⁵⁵ tɕin⁵⁵ tʻa⁵⁵ pʻa²¹

【汉语名】土荆皮

【别名】金钱松

【来源】为松科植物金钱松 Pseudolarix kaempferi Gord.，树皮和根皮入药。

【性味】辛，温。

【功效】杀虫止痒。

【主治】疥癣瘙痒，皮炎，湿疹。

【用量】10~20g。

【备注】有毒。

阿卡八卡普（石板花）

ar kar bar kax pux

国际音标： a^{21} pa^{21} k·a^{55} p·u^{55}

【汉语名】石板花

【别名】蛇板花、毛地钱。

【来源】为牛皮叶科植物肺衣 Lobaria pulmonaria（L.）Hoffm.，全草入药。

【性味】辛、涩，寒。

【功效】杀虫，解毒消肿，祛瘀止痛。

【主治】蛔虫症，疔疮红肿，烫火伤，小儿疳积，腹胀，肾炎水肿。

【用量】10～20g。

【备注】有毒。

迷米咚东（号筒杆）

mif miv dongr dongx

国际音标： mi^{35} mi^{53} tuŋ^{21} tuŋ^{55}

【汉语名】号筒杆

【别名】灰鸡母、博落回、中叭拉。

【来源】为罂粟科植物博落回 Macleaya cordata（Willd.）R. Br. 和小果博落回 M. microcarpa Fedde，根茎入药。

【性味】辛、苦，温。

【功效】解毒杀虫，消肿止痒。

【主治】滴虫，指疔，脓肿，下肢溃疡，烫伤，顽癣。

【用量】内服 10～30g，外用适量。

【备注】有大毒。

红榧布里（红榧子）

hongr huix buf lix

国际音标： xuŋ^{21} xui^{55} pu^{35} li^{55}

【汉语名】红榧子

【别名】红豆杉。

【来源】为红豆杉科植物红榧子 Taxus mairei（Lemee et Levl.）S. Y. Hu，种子入药。

【性味】甘、淡平。

【功效】驱虫，消食积，利尿。

【主治】蛔虫病，食积腹痛，小便不利，肠瘰疡。

【用量】10～20g。

母业苓（竹苓）

mux nier lenr

国际音标：mu^{55} ȵie^{21} len^{21}

【汉语名】竹苓（雷丸）

【别名】竹林子、竹灵芝。

【来源】为多孔菌科植物雷丸 Polyporus mylittae Cook. et Mass.，菌核入药。

【性味】微苦，寒。

【功效】杀虫消积。

【主治】绦虫、蛔虫、滴虫、钩虫病腹痛，小儿疳积。

【用量】6～10g。

桐剥利尔他（油桐叶）

tongr bor lif ex tax

国际音标：t'uŋ^{21} po^{21} li^{35} e^{55} t'a^{55}

【汉语名】油桐叶

【别名】桐子树。

【来源】为大戟科植物油桐 Aleurites fordii Hemsl.，叶入药。

【性味】甘、微辛，寒。

【功效】解毒杀虫。

【主治】疮疡，癣疥。

【用量】6～10g。

克欶致子参（苦参）

keif zif zix senx

国际音标：k'ei^{35} tsi^{35} tsi^{55} sen^{55}

【汉语名】苦参

【别名】麻柳树。

【来源】为豆科植物苦参 Sophora flauescens Ait.，根入药。

【性味】苦，寒。

【功效】杀虫止痒，燥湿利尿。

【主治】赤白带，阴痒，疥癣，湿疹，湿疮，热痢，便秘。

【用量】10～20g。

苦楝他爬（苦楝皮）

kax lanr tax par

国际音标： k·u⁵⁵ lian²¹ t·a⁵⁵ p·a²¹

【汉语名】苦楝皮

【别名】苦楝树

【来源】为楝科植物苦楝树 Melia azedarach L.，根皮入药。

【性味】苦，寒。

【功效】杀虫，清热燥湿。

【主治】蛔虫病，蛲虫病，绦虫病，滴虫，疥癣。

【用量】10～30g，外用适量。

【备注】有小毒。

茶哭（茶枯）

car kur

国际音标： ts·a²¹ k·u²¹

【汉语名】茶枯

【别名】油茶。

【来源】为山茶科植物油茶 Camellia oleifera Abel.，种子去脂的渣入药。

【性味】苦，平。

【功效】除湿杀虫，清解热毒。

【主治】水臌症，阴囊湿疹，皮肤瘙痒，肉食积滞。

【用量】6～10g。

【备注】有毒。

哈列错布（狗花椒）

hax lier cof buf

国际音标： xa⁵⁵ lie²¹ ts·o³⁵ pu³⁵

【汉语名】狗花椒

【别名】冬花椒。

【来源】为芸香科植物竹叶椒 Zanthoxylum planispinum Sieb. et Zucc.，果实入药。

【性味】辛，温。

【功效】驱蛔，散寒止痛。

【主治】蛔虫病、胃寒，牙痛及湿疮。

【用量】10～15g。

【备注】有小毒。

那土不里（南瓜子）

laf tux buf lix

国际音标：la³⁵ t˙u⁵⁵ pu³⁵ li⁵⁵

【汉语名】南瓜子

【别名】白瓜子

【来源】为葫芦科植物南瓜 Cucurbita moschata Duch.，果实瓜蒂或根藤入药。

【性味】种子：甘，平；根、藤：淡，平。果蒂苦，寒。

【功效】种子，驱虫、利尿。根、藤，利湿热，通淋。果蒂，赶蛊毒，散风痰。

【主治】种子，主治绦虫病，蛔虫病，钩虫病，蛲虫病，鸡叫咳，产后手足浮肿，痔疮等症。根、藤，主治淋病，乳汁不通。果蒂，治蛊毒症、风痰症。

【用量】10～20g。

【备注】瓜蒂有小毒。

粗榧（粗榧子）

cux huix

国际音标：ts˙u⁵⁵ xui⁵⁵ pu³⁵ li⁵⁵

【汉语名】粗榧子

【别名】大红榧

【来源】为粗榧科植物粗榧 Cephalotaxus sinesis（Rehd. et Wils.）Li，种子入药。

【性味】甘、涩，平。

【功效】消积杀虫，润肺止咳。

【主治】蛔虫、钩虫、绦虫病，食积腹胀，肺燥咳嗽，咽喉肿痛。

【用量】10～20g。

【备注】有毒。

迫他出嘎拉卡（粗糠柴）

pex tax cur gar lax kar

国际音标：p˙e⁵⁵ t˙a⁵⁵ ts˙u²¹ ka²¹ la⁵⁵ k˙a²¹

【汉语名】粗糠柴

【别名】糠皮神

【来源】为大戟科植物粗糠柴 Mallotus philippinensis（Lam.）Muell. - Arg.，果实的腺毛、毛茸以及根、叶入药。

【性味】淡，涩，平。

【功效】腺毛及毛茸，驱虫，缓泻，祛风湿，解毒。叶，止血生肌。根，清热利湿。

【主治】腺毛及毛茸，治涤虫，烂疮，虚燥便秘；叶，外伤出血，疮疡溃烂。根，急慢性痢疾，咽喉肿痛。

【用量】10～20g。

野棉花（野棉花）

yex mianr fax

国际音标： je^{55} mian^{21} xua^{55}

【汉语名】野棉花

【别名】打破碗花

【来源】为毛茛科植物打破碗碗花 Anemone hupehensis
Lemoine，根茎和叶入药。

【性味】苦，平。

【功效】截疟杀虫，清解热毒，排脓生肌，消肿散瘀。

【主治】疟疾，顽癣，秃疮，疖疮痈肿，跌打损伤，牙痛。

【用量】20～30g。

【备注】有毒。

莫翁且（猫耳朵）

mor ongr qief

国际音标： mo^{21} uŋ^{21} tɕ·ie^{35}

【汉语名】猫耳朵

【别名】佛葵。

【来源】为茄科植物单花红丝线 Lycianthes lysimachioides
（wall.）Bitt.，全草入药。

【性味】辛，温。

【功效】杀虫，祛毒，解蛇毒。

【主治】锈耳疮，鼻疮，痈肿疮毒，外伤出血，皮肤瘙痒，毒蛇咬伤。

【用量】20～30g。

【备注】有小毒。

窝糯梯（蛇疙瘩）

wox lof tix

国际音标： wo^{53} lo^{35} t·i^{55}

【汉语名】蛇疙瘩

【别名】毛过路黄、毛脚杆、路边黄。

【来源】为蔷薇科植物龙芽草 Agrimonia pilosa Ledeb. 或金线龙芽草 A. pilosa Ledeb.
var. japonica（Miq.）Nakai.，嫩芽或全草入药。

【性味】苦、涩，平。

【功效】冬芽驱虫；全草收敛止血。

【主治】绦虫病，吐血，衄血，咯血，尿血，便血，崩漏下血，外伤出血等症。
【用量】20～30g。

椿木他爬（臭椿）

cuenx mur tax par

国际音标：tsʿuen⁵⁵ muʿ⁵⁵ tʿa⁵⁵ pʿa²¹

【汉语名】臭椿
【别名】椿白皮
【来源】为苦木科植物臭椿树 Ailanthus altissima（Mill.）
Swingle，根皮入药。
【性味】苦、涩，寒。
【功效】杀虫，清热燥湿，涩肠止血。
【主治】蛔虫，久痢，久泻，肠风，崩漏，带下，遗精，白浊。
【用量】10～20g。

蓼子草被亏（小蓼子草）

liaof zix caox bif kuix

国际音标：liau³⁵ tsi⁵⁵ tsʿau⁵⁵ pi³⁵ kʿui⁵⁵

【汉语名】小蓼子草
【别名】柳辣子。
【来源】为蓼科植物假长尾蓼 P. longisetum De Bruyn，全草入药。
【性味】辛，温。
【功效】解毒杀虫，消肿止痛。
【主治】皮肤疥癣，麻疹，痢疾，肠炎，急性扁桃体炎。
【用量】10～20g。

雄黄（雄黄）

xiongr xuanr

国际音标：çiuŋ²¹ xuan²¹

【汉语名】雄黄
【别名】黄金石、石黄、天阳石。
【来源】为简单硫代物类雄黄族矿物雄黄 Realgar。
【性味】性温，味苦、辣。
【功效】杀虫解毒。
【主治】慢性湿疹，毒蛇咬伤。
【用量】6～10g。
【备注】有毒。

拉铁卡布里（癫子果）

lax tex kar buf lix

国际音标： la^{55} t˙ie^{55} k˙a^{21} pu^{35} li^{55}

【汉语名】癫子果

【别名】四照花。

【来源】为山茱萸科湖北四照花 Dendrobenthamia bupchensis Fang，果实入药。

【性味】甘、苦，平。

【功效】杀虫毒，消食积。

【主治】小儿蛲虫病（蛔虫），食积腹胀，小儿疳积。

【用量】6～10g。

水银（水银）

suix yenr

国际音标： sui^{55} jen^{21}

【汉语名】水银

【别名】汞

【来源】为辰砂矿石冶炼的液华金属汞 Mercury，液体汞入药。

【性味】淡，寒。

【功效】杀虫毒。

【主治】皮肤疮疥，顽癣。

【用量】外用适量。

【备注】有剧毒。

炮磺（炮磺）

paof huanr

国际音标： p˙au^{35} xuan^{21}

【汉语名】炮磺

【别名】硫磺、火药磺。

【来源】为硫磺矿冶炼的硫磺 Sulphur，粉入药。

【性味】性温，味酸。

【功效】杀虫毒，通便。

【主治】顽癣，疥疮，黄水疮，湿疹，伤寒便秘。

【用量】外用，适量。

【备注】有毒。

马桑尔他（马桑叶）

max sanx ex tax

国际音标：ma^{55} san^{55} e^{55} t˙a^{55}

【汉语名】马桑叶

【别名】马桑树、千年红、马鞍子。

【来源】马桑科植物马桑树 Coriaria sinica Maxim. 根及叶入药。

【性味】性凉，味苦。

【功效】生肌杀虫，消肿止痛。

【主治】治疗肿毒，痈疽，顽疮。

【用量】6~10g。

【备注】有毒。

附　篇

一、汉语症名笔画索引

二、土家语症名笔画索引

三、汉语方名笔画索引

四、土家语方名笔画索引

十画

五、汉语药名笔画索引

六、土家语药名笔画索引

六画

七画

八画

七、主要参考书目及资料

[1] 田华咏，潘永华，唐永佳，土家族医药学［M］，北京，中医古籍出版社（1994年版）。

[2] 田华咏，瞿显友，熊鹏辉，中国民族医药炮制集成［M］，北京，中医古籍出版社（2002年版）。

[3] 方志先，赵晖，赵敬华，土家族药物志［M］，北京，中国医药科技出版社（2007年版）。

[4] 彭芳胜，土家医方剂学［M］，北京，中医古籍出版社（2007年版）。

[5] 田华咏，彭芳胜，潘永华，土家族医药研究（内部资料）2001年。

[6] 湘西自治州中草药普查办公室、湘西自治州中草药资源报告集（内部资料）1988年。

[7] 朱国家，杜江，张景梅，土家族医药［M］，北京，中医古籍出版社（2006年版）。

[8] 梁波，李苑，蛊毒［M］，北京，作家出版社（2005年版）。

[9] 周通群，土家医七十二症卷（内部资料·手抄版）年代不详。

[10] 田华咏，土家族医学史［M］，北京，中医古籍出版社（2005年版）。

[11] 彭芳胜，田华咏，土家医雷火神针疗法小儿提风疗法技术规范研究［M］，北京，中医古籍出版社，2012年版。

[12]. 彭芳胜，土家医毒气病因病机证治研究［J］，中国民族医药杂志，2002，9（2）；1~3

[13]. 彭芳胜，土家医毒气学说研究［J］，湖南中医药导报，2002，8（1）；93~98

[14]. 彭芳胜，论土家医辨证识毒量邪论治观［J］，湖南中医药导报，2003，9（1）；16~17

[15]. 彭芳胜，土家医治毒药物分类整理研究［J］，湖南中医药导报，2003，9（6）；59~60

[16] 彭芳胜，湘西蛊毒病研究［J］，中国民族医药杂志，2011，17（3）：150

[17]. 彭芳胜，田华咏，杨德良，李治国等，土家医嘎啦症诊疗技术规范化研究［J］，中国民族医学杂志，2012，18（1）；22

[18] 彭芳胜，彭方举，彭芳贤，土家医毒气病诊疗技术规范化研究［J］，中国民族医药杂志，2012年18（9）：25~26

后　　记

　　中国是一个多民族，多元文化并存的东方文明古国，历史源远流长。数千年来，各民族劳动人民在生产实践中创造了自己独特的医学，共同构建了祖国传统医学，它为各民族人民的生息繁衍作出了重要的贡献。

　　土家族是一个有语言而无文字的民族。土家医药是中华民族传统医药的组成部分，它蕴藏在广大土家族聚居区，被广大土家族医药匠所掌握，在土家族地区传承和应用。土家族医药学在新中国成立之前，是本民族的一种主体医学，其医药技术人员，是一支活跃在武陵山区的民间医药队伍。

　　我是土家族后裔，生长在土家族地区，孩提时靠土家医药呵护长大，对土家族医药有深厚的感情。中学肄业后，一边放牛，一边跟随当地土家医识药、采药和加工药物，有时跟随师傅上门为病人治病。由于勤奋好学，很快对土家医药知识有了一定的了解，村上人都有所闻。1968 年，村民推荐我担任大队赤脚医生，有更多时间学习，先后拜师于彭明大、汪定万、向勤学等师父，边用边学，对土家族医学有了更深的了解。知识不断积累，在此期间还得到公社卫生院培训，学得一些传统中医药知识及现代医学知识，参加解放军四十七军组织的针灸治聋哑学习班，掌握了一些针灸学知识。1969 年被保送到吉首卫校乡村医生班学习 2 年，1971 年毕业后被安排到盐井乡卫生院工作，开始了医疗职业生涯。

　　工作后想把心传口授的土家医药发扬光大，便一边学习文化，一边在民间拜师学习，作好笔记。由于对土家医理论知识的渴望，有名师就拜，有验方就学。在基层医院期间，有了更多机会接触和认识民间土家医师父和许多一技之长的民间医药匠人，虚心向他们学习，拜他们为师，对土家医有更深而系统的了解。由于党和政府的关心和培养，组织再次安排我到吉首卫校内儿科培训班学习一年，又到永顺县卫生局主办的中药、民族药加工炮制培训班学习半年，对中医药专业知识有所了解，从此开始中医自学之路。期间又参加浙江大学中医妇科函授学习二年，湘西自治州中医经典著作学习班学习一年，卫生部主办医古文函授班专修一年。1978 年参加湖南省中医药人员选拔考试，获得中医师职称，开始中医临床执业。后又参加湖南中医学院中医大专自学考试，获得中医医疗大专学历。1992年 8 月调入湘西土家族苗族自治州民族医药研究所，从事民族医药研究和临床工作，有机会和田华咏等土家族医药专家学习。在他们培养下，使我在理论知识和科研水平上得到提高，先后担任临床研究室主任、副所长，湖南省中医学会民族医药专业委员会秘书，中国民族医药学会理事、土家医专家委员会委员、中国民族医药杂志编委等职。学术活动空间增大，有机会到国内土家族聚居去民间调查采访，结识了百余名土家医药朋友。有时参加和协助主持全国、湖南省、湘西自治州民族医药学术会议，撰写学术论文，和参与学术大会的审稿工作，这对我自身提高土家医药学术水平起到重要作用。

我生活、学习在土家族聚居区，工作在少数民族地区，尤其在乡村工作 20 余年期间收获颇丰，为我以后的发展起到基础性作用。在研究单位工作 20 余年，对我专业知识水平的提高，研究和临床能力增强，起到关键性作用。使我对土家医史、基础理论、病因病机、临床治疗、药物方剂等知识达到较系统的掌握，并付诸于实践。在用土家医药知识诊治难治性血液病、风湿病、脾胃病、肿瘤康复等方面，积累了丰富的经验，救治了部分挣扎在死亡线上的病人，有的延长了生命，有的重返社会。在学术上，近十余年在有关医药杂志上公开发表学术论文二十余篇，主编《土家医方剂学》、《土家医雷火神针疗法小儿提风疗法技术规范化应研究》两部著作，由中医古籍出版社出版发行。在科研上，先后承担完成国家级课题 1 项，省部级课题 2 项，地厅级课题 5 项；承担国家中医药管理局民族医药首批专科、专病"苗医土家医慢性溃疡性结肠炎专病"建设项目和第二批专科、专病"苗医土家医脾胃病专科"建设项目，并通过了专家验收。

土家医药学，数千年来流传于土家族民间，新中国成立前尚没有土家医学专著，都是口耳相授，代代传承。我在师父那里学到的土家医药知识，是没有办法在书本上学到的。在党的民族政策指引下，在湖南省中医药管理局关怀下，把土家医毒气病学作为民族医药研究课题立项，使我有机会把各位师父传给我的毒气病学知识和自己的学习体会进行总结，把毒邪病的治疗预防临床经验进行较系统的整理，编著成《土家医毒气病学》一书。

土家医毒气病，是土家医临床证治核心内容之一，土家医毒气学说，是土家医主要学术思想之一。它是历代土家医经过不断总结、完善、提高后所形成的集体智慧结晶。它蕴藏在民间土家医药匠中，掌握在各流派土家医师父手中，大多数口碑文献散落在民间，没有形成系统化、条理化、规范化文献。我在几十位师父中学得的毒邪病学说及毒邪病证治学术思想和临床经验，只有个人在临床上应用，不能被多数人所掌握，经过反复思考，确定它是土家医特色，是土家医精髓。从 2000 年开始，本人深入名老土家医中调研，把现存的土家医药文献进行整理，对土家医毒气病学说进行潜心研究，先后在有关杂志上发表了关于毒气病病因病机、临床证治、方剂药物等方面学术的论文 10 余篇。十多个春秋，多少个节假日，独于工作室和书房中苦思；多少个夜晚在孤灯下冥思师父的教诲，苦读文献，多少个工作日，博采众法，认真研究，着力于临床实践，探索真谛，为土家医毒气学说理论系统化寻找学术支撑，这才有了《土家医毒气病学》的问世。

本书用《土家医毒气病学》冠名，就其内容上的高度、深度、精度，以及土家族医药人员学术观点方面，很难说完全反映出土家医毒气病全部。但是，土家医毒气学说和证治规律，作为土家医特色和核心内容，不应该久藏在名老土家医口碑文献中。随着生产生活方式不断变革，人们疾病谱发生变化，如高血压、高血脂、高血糖三高患者增多，肿瘤发病逐年增多，细菌耐药性增强而出现"超级细菌"，艾滋病的出现，病毒变异等等，给临床工作者带来新的挑战。限于水平和条件，本人不揣冒昧现只能把各位师父及名老土家医传承下来的知识进行整理，结合自己的学习体会和多年临床心得进行编纂。对于某些内容，如中毒急救方面，因跟师父临证少，自已临证经验不多，手头参考资料少，不能把每个病症所有有效救治方药和方法收尽其中，只有把现代医学有效救治方法列入救治内容中。在编纂格式上可能有失特色，在修辞上难免有失准确，敬望读者纠和相关专家正并提出宝贵意见。

《土家医毒气病学》由作者执笔撰写，湖南省龙山县土家族语言专家田禹顺同志为本书病症名、方名、药名提供翻译和注音，原湘西自治州民族中医院唐生贵院长主持基础及病症审校，张家界市人民医院张远忠主任中药师对治毒药物的来源进行初审，中南民族大学万定荣教授对其中部分药物复审。经过八年的辛勤耕耘，于2013年3月定稿。在编写过程中得到湖南省中医药管理局李国忠副局长、陈栋才处长、张昌盛主任的关心和支持，得到田华咏研究员、马伯元主任医师、潘永华主任医师的指导。同时，还得到湘西自治州民族中医院、湘西自治州民族医药研究所等单位的大力支持，在临床上还得到广大病友对土家医药的认同和信任。在此，我谨对上述单位及各位领导、专家、名老土家医和一技之长的土家医，参考著作主编、副主编、编写人员，广大病友致以衷心感谢和崇高的敬意！祖国医学博大精深，土家医药源远流长，此书只是浩如渊海的祖国传统医药学中的泰山一砾，但愿这一砾能汇积成雄伟的喜马拉雅山，但愿有识之士不断把土家医毒气学说发扬光大，从中挖掘出更为宝贵的医学财富，造福人类社会。

作者

2013 年 3 月 15 日